JN197586

機能・活動・参加とQOLを高める

リハビリテーション薬剤

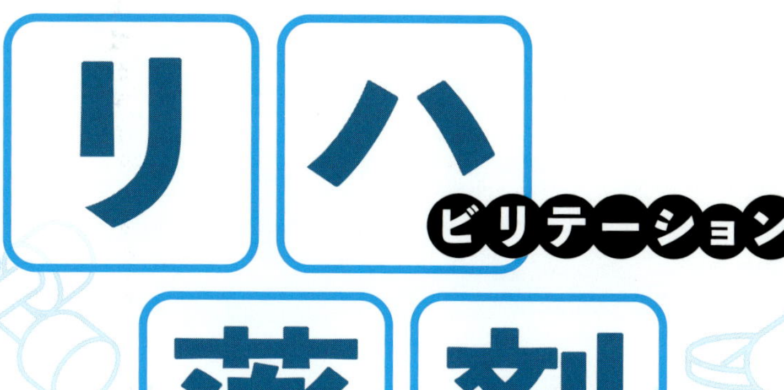
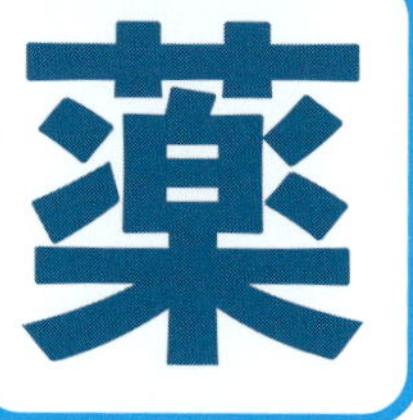
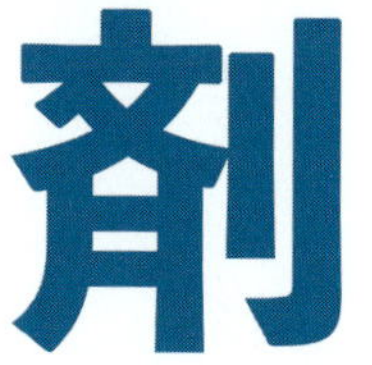

編集代表

若林 秀隆

横浜市立大学附属市民総合医療センターリハビリテーション科

編 集

中道 真理子

原土井病院薬剤部

中村 直人

公立陶生病院医療技術局薬剤部

じほう

序 文

今回，リハビリテーション（以下リハ）薬剤に関する書籍を，株式会社じほうから出版させていただくことになりました。リハ職種向けの薬剤に関する書籍はすでにありますが，リハ薬剤の書籍はこれが初めてです。

超高齢社会の日本では，機能・活動・参加といった生活機能の低下を認めるフレイル高齢者や障害者が増加しています。生活機能の低下予防や改善は，健康寿命延伸のために重要です。そこで栄養状態を改善することで，生活機能やQOLを最大限高めることを目指すリハ栄養の考え方が注目されています。実際，2018年の診療報酬改定では，回復期リハ病棟入院料1の施設基準について，管理栄養士がリハ実施計画などの作成に参画することや，管理栄養士を含む医師，看護師その他医療従事者が計画に基づく栄養状態の定期的な評価や計画の見直しを行うことなどが要件とされました。

一方，生活機能低下の主な原因には，薬剤，ポリファーマシーもあります。フレイル高齢者では，ポリファーマシーの見直しが推奨されています。しかし，リハ領域では薬剤よりも機能訓練が重視され，薬剤領域ではリハよりも疾患治療が重視されてきたと感じています。つまり，リハと薬剤は別々に行われ，遠い距離にあったといえます。しかし，機能・活動・参加，QOLを最大限高めるには，リハ薬剤の考え方と薬剤師の主体的な関与が欠かせません。一部の薬剤師には，疾患モデルではなく国際生活機能分類をベースとした生活モデルで薬剤調整を行ってほしいと期待しています。

リハ薬剤とはリハ栄養の薬剤版で，フレイル高齢者や障害者の機能・活動・参加，QOLを最大限高める「リハからみた薬剤」や「薬剤からみたリハ」です。リハ薬剤のエビデンスは現時点では少ないですが，薬剤調整することで生活機能が改善した障害者を，私は数多くみてきました。臨床現場では，リハ薬剤に取り組むことで生活機能を改善できるフレイル高齢者や障害者が少なくないと考えます。ただしリハ薬剤は，薬剤師，医師，看護師，PT・OT・ST，管理栄養士など多職種で取り組むことが重要です。この書籍が，多職種でリハ薬剤に取り組むきっかけとなれば幸いです。

最後に株式会社じほうの牛田充彦さんには，今回，企画，執筆，編集などで大変お世話になりました。心よりお礼申し上げます。

横浜市立大学附属市民総合医療センター
リハビリテーション科
若林 秀隆
WAKABAYASHI Hidetaka

執筆者一覧

若林　秀隆	横浜市立大学附属市民総合医療センター リハビリテーション科
豊田　義貞	龍生堂薬局 地域医療連携室
藤原　　大	宮城厚生協会坂総合病院 リハビリテーション科
牛島　大介	横浜市立大学附属市民総合医療センター 薬剤部
東　敬一朗	浅ノ川総合病院 薬剤部
児玉　実章	和光会総合川崎臨港病院 薬剤部
酒向　　幸	香徳会関中央病院 薬剤科
坂本　岳志	あけぼの薬局 在宅支援室
加藤　雅斗	国立長寿医療研究センター 薬剤部
溝神　文博	国立長寿医療研究センター 薬剤部
小倉　秀美	地域医療機能推進機構下関医療センター 薬剤部
菊池　幸助	日出調剤薬局
吉村　芳弘	熊本丸田会熊本リハビリテーション病院 リハビリテーション科
社本　　博	養高会高野病院
百崎　　良	帝京大学医学部附属溝口病院 リハビリテーション科
諸冨　伸夫	昭和大学藤が丘リハビリテーション病院 リハビリテーション科
前田　圭介	愛知医科大学大学院 緩和・支持医療学
林　　宏行	日本大学薬学部 薬物治療学研究室
牧　　宏樹	市立甲府病院 薬剤部
中村　直人	公立陶生病院 医療技術局薬剤部
藤原　久登	昭和大学藤が丘リハビリテーション病院 薬局
中道真理子	原土井病院 薬剤部
樋島　　学	三思会東名厚木病院 薬剤科
川添　哲嗣	高知大学医学部附属病院 薬剤部
江口　真由	総合相模更生病院 薬剤部

海老原英之　メディスンショップはまなす薬局
水谷　一寿　洞仁会洞爺温泉病院 薬剤課
荒木　玲子　ファーマシーはとり薬局
宮川　哲也　上越地域医療センター病院 薬剤科
飯田　純一　済生会横浜市南部病院 入退院支援センター
川崎　美紀　茜会昭和病院 薬剤課
武藤　浩司　新潟市民病院 薬剤部
宮崎　　徹　厚生連高岡病院 薬剤部

（掲載順）

目次

第1章 • リハ薬剤の基本

第2章 • 薬の使い方

第3章 • 症状を見極める

第4章 • 疾患・病態に応じたリハ薬剤の考え方

第5章・こんなときどうする？ Q&A

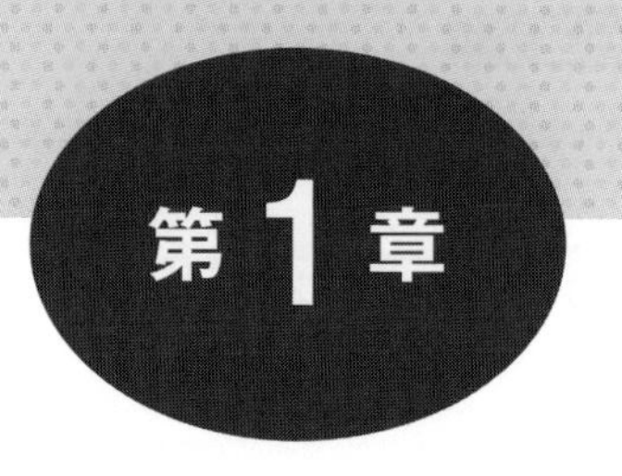

リハ薬剤の基本

1 リハ薬剤の考え方

Point

- リハ薬剤とはリハ栄養の薬剤版であり，フレイル高齢者や障害者の機能，活動，参加，生活の質（QOL）を最大限高める「リハからみた薬剤」や「薬剤からみたリハ」である。
- リハからみた薬剤とは，国際生活機能分類（ICF）による機能，活動，参加の評価およびリハでの訓練内容を考慮した薬物治療を行うことである。
- ポリファーマシーは，活動制限やサルコペニアのリスク因子であるため，できる限り改善することが望ましい。
- 薬剤からみたリハとは，薬物治療の内容を考慮したリハを行うことである。薬剤使用で機能，活動，参加が悪化しているが，治療のために薬剤の継続が必要不可欠な場合，副作用を考慮したうえでリハを実施する。

はじめに

リハ薬剤とはリハ栄養の薬剤版であり，フレイル高齢者や障害者の機能，活動，参加，生活の質（quality of life；QOL）を最大限高める「リハからみた薬剤」や「薬剤からみたリハ」である[1)]。リハの世界で全人的評価に使用される国際生活機能分類（International Classification of Functioning, Disability and Health；ICF）のなかで，薬剤は健康状態に含まれる（図1）。つまり，薬剤は機能，活動，参加と相互に影響しあう関係にある。機能障害を治療するための薬剤は少なくないが，活動，参加をより高めるための薬剤はほとんど存在しない。一方，薬剤が機能，活動，参加を悪化させていることは珍しくない。従来，リハと薬剤は別々に対応することが多かったが，超高齢社会のわが国ではフレイル高齢者や障害者が増加して，リハの効果を最大限発揮することがより求められるため，リハと薬剤を一緒に考えることが重要になってくる。

ポリファーマシーのためにフレイル高齢者や障害者の機能，活動，参加，

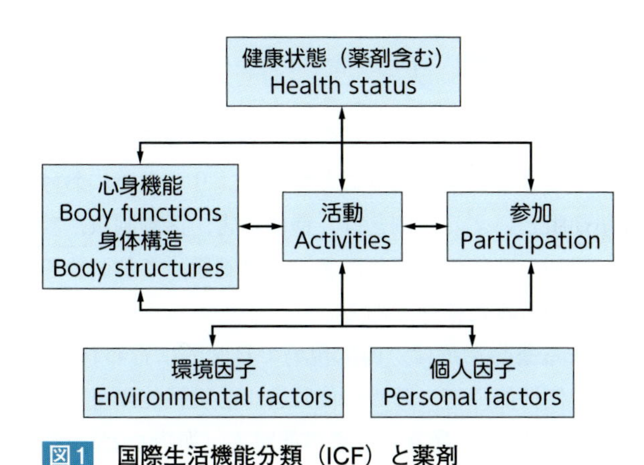

図1　国際生活機能分類（ICF）と薬剤

QOLが低下する場合がある。例えば，アジア太平洋地域のフレイル診療ガイドライン[2]では，不適切あるいは不必要な薬剤を減量・中止することでポリファーマシーに対処することが，強く推奨されている。実際，ポリファーマシーはフレイルの原因の一つである。回復期リハ病棟に入院中の慢性腎臓病（chronic kidney disease；CKD）のある脳卒中患者の33%に，6剤以上のポリファーマシーを認めた[3]。

このポリファーマシー群では，基本的日常生活活動（basic activities of daily living；BADL）の1日あたりの改善度である機能的自立度評価表（functional independence measure；FIM）効率が有意に低かった[3]。また，回復期リハ病棟に入院中の高齢脳卒中患者で，Beers基準による不適切薬剤（potentially inappropriate medicines；PIMs）を使用している場合には，BADLの運動項目のFIM利得（入院中の改善度）が有意に低かった[4]。さらに，抗精神病薬，抗うつ薬，第一世代抗ヒスタミン薬といった抗コリン作用を有する薬剤の使用は，入院時より退院時で有意に増加していた[4]。

以上より，リハの効果を最大限発揮するためには，理学療法士，作業療法士，言語聴覚士による機能訓練や，管理栄養士による栄養管理だけでは不十分であり，リハ栄養と同時にリハ薬剤の考え方が重要である。本項では，リハからみた薬剤，薬剤からみたリハ，海外でのリハ薬剤について解説する。

リハからみた薬剤

リハからみた薬剤とは，ICFによる機能，活動，参加の評価およびリハでの訓練内容を考慮した薬物治療を行うことである。リハ栄養におけるリハからみた栄養管理の薬剤版といえる。例えば，機能障害，活動制限，参加制約に対する薬物治療や，薬剤の副作用で機能障害，活動制限，参加制約を認める場合の薬剤調整は，リハからみた薬剤である。

機能障害に対する薬物治療は，臨床現場で日常的に行われている。例えば，排尿機能障害，排便機能障害，呼吸機能障害，心臓機能障害，認知症（高次脳機能障害），睡眠機能障害，痛み，皮膚機能障害（褥瘡など），痙縮で必要な場合には，薬物治療を行うことが多い。薬物治療が必要な高血圧症患者に摂食嚥下障害を認める場合には，肺炎予防を考慮してアンジオテンシン変換酵素（ACE）阻害薬を積極的に選択する。これらはリハ薬剤という用語を用いるまでもなく，従来からの薬物治療である。

一方，BADLなどの活動制限に対する薬物治療は，臨床現場でほとんど行われておらず臨床研究も少ない。入院高齢リハ患者でアロプリノールを使用していた場合は，使用していなかった場合より，BADLの評価指標であるBarthel指数が有意に改善したという後ろ向きコホート研究がある[5]。現在，6分間歩行距離が400m未満のフレイル高齢者を対象に，アロプリノールの身体機能やQOLなどへの効果を検証するランダム化比較試験が実施中である[6]。この研究でアロプリノールの身体機能への有用性が検証された場合，BADLの改善目的でリハとアロプリノールを併用するようになる可能性がある。

入院高齢リハ患者で，スタチンを使用していた場合は，使用していなかった場合よりBarthel指数が有意に改善したという後ろ向きコホート研究が2つある[7,8]。しかし，スタチンを使用していた高齢者では，筋力低下，転倒リスク上昇を認め，筋肉量も低下傾向にあったという前向きコホート研究もある[9]。つまり，スタチンはサルコペニアを悪化させる可能性のある薬剤である。そのため現時点では，活動制限の改善目的でスタチンを使用すべきではない。脂質異常症の治療としてスタチン使用の適応があれば，使用することに問題はない。

選択的セロトニン再取り込み阻害薬（SSRI）が，脳卒中の機能回復に有用な可能性がある。コクランレビューでは，脳卒中患者にSSRIを使用することで，不安や抑うつだけでなく，ADL自立度，障害，神経障害がより改善するようだとされている[10)]。ただし，研究間の異質性や方法の限界を認めることより，脳卒中患者へルーチンにSSRIを使用するには，大規模でよくデザインされたランダム化比較試験が必要と結論づけている[10)]。

SSRIで不安や抑うつが改善することで，BADLがより改善することは容易に考察できる。不安や抑うつを認める場合に，機能，活動，参加が改善しにくいことはよくわかっている。しかし，不安や抑うつを認めない脳卒中患者でも，SSRIの使用でより機能回復する可能性が指摘されていた。ただし，不安や抑うつのない患者も含めた脳卒中を対象に，SSRIの機能回復への効果を検証したランダム化比較試験では，有意な機能改善は得られなかった[11)]。今後このような機能改善を一次アウトカムとした薬剤介入試験が重要であると考える。

一方，薬物治療の副作用で機能障害，活動制限，参加制約が悪化することもある。特に覚醒や意識の状態に副作用を生じると，高次脳機能障害や摂食嚥下障害などが悪化するだけでなく，十分な機能訓練を行うことが困難になり，機能障害，活動制限，参加制約が悪化しやすい。薬剤の副作用のために十分な機能訓練を行えずに，機能，活動，参加を改善できない事態は避けるべきである。そのためには，薬剤師が基本的な機能，活動，参加を評価できることが必要である。薬剤師にICFの視点がまったくなければ，リハ薬剤の実践は困難である。

ポリファーマシーは，活動制限を悪化させる可能性がある。回復期リハ病棟でCKDのある脳卒中患者では，ポリファーマシー群でFIM効率が有意に低かった[3)]。地域在宅高齢者で5剤以上の多剤投与の場合には，四肢除脂肪量を体格指数（body mass index；BMI）で除して評価したサルコペニア（実際には筋肉量減少）を認めることが多かった[12)]。また，地域在宅高齢者のポリファーマシーと健康アウトカムの関連をみた系統的レビューでは，ポリファーマシーは転倒，転倒アウトカム，転倒リスク因子，身体機能，認知機能との関連を認めた[13)]。そのため，リハ的にはできる限りポリファーマシーを改善することが望ましい。

しかし，多剤投与には不適切なものと適切なものが存在する。例えば高血圧症，糖尿病，脂質異常症を合併した脳梗塞患者の場合には，脳梗塞の再発予防目的で疾患コントロールがより厳格になるため，薬剤が多くなりやすい。適切かつ必要な多剤投与であれば問題はなく，むしろ安易な薬剤中止で脳梗塞の再発リスクを高めることを避けるべきである。高齢者のポリファーマシーへの介入に関するコクランレビューでは，ポリファーマシーの改善が臨床的に有意な改善につながるのかは不明としている[14]。今後，ポリファーマシーのリハ薬剤に関する臨床研究でエビデンスを構築することが必要である。

薬剤からみたリハ

薬剤からみたリハとは，薬物治療の内容を考慮したリハを行うことである。リハ栄養における栄養からみたリハの薬剤版といえる。薬剤使用を継続せざるをえない状況下で，どのようなリハを行うかを検討することが，薬剤からみたリハである。例えば重症高血圧症のコントロールが薬物治療でうまくできていない場合，血圧が高すぎても低すぎても離床や積極的な運動療法の実施は困難となる。ベッド上での関節可動域訓練など，限られた機能訓練しか実施できない。

薬剤の副作用で機能・活動・参加，QOLの低下を認めても，疾患の治療上，やむをえない場合も少なくない。例えば，難治性てんかんと高次脳機能障害を有する患者で，数種類の抗てんかん薬を使用しないとけいれん発作をコントロールできない場合がある。この場合，抗てんかん薬の副作用で高次脳機能障害がより悪化しても，薬剤を継続する状況で高次脳機能障害に対する認知リハを行うしかない。

統合失調症とパーキンソン症候群の患者で，抗精神病薬を使用しないと統合失調症を適切に治療できない場合がある。この場合，抗精神病薬の副作用でパーキンソン症候群がより悪化しても，薬剤を継続する状況でパーキンソン症候群に対するリハを行うしかない。薬剤で機能障害，活動制限，参加制約が悪化している場合，一度は薬剤の使用中止を検討すべきである。しかし，薬剤の継続が必要な場合，副作用を考慮したリハゴールを設定したうえで，リハを実施することが求められる。

使用薬剤によってリハの内容を変えることも今後，必要となる可能性がある。例えば，脳卒中片麻痺患者に男性ホルモンを使用すると，筋肉量や筋力がより改善する[15),16)]。しかし，サルコペニアの薬物治療の場合，適切な運動や栄養管理と併用しなければ，治療効果は限られたものになる。そのため，薬物治療とリハ栄養との併用が重要である。例えば，1日エネルギー摂取量が基礎エネルギー消費量以下のような飢餓の場合，薬物治療を行ってもサルコペニアが改善するとは考えにくい。また，サルコペニアに対する薬物治療で筋力や身体機能をより改善させるためには，栄養改善を目指して1日エネルギー必要量＝

1日エネルギー消費量＋エネルギー蓄積量（1日200〜1,000kcal）とした攻めの栄養管理と運動が必要な可能性がある。

海外でのリハ薬剤

2019年5月30日時点で，医学中央雑誌で「リハ薬剤」で検索すると19件，「リハビリテーション薬剤」で検索すると17件ヒットする。しかし，19件中10件は，本書籍の基礎となった月刊薬事2018年6月号の原稿である。その他は，若林によるリハ薬剤の学会発表抄録や総説原稿[17]などである。そのため，リハ薬剤に関する日本語論文は現時点でほとんど存在しないといえる。一方，海外では“Rehabilitation pharmacotherapy”や“Rehabilitation pharmacology”をキーワードにGoogle Scholarで検索すると，それぞれ約141件，約135件ヒットする。rehabilitationとpharmacotherapy，rehabilitationとpharmacologyの両者をタイトルに含む英語論文をPubMedで検索すると，それぞれ23件，4件ヒットする。以上より，わが国より海外のほうがリハと薬剤の距離が近いと推測される。

PubMedでヒットしたrehabilitationとpharmacotherapyの両者をタイトルに含む論文は，脳卒中，外傷性脳損傷，心筋梗塞，良性発作性頭位めまい症，心臓リハ，クローン病，呼吸リハ，慢性閉塞性肺疾患，脊髄性筋萎縮症，統合失調症と多くの疾患を対象としている。最近のレビュー論文では，抑うつのない脳卒中患者でもSSRIが運動機能を改善できることや，中等度から重度の外傷性脳損傷発症直後にエリスロポエチンやプロゲステロンを投与してもアウトカムが改善しなかったことが紹介されている[18]。

Rehabilitation pharmacologyに関しては，『Contemporary Perspectives in Rehabilitation：Pharmacology in Rehabilitation』[19]という書籍がある。この書籍では疾患や機能障害に対する薬物療法と薬剤の紹介が主であり，本項で提唱しているリハ薬剤とは異なる。ただし，この書籍は第5版まで出版されており，リハと薬剤の距離がわが国より近いことは確かそうである。『Cerebrovascular Disease：Pathophysiology, Diagnosis and Management』という書籍のなかに，Feeney DMの『Rehabilitation pharmacology』という章がある[20]。この章は，本項で提唱しているリハ薬剤のうち，リハからみた薬剤に近い内容である。

最近，Clarke CLらが『高齢者の活動とリハに対する薬剤の効果：機会とリスク』というレビュー論文を報告した[21]。疾患や障害を改善する薬剤（心不全

表　リハで薬剤レビューを行う際に考慮すべき課題

・活動やリハの実施を制限している症状は何か？ ・患者はリハのプロセスから何を得たいのか，患者は薬剤から何を得たいのか？ ・これらの症状に薬剤を使用しない解決策はあるか？ ・薬剤が必要な場合は，有効な最低用量を使用し，定期的に検討する。有効でない場合は中止する。 ・患者が投薬を受けることができるか確認する。 ・すべての症状は薬剤の副作用によるものと仮定する。より多くの薬剤で副作用を治療するよりも，副作用の原因となっている薬剤を中止する。 ・可能であれば，複数の問題を治療できる薬剤を選択する（例：狭心症にも有用な降圧薬）。 ・リハのプロセスで，特に急性疾患から回復する際に，いくつかの薬剤の中止を検討する。 ・薬剤を投与した理由はまだ存在するか？ 存在しない場合には中止する。

〔Clarke CL, et al：The effects of medication on activity and rehabilitation of older people-opportunities and risks. Rehabilitation Process and Outcome, 6：1-7, 2017より〕

と肺疾患の息切れ，関節痛），望ましくない副作用を生じる薬剤（嚥下障害），活動やリハのアウトカムを改善させる可能性のある薬剤〔アンジオテンシン変換酵素（ACE）阻害薬，アロプリノール，スタチン〕が解説されている。さらに，リハで薬剤レビューを行う際に考慮すべき課題として，表の9つが紹介されていて，リハ薬剤を実践する際に参考となる。現時点ではこのレビュー論文が，最もリハ薬剤の考え方に近いと考える。今後，薬剤師，医師，看護師，PT・OT・ST，管理栄養士など多職種でリハ薬剤に取り組むことを期待している。

参考文献

1）Wakabayashi H. Rehabilitation pharmacotherapy: A combination of rehabilitation and pharmacotherapy. J Gen Fam Med, 19：43-44, 2018
2）Dent E, et al：The Asia-Pacific Clinical Practice Guidelines for the Management of Frailty. J Am Med Dir Assoc, 18：564-575, 2017
3）Kose E, et al：Impact of Polypharmacy on the Rehabilitation Outcome of Japanese Stroke Patients in the Convalescent Rehabilitation Ward. J Aging Res, 2016：7957825, 2016
4）Kose E, et al：Role of potentially inappropriate medication use in rehabilitation outcomes for geriatric patients after strokes. Geriatr Gerontol Int, 18：321-328, 2017
5）Beveridge LA, et al：Allopurinol use is associated with greater functional gains in older rehabilitation patients. Age Ageing, 42：400-404, 2013
6）NIH U. S. National Library of Medicine Clinical Trials. gov：Allopurinol in Functional Impairment（ALFIE）trial：improving muscle strength（https://clinicaltrials.gov/ct2/show/NCT01550107. Accessed December 1, 2017）

7) Lynch JE, et al：Association between statin medication use and improved outcomes during inpatient rehabilitation in older people. Age Ageing, 41：260-262, 2012
8) Morandi A, et al：Association between statin use at admission to inpatient rehabilitation and functional status at discharge among older patients. Rejuvenation Res, 17：490- 495, 2014
9) Scott D, et al：Statin therapy, muscle function and falls risk in community-dwelling older adults. QJM, 102：625-633, 2009
10) Mead GE, et al：Selective serotonin reuptake inhibitors（SSRIs）for stroke recovery. Cochrane Database Syst Rev, 11：CD009286, 2012
11) FOCUS Trial Collaboration：Effects of fluoxetine on functional outcomes after acute stroke（FOCUS）：a pragmatic, double-blind, randomised, controlled trial. Lancet, 393（10168）：265-274, 2019
12) König M, et al：Polypharmacy as a Risk Factor for Clinically Relevant Sarcopenia：Results From the Berlin Aging Study II. J Gerontol A Biol Sci Med Sci, 73：117-122, 2017
13) Fried TR, et al：Health outcomes associated with polypharmacy in community-dwelling older adults：a systematic review. J Am Geriatr Soc, 62：2261-2272, 2014
14) Patterson SM, et al：Interventions to improve the appropriate use of polypharmacy for older people. Cochrane Database Syst Rev, 7：CD008165, 2014
15) Shimodozono M, et al：Addition of an anabolic steroid to strength training promotes muscle strength in the nonparetic lower limb of poststroke hemiplegia patients. Int J Neurosci, 120：617-624, 2010
16) Okamoto S, et al：Change in thigh muscle cross-sectional area through administration of an anabolic steroid during routine stroke rehabilitation in hemiplegic patients. Am J Phys Med Rehabil, 90：106-111, 2011
17) 若林秀隆, 他：リハビリテーション薬剤のコンセプトと展望. リハビリテーション栄養, 2：106-112, 2018
18) Liepert J：Update on pharmacotherapy for stroke and traumatic brain injury recovery during rehabilitation. Curr Opin Neurol, 29：700-705, 2016
19) Ciccone CD：Contemporary Perspectives in Rehabilitation：Pharmacology in Rehabilitation, 5th ed., F. A. Davis Company, 2015
20) Feeney DM：Rehabilitation pharmacology：noradrenergic enhancement of physical therapy. Ginsberg MD, et al (eds.), Cerebrovascular Disease：Pathophysiology, Diagnosis and Management, Blackwell Science, Oxford, pp620-636, 1998
21) Clarke CL, et al：The effects of medication on activity and rehabilitation of older people-opportunities and risks. Rehabilitation Process and Outcome, 6：1-7, 2017

2 国際生活機能分類

Point

- 国際生活機能分類（ICF）とは「人の生活機能（生きること）」から「それを取り巻く社会状況」までを分類し，表現・記述しようとするもので，国際疾病分類（ICD）と並んでWHO国際分類ファミリー（WHO-FIC）の中心分類に位置付けられている。
- 疾病やけがなどの変調が障害を決めるという基底還元論的なかつての考え方から，健康状態や生活機能というプラス面のなかに障害というマイナス面を位置付けるという包括概念となった。
- 国内においては，「生きることの全体像を捉える共通言語」という特徴が強調され，全人的評価手法の一つとして医療・介護分野での利活用が望まれている。
- 生活機能を示す3つのレベルと2つの背景因子からなる概念モデルとして表され，すべての要素が相互依存的な関係を示すことが特徴である。
- 薬物治療が各要素にどう関係するか，それを言語化・統計化することが，リハ薬剤（特に在宅リハ薬剤）への今後の期待である。

はじめに

国際生活機能分類（International Classification of Functioning, Disability and Health；ICF）とは，人間のあらゆる健康状態に関係した生活機能状態（生きること）から，その人を取り巻く社会制度や社会資源までを，アルファベットと数字を組み合わせた方式で分類し，記述・表現しようとするものである[1)]。2001年5月に開催された第54回世界保健機関（World Health Organization；WHO）総会において，後述するWHO国際障害分類（International Classification of Impairments, Disabilities and Handicaps；ICIDH）の改訂版として採択された。国際間で統一的かつ標準的な言語と概念的枠組みを提供することによって，すべての人の健康状態を全人的に把握することを目的としている[1)]（表）。

表 ICFの目的

1. 健康状況と健康関連状況，結果，決定因子を理解し，研究するための科学的基盤の提供。
2. 健康状況と健康関連状況とを表現するために共通言語を確立し，それによって，障害のある人々を含む，保健医療従事者，研究者，政策立案者，一般市民などのさまざまな利用者間のコミュニケーションを改善すること。
3. 各国，各種の専門保健分野，各種サービス，時期の違いを超えたデータの比較。
4. 健康保険情報システムに用いられる体系的コード化用分類リストの提供。

〔障害者福祉研究会・編：ICF 国際生活機能分類；国際障害分類改訂版．中央法規出版，2008より引用〕

約1,500項目にも及ぶその膨大かつ多岐にわたる分類とその評価方法などについては原本に一定の指針が示されているものの，実際の具体的活用方法は各国の判断に委ねられている状況にある。これを受けて2002年にICF日本語版が作成されたが，そのなかでは障害者に関する専門家のみならず，障害や疾病をもった人自身やその家族が，障害や疾病の状態などについて共通理解をもつための媒体として用いることも目的としている点を強調している[1]。そのためICFは単なる分類コードとしてだけではなく，「生きることの全体像を捉える」ための概念であり，また当事者～支援者間で使われる共通言語（ツール）でもあるという考え方が，国内において重要視されている。

本項では，まずICF策定の経緯と意義について，そしてリハ栄養・リハ薬剤を考察するうえで必要とされる概念モデル図について解説する。分類コードについては厚生労働省ホームページにも掲載されているため，その詳細は成書に譲ることとしたい[2]。

ICF策定の経緯（ICIDHからICFへ）

WHOはかつて，保健関連の重要課題を効果的に処理・検証するためには，データベースを構築することで問題を識別し表現する必要があると考えた。課題の抽出や原因の調査，また，実施された介入の進捗状況や結果の評価には，国際比較可能な標準化されたデータベースが重要であるとの認識に基づき，保健分野に関する分類体系を提示している。これはWHO国際分類ファミリー（WHO Family of International Classifications；WHO-FIC）とよばれるもので，現在，国際疾病分類（International Statistical Classification of Diseases and Related Health Problems；ICD）とICFが並んでその中心分類の一つと

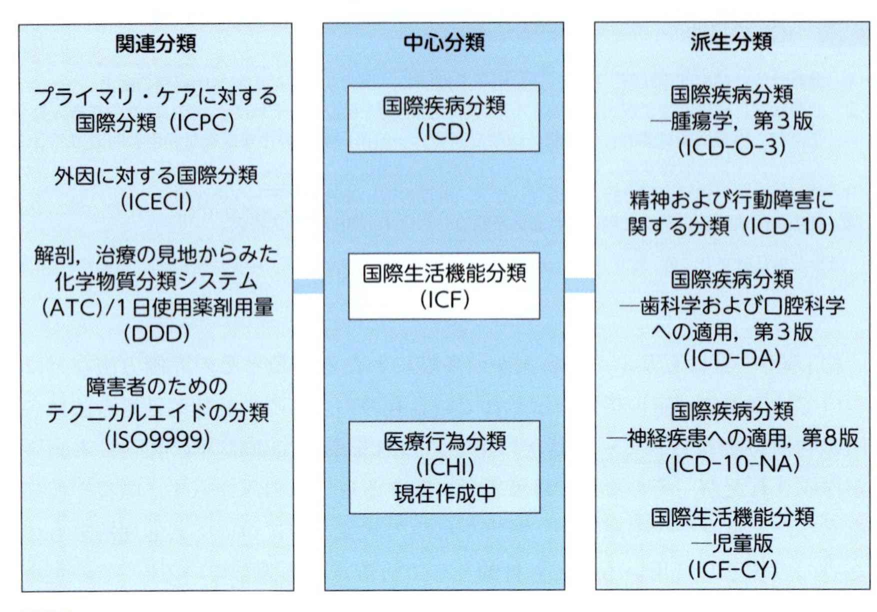

図1　WHO-FICの構成内容

〔WHO：World Health Organization Family of International Classifications：definition, scope and purpose（http://www.who.int/classifications/network/en/）より引用〕

して位置付けられている[3]（図1）。

ICDの歴史は古く，わが国に最初に導入されたのは1900年である。以降，時期を経て国内における保険医療の中心となっており（現在は第10版のICD-10が導入されている），医師による診断や診療録管理システム，また省庁の統計データベースにも活用されている。

このICD第9版改訂の際，その補助という位置付けで，機能障害・能力障害・社会的不利に関する分類として1980年に発表されたものがICIDHである。ただし，この分類モデル[3]（図2）は障害の階層構造を明らかにした点で画期的であった反面，基底還元論的に疾病と障害を関連付けてしまう印象を与えるなど，問題点が発表当初から指摘されていたため，まもなく改訂作業が進められた。

こうして心身機能の障害による生活機能の障害（マイナス面）だけを分類するのではなく，生活機能（プラス面）という，人間を総合的に捉えた観点に基づく分類として，活動や参加，特に環境因子にもスポットを当てた包括的な概

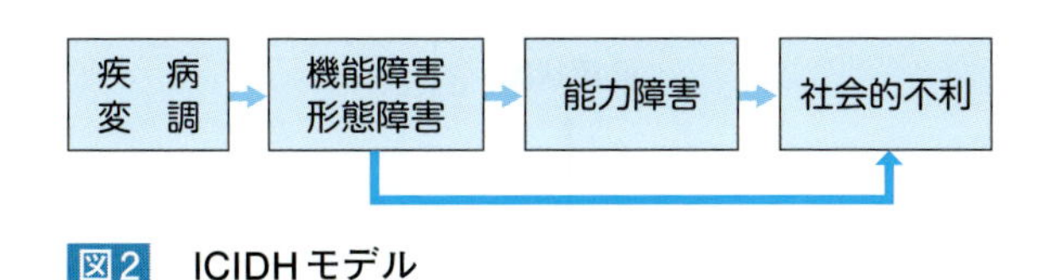

図2　ICIDHモデル

〔WHO：World Health Organization Family of International Classifications：definition, scope and purpose (http://www.who.int/classifications/network/en/) より引用〕

念を取り込んだものとして3回目の改訂で発表されたのがICFである。このとき，単なるICDの補助的位置付けであった障害の分類から，人の健康状態を把握するための統合モデルとしての分類に昇華したものとして，ICFはICDと並ぶWHO-FICの中心分類に位置付けられた。現在もなおICFはWHOにおいて改訂作業が継続されており，特にその活用方法についての検討が進んでいるところである。

ICFモデルの基本的特徴

ICFモデルの概念図を図3に示す[4]。「心身機能・構造」,「活動」,「参加」の3つのレベルすべてを含む包括概念が「生活機能」を表現しており，そこに背景因子（環境因子と個人因子）が関連付けられている。そして，この5つの要素すべてが相互依存性にある（お互いに影響しあっている）ことがICFの大きな特徴の一つになっている。

1. 心身機能・構造

心身機能とは身体系の生理的機能（心理的機能を含む）であり，身体構造とは器官・肢体とその構成成分など，身体の解剖学的部分と定義される[4]。前者ならば手足の動きや視覚・聴覚・内臓の働きなどの機能，また精神の機能（抑うつ状態，見当識，また睡眠機能なども含まれる）のことを，後者ならば手足の一部や弁などの心臓の一部などの体の部分のことを指す。

2. 活　動

課題や行為の個人による「遂行」と定義される[4]。生活上の目的をもち，一連の動作からなる具体的な行為のことであるが，洗顔，歯磨き，更衣，入浴な

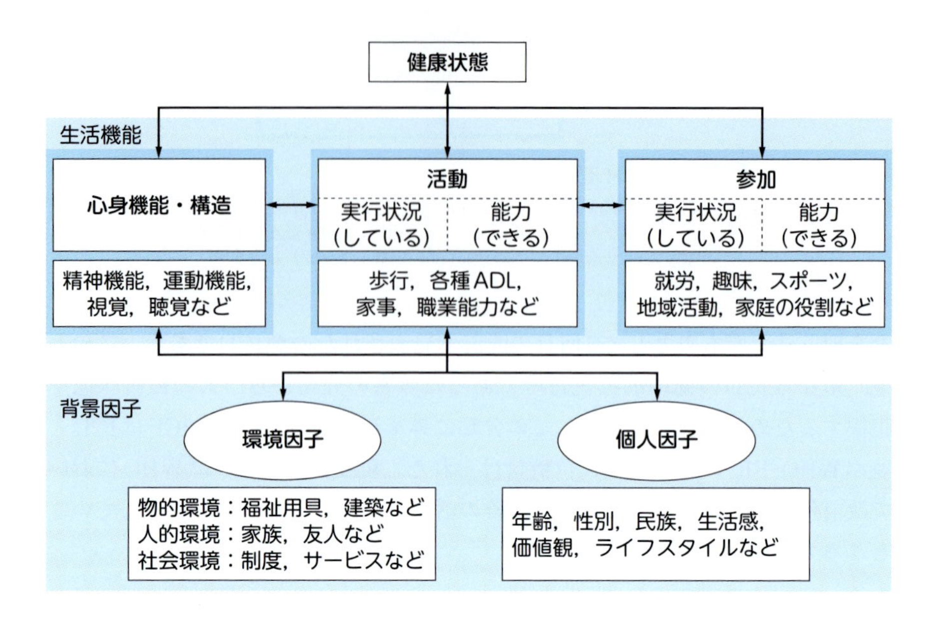

図3 ICFモデル

〔厚生労働省大臣官房統計情報部・編：生活機能分類の活用に向けて；ICF（国際生活機能分類）：活動と参加の基準（暫定案）. 厚生労働統計協会，2007より引用〕

どを表す日常生活動作（activities of daily living；ADL）だけではなく，歩行や姿勢保持，会話など，さらに社会生活上必要な行為がすべて含まれているため余暇活動に必要な行為（趣味やスポーツ）も含まれている。また，ICFではこれらを「できる活動（能力）」と「している活動（実行状況）」の2つの状況に分けて分類・評価するようにしており，支援する際（介護やリハビリなど）の情報整理として活用される。

3. 参　加

生活・人生場面への「関わり」と定義される[4]。人生・社会のさまざまな状況に関与し，そこで役割を果たすことを示すが，一般的に想像しやすい社会参加・社会貢献というものだけではなく，家庭内の役割（兄弟，主婦，親など）や友人・上司などといった対人関係，趣味やスポーツ，また宗教への参加など広範囲のものが含まれている。

4. 背景因子

(1) 環境因子

人々が生活し，人生を送っている物的な環境や社会的環境，人々の社会的な態度による環境を構成する因子と定義される[4]。物的とされるのは，自宅周辺道路の整備状況や交通機関，買い物のできる施設の有無，福祉用具，自宅のバリアフリーの状況などだが，このほか家族，友人，仕事仲間，また支援者といった人的な因子や，医療・介護制度などの社会的な因子もある。また地域が障害のある人や高齢者に対してどのような印象をもち，どう扱うかといった社会的な意識も含まれており，多視点的であることが特徴である。

(2) 個人因子

個人の人生や生活の特別な背景と定義され[4]，その人固有の特徴または個性を示す。詳しい分類はいまだ検討中であり，いまのところは年齢，性別，民族，生活観，価値観などの例があげられているのみである。しかし，医療や福祉の現場において個性を尊重すべきとされている現在においては重要な因子と考えられる。

5. 健康状態

ICIDHでは障害の原因は「疾患・変調（病気やけが，そのほかの異常）」だけとしていたのに対し，ICFでは高齢（加齢），妊娠，ストレス状態なども含めている。妊娠や高齢は「異常」ではなく，むしろ「正常」なことではあるが，生活機能に一定の影響を及ぼすことは想像に難くない。これはICFが障害のある人のみに関係する分類ではなく，すべての人に関する分類となったことをよく表している。

ICFと薬物治療（在宅医療をモデルとして考える）

ICFはその膨大な総コード数から，臨床現場で活用するには困難とされるなど課題が多い。そうした事情からコアセット（ある疾患・ある現場において共通の状態を抽出することで特定のコードのみを選択し活用可能としたもの）が多数開発されているが，十分なエビデンスを有し実用段階に至っているものはいまだにない。人の生活機能や社会状況を分類・分析可能とするICFの可能性

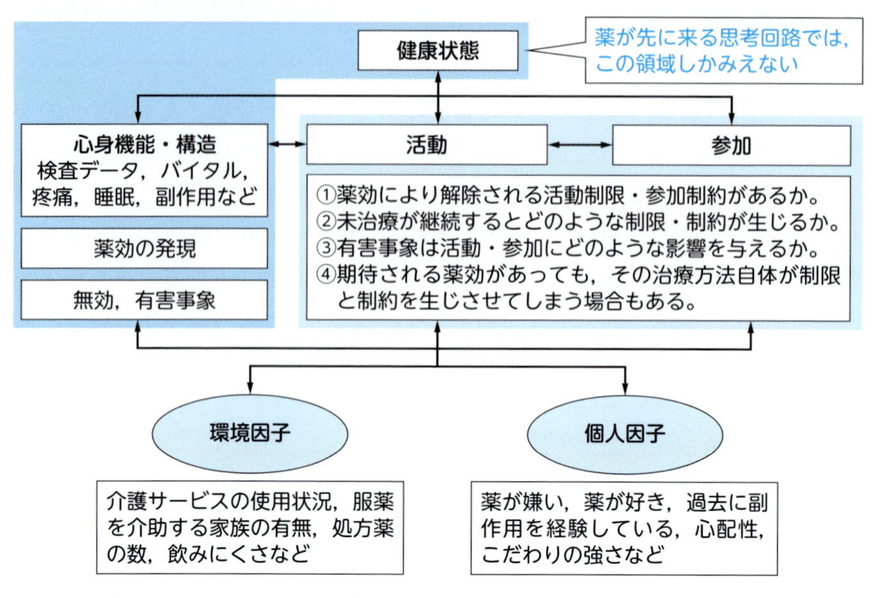

図4　薬剤とICFモデルの関係（例）

には未来を感じるが，現状では生活機能を包括的に捉える個別事例の評価手法として取り扱いたい。

ICFに基づく全人的評価による介入を原則とするのがリハ薬剤であるならば，その活用方法の一つとして，前述した相互依存性に着目したい。例えば，薬剤師が服薬指導や薬効評価を行う際には，その情報と理解は健康状態から身体機能・構造の段階までにとどまっていることがほとんどである。患者に行われる薬物治療が活動・参加にどのように影響するか，また背景因子がどう関わるかまで分類・検証し，言語化しておくことは，当事者や他職種との共通言語を確立させるだけでなく，生活機能の維持・向上を目指すための処方設計の手がかりとなる（図4）。薬の効果を単一の身体機能変化としてではなく，当事者の「生きることの全体像」にどう影響するかを考えることが，ケアを重視する在宅医療において重要な視点となる。当事者の生活機能を最大限に発揮させるための薬物治療とは何か，その具体的な検証が今後必要で，その足がかりの一つとしてICFが期待される。

引用文献

1) 障害者福祉研究会・編：ICF 国際生活機能分類；国際障害分類改訂版．中央法規出版，2008
2) 厚生労働省社会・援護局障害保健福祉部企画課：「国際生活機能分類―国際障害分類改訂版―」（日本語版）の厚生労働省ホームページ掲載について，2018年3月2日アクセス
3) WHO：World Health Organization Family of International Classifications：definition, scope and purpose，2018年3月2日アクセス
4) 厚生労働省大臣官房統計情報部・編：生活機能分類の活用に向けて；ICF（国際生活機能分類）：活動と参加の基準（暫定案）．厚生労働統計協会，2007

3 リハ栄養の考え方

Point

- リハは，障害者や高齢者の機能・活動・参加，生活の質（QOL）を高め，その人らしい人生を再構築するための取り組みである。
- リハを行っている高齢者には低栄養が多く，機能訓練を行っているだけでは問題を解決することができない。
- 「リハ栄養」は，障害者やフレイル高齢者においてリハと栄養管理を同時に行うことを示した概念であり，方法論として「リハ栄養ケアプロセス」がある。
- サルコペニアは，診断と原因推定を行ったうえで，リハ栄養的介入を行うことで改善が期待できる。

はじめに

わが国は世界に類をみないほどの超高齢社会に突入している。高齢者が病気に罹患しても可能な限り元気で過ごすために，栄養管理とリハビリテーション（以下，リハ）は重要である。栄養管理は栄養サポートチーム（nutrition support team；NST）活動とともに，医療のなかに浸透してきた。リハは急性期から開始されるようになり，回復期・生活期も含めた医療のあらゆる場面で展開されるようになった。

栄養管理とリハは相補的な関係にある。エネルギー出納の側面でみれば，栄養管理は「In」であり，リハは「Out」である。「In」と「Out」のバランスが取れることによってはじめて良好な結果を得ることができる。本項では栄養管理とリハをバランス良く併用する考え方および方法論として，「リハ栄養」を紹介する。

リハにおける栄養の問題

リハはリハ専門職が行う「機能訓練」と同じ意味で解釈されることが多い

が，「機能訓練」はリハの一部でしかない。1981年の世界保健機関（World Health Organization；WHO）によるリハの定義を示す。「リハは能力低下やその状態を改善し，障害者の社会的統合を達成するためのあらゆる手段を含んでいる。リハは障害者が環境に適応するための訓練を行うばかりでなく，障害者の社会統合を促すために全体としての環境や社会に手を加えることも目的とする。そして，障害者自身，家族，そして彼らの住んでいる地域社会が，リハに関係するサービスの計画と実行に関わり合わなければならない」。つまり，障害者や高齢者の機能・活動・参加，生活の質（quality of life；QOL）を高める取り組みを考え，その人らしい人生を再構築することがリハである。このような考え方をリハマインドとよぶ。医療・介護に関わるすべての医療人が，リハマインドをもつべきである。

リハを行っている高齢者には低栄養が多い。急性期病院に入院して「廃用症候群」治療の目的でリハが依頼された患者の栄養状態を簡易栄養状態評価表（Mini Nutritional Assessment-Short Form；MNA®-SF）で評価したところ，「低栄養」88%，「低栄養のおそれあり」12%であり，栄養状態良好例は認めなかった。また，同じ患者群で日常生活動作（activities of daily living；ADL）回復の予後不良と関連する因子は，血清アルブミン値低値，MNA®-SF低値，悪液質の存在だった[1)]。国内の回復期リハ病棟の入院患者の約40%に低栄養を認めた。また，同じ患者群で入退棟時の機能的自立度評価表（Functional Independence Measure；FIM）は栄養障害群で有意に低く，栄養障害が重度であるほど自宅復帰率は低かった[2)]。リハの対象者には栄養障害があることを前提にして，対応することが求められる。

リハ対象者に低栄養が多い理由としては，以下の3点があげられる。

(1) 疾患発症前からの低栄養

日常的なタンパク質・エネルギー摂取不足や慢性疾患による悪液質が原因となる。高齢者は，併存疾患や老嚥（老人性嚥下機能低下；presbyphagia），味覚・臭覚の低下，口腔機能低下などのため，摂取量が低下しやすい。加えて，認知症やうつ病などの精神疾患，多剤内服や副作用などの薬剤要因，独居・介護不足や経済的問題といった社会的要因も，栄養状態を悪化させる。

(2) 疾患発症時の栄養状態悪化

急性疾患や手術による侵襲が原因となる。侵襲によって，主に骨格筋を分解して糖質産生を行う内因性エネルギーが増加することで，栄養状態は悪化する。適切な栄養管理を行っても，骨格筋分解を完全に抑制することはできない。

(3) 疾患発症後の不適切な栄養管理

医療者による不適切な栄養管理による飢餓が原因となる。急性疾患発症後，禁食のまま不適切な静脈栄養（末梢静脈から1日300 kcal未満）のみで管理されていることも少なくない。エネルギー摂取量が不足している状態で積極的な機能訓練を行うことで，エネルギー消費量が摂取量を上回り，栄養状態が悪化する。

低栄養状態でリハを行うことには弊害がある。栄養状態が良好で栄養管理も適切であれば，機能改善を目指した積極的なリハによる効果を期待できる。しかし，低栄養患者において不適切な栄養管理のもとに積極的なリハを行うと，かえって栄養状態を悪化させる可能性がある。筋肉合成にはタンパク質だけでなく，エネルギーが必要である。低栄養状態で筋力増強訓練を行うと，筋肉を分解してタンパク質やエネルギーを得ようとするため，筋肉量はかえって減少することになる。

栄養状態が改善するとADLをより改善することができる。回復期リハ病棟に入院している脳卒中患者では，栄養状態を改善しながらリハを実施すると，入院中のADL改善が大きい[3),4)]。また，回復期リハ病棟の入院患者で骨格筋量が減少した高齢者に栄養強化療法（1本当たり200 kcal・タンパク質10 gの栄養剤を1日1本使用）を行うと，退院時の筋肉量とADLが有意に改善したという報告がある[5)]。低栄養やサルコペニアを認める高齢者の場合，リハと同時に栄養強化療法を行うと，よりADLを改善できる可能性がある

リハ栄養とは

リハと栄養管理を同時に行うことを示した概念と方法論が，「リハ栄養」である。2017年に発表された最新の定義では，『リハ栄養とは，国際生活機能分類（International Classification of Functioning, Disability and Health；ICF）による全人的評価と栄養障害・サルコペニア・栄養素摂取の過不足の有無と原

因の評価，診断，ゴール設定を行ったうえで，障害者やフレイル高齢者の栄養状態・サルコペニア・栄養素摂取・フレイルを改善し，機能・活動・参加，QOLを最大限に高める「リハからみた栄養管理」や「栄養からみたリハ」である』とされている。若林がリハ栄養を初めて提起した2011年当時の概念は，スポーツ栄養のリハ版だった。当時は「障害者や高齢者の機能・活動・参加を最大限発揮できる栄養管理を行うこと」をリハ栄養と定義していた。従来の概念・定義と最新の概念・定義の主な違いは，①方法論としてリハ栄養診断とゴール設定というステップを明記したこと，②障害者だけでなくフレイル高齢者も対象としたこと，③「リハからみた栄養管理」だけでなく「栄養からみたリハ」を追加したことである。

なお，「リハ栄養」と「栄養リハ」は別の概念である。「リハ栄養」は，英語で「rehabilitation nutrition」と表記するが，わが国発の概念である。この概念をわが国から世界に発信することが求められている。一方で「栄養リハ」に相当する英語表記は「nutritional rehabilitation」である。これは栄養改善とほぼ同義で使用されており，途上国における小児の栄養改善プログラムで使用されることが多い。「栄養リハ」の概念には，栄養障害以外の障害者は含まれていない。

リハ栄養を現場で実践するためには，単に知識や技術を習得しているだけでは不十分で，マネジメントの考え方が必要である。リハ栄養を実践するための体系的な問題解決方法として，「リハ栄養ケアプロセス」が開発された。これは，米国栄養士会が開発した栄養ケアプロセスをリハ栄養向けにアレンジしたものである。リハ栄養ケアプロセスは以下の5つのステップで構成される。各ステップの概要は，他項を参照いただきたい。このケアプロセスに沿って，評価と診断，ゴール設定，栄養介入，モニタリングのサイクルを繰り返し回すことにより，効果の高いリハ栄養管理が実践できる。

①リハ栄養アセスメント・診断推論

ICFによる全人的評価，栄養障害・サルコペニア・栄養素摂取の評価・推論

②リハ栄養診断

栄養障害・栄養素摂取の過不足・サルコペニア

③リハ栄養ゴール設定

仮説思考でリハや栄養管理の「SMARTなゴール設定」

S：Specific（具体的）

M：Measurable（測定可能）
A：Attainable（達成可能）
R：Relevant（適切）
T：Time-bound（期限）

④リハ栄養介入

「リハからみた栄養管理」や「栄養からみたリハ」の計画・実施

⑤リハ栄養モニタリング

リハ栄養の視点での栄養状態やICF，QOLの評価

リハ栄養とサルコペニア

サルコペニアは，進行性および全身性の骨格筋量および骨格筋力の低下を特徴とする症候群である。広義には，すべての原因による筋肉量減少と筋力低下を意味する。例えば，体幹筋のサルコペニアでは寝たきり状態に，呼吸筋のサルコペニアでは呼吸障害に，嚥下関連筋のサルコペニアでは嚥下障害になる。身体的な障害やQOLの低下のみならず，死亡リスク増加につながる。リハを行っている高齢者にはサルコペニアが多い。リハを行う地域在住高齢者では10〜30％にサルコペニアを認めた[6]。リハを行う高齢者を対象としたシステマティックレビューでは，リハ病院におけるサルコペニアの有症率は約50％だった[7]。

サルコペニアの診断は，Asian Working Group for Sarcopenia（AWGS）の診断基準で行うことを推奨する（図1）。筋力低下もしくは身体機能低下を認め，筋肉量減少も認めた場合にサルコペニアと診断する。先に筋力と身体機能を評価して両方とも正常であれば，筋肉量を評価しなくてもサルコペニアではないと診断する。サルコペニアと診断された場合は，その原因も考える。サルコペニアの原因は，加齢のみが原因の一次性（原発性）サルコペニアと，活動・栄養・疾患が原因の二次性サルコペニアに分類される。原因は1つに限らず，複数がオーバーラップしていることが多い。個々の症例について，必要な情報を収集したうえで原因を推測する必要がある。その原因ごとにリハ栄養的な対応を進めていく。

1．一次性サルコペニア

一次性サルコペニアは加齢に伴う筋肉量減少である。筋肉量は80歳代では

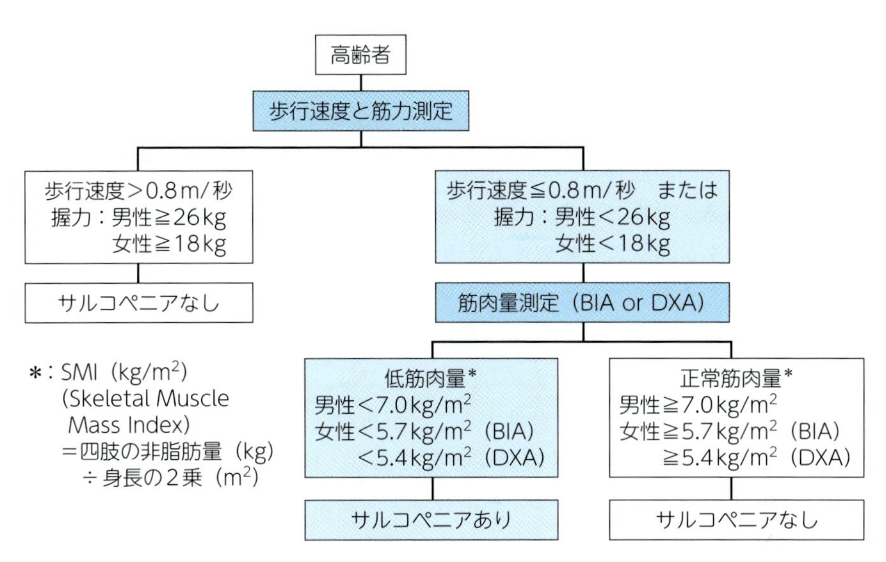

図1　AWGSのサルコペニア診断基準

〔Chen LK, et al：Sarcopenia in Asia：consensus report of the Asian Working Group for Sarcopenia. J Am Med Dir Assoc, 15：95-101, 2014より引用〕

30歳代の5〜7割程度になる。筋線維数の減少と速筋線維に選択的な萎縮を認める。対応としては，レジスタンストレーニングと分岐鎖アミノ酸（branched chain amino acids；BCAA）の投与が有効である。

レジスタンストレーニングは，抵抗運動を用いて行う筋力増強訓練であり，通常用いている負荷より強くなければ効果は期待できない。これを過負荷の原則という。一般に筋力増強のためには，最大筋力の40〜50％以上の負荷が必要とされる。しかし，高齢者は障害予防の観点から，高強度のトレーニングを実施できない場合がある。低〜中等強度でも反復回数を増やすことで，高強度と同等の効果をあげることができる。

BCAAは筋肉内に多量に含まれており，骨格筋の燃料にもなる。BCAAの一つであるロイシンには，筋タンパク質分解を抑制する作用もある。レジスタンストレーニング後にサプリメントでおよそ2,500〜4,000 mgのロイシンを服用することで，筋肉量増加が期待できる。

2. 二次性サルコペニア

活動に関連したサルコペニアは，ベッド上安静や低活動のライフスタイルなどで生じる筋萎縮である。急性期病院で起こることが多いが，在宅での閉じこもり生活で生じることも多い。一次性サルコペニアと異なり，筋線維数には変化がなく，速筋線維よりも遅筋線維での萎縮を認める。対応としては，不要な安静や禁食を避けて，四肢体幹や嚥下関連筋の筋肉量減少や筋力低下を予防することが重要である。早期リハ介入による離床と身体活動の維持が必要である。床上安静時にもタンパク質を摂取することで，筋萎縮を軽減できる可能性がある。

栄養に関連したサルコペニアは，エネルギーとタンパク質の摂取不足によって生じる筋肉量減少である。エネルギー必要量よりエネルギー摂取量が少ない状況である飢餓は，ここに含まれる。高齢者では，食事摂取量減少や不適切な栄養管理などにより，飢餓を合併することがある。

対応としては，適切な栄養管理が重要である。1日エネルギー必要量＝1日エネルギー消費量＝基礎エネルギー消費量×活動係数×ストレス係数と計算した場合，栄養状態の維持はできても改善は難しい。改善を目指す場合は，1日エネルギー必要量＝1日エネルギー消費量＋エネルギー蓄積量（200〜750 kcal）とする。ただし，リフィーディング症候群には注意が必要である。リハは，機能改善を目的とした訓練は禁忌であるが，安静臥床も禁忌である。適切な栄養管理のもと，日常生活活動は維持する必要がある。

疾患に関連したサルコペニアは，急性および慢性の臓器不全，炎症性疾患，悪性疾患などによって生じる筋萎縮である。侵襲（急性炎症），悪液質（慢性炎症），原疾患（筋炎など）による筋萎縮は，ここに含まれる。

侵襲は，生体の内部環境の恒常性を乱す刺激であり，手術・外傷・感染症などによる急性炎症である。侵襲の代謝変化は，傷害期，異化期，同化期に分けられる。異化期のエネルギー投与量は，筋肉分解などで生じる内因性エネルギーを考慮して，15〜30 kcal/kgを目安とする。異化期には，レジスタンストレーニングなどの機能改善を目指した訓練は禁忌であるが，安静臥床も禁忌であり，日常生活活動は維持する。CRP 3 mg/dL以下は同化期と考え，同化期は1日エネルギー必要量＝1日エネルギー消費量＋エネルギー蓄積量とする。併せて，機能改善を目指した訓練を行う。

悪液質は「基礎疾患によって引き起こされ，脂肪量減少の有無にかかわらず，筋肉量の減少を特徴とする複合的代謝異常の症候群」と定義される。原因疾患としてはがんだけでなく，あらゆる慢性疾患が含まれる。前悪液質，悪液質，不応性悪液質に分けられ，前悪液質〜悪液質では，運動療法が重要である。運動には慢性炎症を改善させる作用がある。飢餓や侵襲異化期の合併がなければ，積極的にレジスタンストレーニングなどを行うが，倦怠感や易疲労性を求めることが多いため，少量頻回で行うのが望ましい。栄養療法としては高タンパク質摂取（1.5g/体重kg/日）やエイコサペンタエン酸摂取（2〜3g/日），薬物療法としては六君子湯（7.5g/日）などを検討する。

原疾患には，筋炎や筋萎縮性側索硬化症（amyotrophic lateral sclerosis；ALS）や重症筋無力症（myasthenia gravis；MG）などの神経筋疾患，代謝亢進を来す甲状腺機能亢進症などがある。原疾患の進行による筋肉量減少は食い止めるのが難しいことが多いが，飢餓や廃用によるサルコペニアの予防は可能である。

セッティングと対象者に応じたリハ栄養管理

リハ栄養は，医療・福祉・介護のすべてのセッティングで適用される。「リハビリテーション」という言葉からは，リハ患者の栄養管理と誤解されやすいが，その対象は幅広い。急性期病院の入院患者，回復期リハ病棟や地域包括ケア病棟の対象者，在宅医療対象者，介護サービス利用者，外来患者，地域在住高齢者などを含む。

セッティングや対象者によって，介入によるゴールは異なる（図2）。急性期病院の入院患者におけるリハ栄養では，廃用症候群の予防と疾患治療効果の

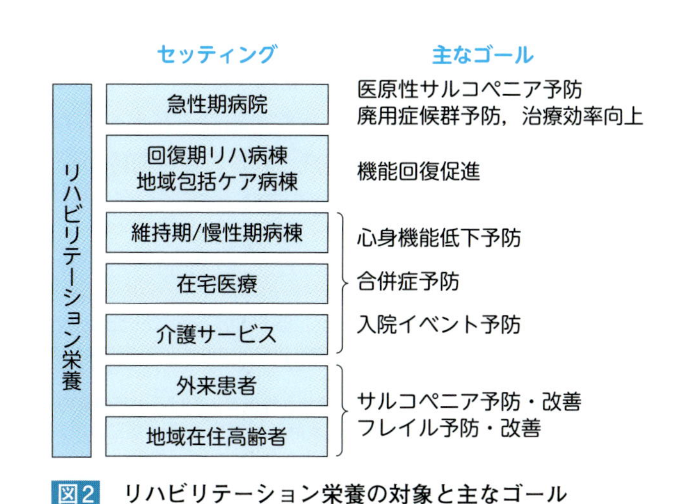

図2 リハビリテーション栄養の対象と主なゴール

向上が期待される。入院に伴う不必要なベッド上安静や不適切な栄養管理によって，「医原性サルコペニア」および「医原性低栄養」とよばれる機能低下がもたらされる。リハ栄養を実施することで，機能低下予防や入院期間短縮をもたらす可能性が示唆されている。

回復期リハ病棟や地域包括ケア病棟では，機能回復の促進が目的となる。他のセッティングと比べて，リハによる運動負荷量が多くなる。機能改善や運動負荷量に合わせて，栄養管理を適切に変更していくことが求められる。在宅医療対象者や介護サービス利用者では，心身機能低下予防と合併症予防，入院イベント予防が目的となる。介護サービス担当者と医療関係者の連携が求められるのに加え，日常的な介護の担い手となる家族との協働も重要である。

外来患者や地域在住高齢者では，予防的視点からのサルコペニア対策とフレイル対策が目的となる。地域住民における対策という点で，医療分野のみではなく保健システム全体として機能することが求められ，より幅広い職種との連携が重要である。リハ栄養を実践することにより，対象者の機能・活動・参加，QOLを最大限に高めるという点においては，いずれのセッティングにも共通している。

おわりに

リハ患者には低栄養とサルコペニアが多く，リハによる機能改善の阻害因子になっている。その対応として「リハ栄養」の考え方を紹介した。リハと栄養管理は一緒に行うことで，はじめて効果を発揮する。「リハなくして栄養管理なし，栄養なくしてリハなし」である。病院・施設・在宅のあらゆる場面で「リハ栄養」の概念が浸透して，幅広く実践されることを期待する。

引用文献

1）Wakabayashi H, et al：Malnutrition is associated with poor rehabilitation outcome in elderly inpatients with hospital associated deconditioning a prospective cohort study. J Rehabil Med, 46：277-282, 2014
2）西岡心大，他：本邦回復期リハビリテーション病棟入棟患者における栄養障害の実態と高齢脳卒中患者における転帰，ADL帰結との関連．日本静脈経腸栄養学会雑誌，30：1145-1151, 2015
3）Nii M, et al：Nutritional improvement and energy intake are associated with

functional recovery in patients after cerebrovascular disorders. J Stroke Cerebrovasc Dis, 25 : 57-62, 2016
4) Nishioka S, et al : Nutritional improvement correlates with recovery of activities of daily living among malnourished elderly stroke patients in the convalescent stage : a crosssectional study. J Acad Nutr Diet, 116 : 837-843, 2016
5) Yoshimura Y, et al : Effects of nutritional supplements on muscle mass and activities of daily living in elderly rehabilitation patients with decreased muscle mass: A randomized controlled trial. J Nutr Health Aging, 20 : 185-191, 2016
6) Fielding RA, et al : Sarcopenia : an undiagnosed condition in older adults. Current consensus definition: prevalence, etiology, and consequences. International Working Group on Sarcopenia. J Am Med Dir Assoc, 12 : 249-256, 2011
7) Sánchez-Rodríguez D, et al : Sarcopenia in post-acute care and rehabilitation of older eview. Eur Geriatr Med, 7 : 224-231, 2016

4 リハ栄養ケアプロセス

Point

- リハ栄養ケアプロセスは，①リハ栄養アセスメント・診断推論，②リハ栄養診断，③リハ栄養ゴール設定，④リハ栄養介入，⑤リハ栄養モニタリングの5つのステップで構成される。
- リハ栄養は，国際生活機能分類（ICF）やサルコペニア・フレイルなどの項目を多視的にアセスメントし，介入根拠を明確化することからはじまる。
- リハ栄養的問題点（栄養障害，サルコペニア，栄養素摂取の過不足）を診断するプロセスでは，診断推論を用いることでリハ栄養実践の質向上が期待できる。
- 「SMARTの原則」を活用し，個々に応じた短期ゴールと長期ゴールを設定することで，本人・家族・医療者間で目標共有することが可能となる。
- 質の高いリハ栄養実践を目指すためには，適切な時期に再評価し，介入内容を検証することが必須である。

はじめに

リハ栄養ケアプロセスとは，リハ栄養を体系的に実践するための問題解決手法であり，①リハ栄養アセスメント・診断推論，②リハ栄養診断，③リハ栄養ゴール設定，④リハ栄養介入，⑤リハ栄養モニタリングの5つのステップで構成される（図1）。これらを有効に活用することで，リハ栄養の実践や効果検証に役立てることが可能である。

この手法は，米国栄養士会の栄養ケアプロセス（nutrition care process；NCP）[1]を参考に，若林秀隆，永野綾乃，西岡心大の3名がリハ栄養向けにアレンジしたものである。NCPは，①栄養アセスメント，②栄養診断，③栄養介入，④栄養モニタリングと評価の4つで構成されており，「栄養学的問題点と栄養介入」にフォーカスした手法である。「リハと栄養」を同時に行うこと

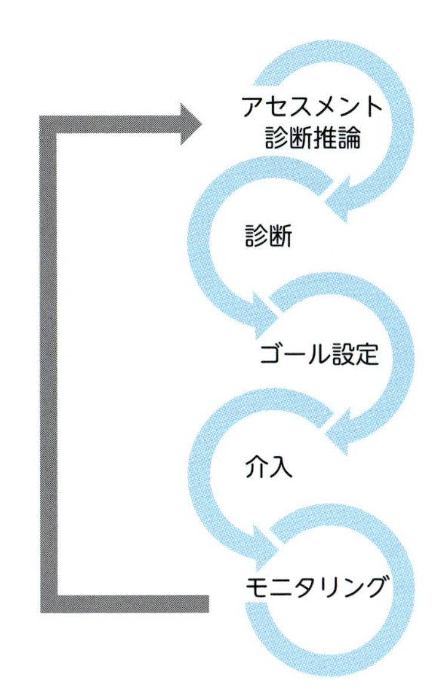

図1 リハ栄養ケアプロセスの流れ

がリハ栄養であることから，リハ栄養的問題点とリハ栄養介入に焦点を当てた新たなマネジメントツールが必要となった。

リハ栄養アセスメント

リハ栄養アセスメントは，次のステップであるリハ栄養診断につなげる重要な過程である。いくつかのアセスメント項目について，多視的に問題点や課題を検討することで，質の高いリハ栄養ケアの実践が可能となる。これらに加え，体重[2]（図2），食欲，摂食嚥下機能，認知機能に影響を与える薬剤などを考慮する視点も忘れてはならない。

1．国際生活機能分類（ICF）

国際生活機能分類（International Classification of Functioning, Disability and Health；ICF）[3]は，健康と障害の境界を区別せず，人間生活全体を生活機能ととらえ，その人を取り巻く状況も含めて分類する枠組みである。すなわち全人的評価として，医療に限らず福祉など多くの場面で使用される。リハは，

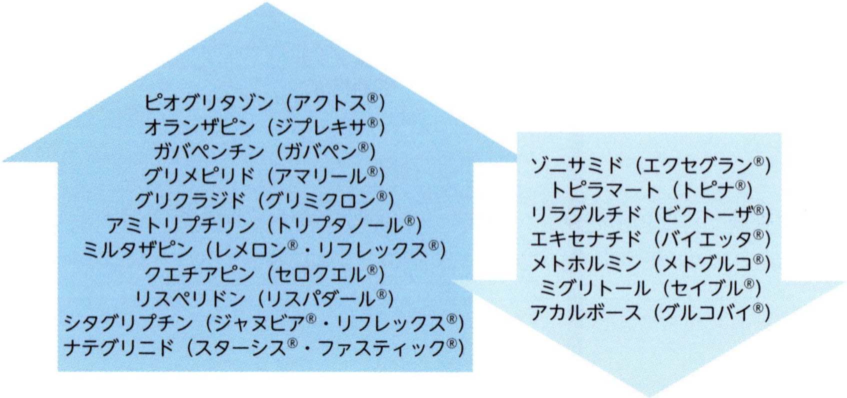

図2　体重に影響を与える薬剤
〔Domecq JP, et al：Clinical review：Drugs commonly associated with weight change；a systematic review and metaanalysis. JCEM, 100：363-370, 2015より引用〕

「心身機能・身体構造」だけではなく，「活動」と「参加」を含めた「包括的な生活機能と生活の質（quality of life；QOL）向上」を目的としている。そのため「ある程度の制限と共存しながら生活すること」も念頭に置き，今後の方向性や対応について，多職種スタッフと本人および家族で目標を共有する必要がある。対策を検討するうえでは「健康状態」，「環境因子」，「個人因子」の3つの視点で関係性を把握することが重要となる。生活機能においては，本人だけではなく環境因子にも大きく影響されるため，例えば薬剤師の視点では，個性に合わせた剤形の提案，服用回数の工夫などの服薬支援によって，貢献することができる。

2. サルコペニア，フレイル

フレイルとは，老化に伴うさまざまな機能（予備能力）の低下で，疾病発症や身体機能障害に移行しやすい状態（要介護に近い状態）のことである[4)]。フレイルには，身体的フレイル（physical frailty），認知的フレイル（cognitive frailty），社会的フレイル（social frailty）などがあり，それぞれの要因は相互に影響しあいながら存在している。

高齢者に認められるサルコペニアは，身体的フレイルの主たる要因であり，適切なレジスタンス運動と栄養の併用が有効となる。認知的フレイルに対しては，認知機能を増悪させないよう薬物治療などの検討も必要である。社会的フレイルに対しては，医療に限らず社会全体で支えるシステムが重要となる。

診断推論

診断推論とは，患者の症状や訴え，検査値などから診断を導き出すまでの思考と実行のプロセスである。非分析的推論と分析的推論の2つに大別されたフレームがあり，これらを補完的に使用する。

1．非分析的推論

非分析的推論とは，経験や知識をもとに直感的に診断する方法である。パターン認識（単一所見で暫定的に行う診断）やヒューリスティクス（複数所見の組み合わせと経験から導き出す診断）などの方法がある[5)]。

2．分析的推論

分析的推論とは，仮説と検証を繰り返し，論理的に診断を行う方法（仮説演繹法）である。鑑別診断リスト（仮説リスト）を作成し，発生頻度の高さや重篤度の観点から優先度を決め，確定・除外の検証を行う。追加検査などの検証方法を検討する際はベイズ推論を応用し，±15％以上の診断確率上昇が得られるのかを選択基準として取捨選択する[6)]。

このように非分析的推論は早い思考，分析的推論は遅い思考であるため，各々の利点を生かし，時間的・経済的制約も意識しながらバランスよく併用する。

リハ栄養診断

リハ栄養診断とは，リハにおける栄養的問題点を診断するプロセスである。前述したリハ栄養アセスメントと診断推論を踏まえて実施する。実際の診断には，「栄養障害」，「サルコペニア」，「栄養素摂取の過不足」の3つの大項目と15の下部項目からなる「リハ栄養診断名一覧」（図3）を用いる。診断内容は，体の状態（status）と摂取の状況（intake）の視点から評価していくものと考えると理解しやすい。

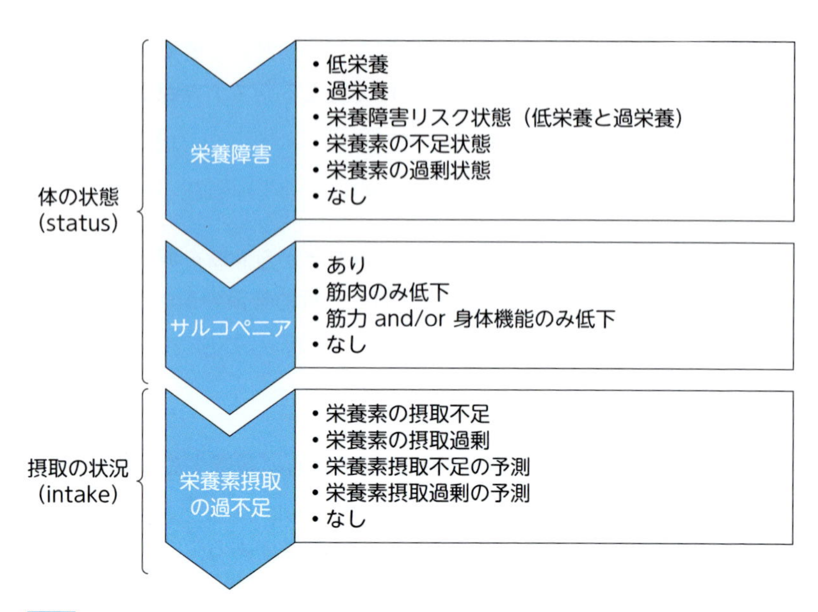

図3　リハ栄養診断名一覧

1．栄養障害（statusの評価）

低栄養と過栄養については，関連学会などでコンセンサスの得られた定義がいくつも存在しており，これらの判断基準も念頭に置いて判定する必要がある。

(1) 低栄養，低栄養のリスク状態

成人における低栄養は「体組成変化および身体細胞量の減少につながる栄養欠乏または摂取不足に起因する状態によって，肉体的および精神的機能が低下し，病態による臨床転帰が損なわれること」と定義されている[7]。また，小児では「栄養の需要と摂取の不均衡により，成長・発達のほかの関連アウトカムに悪影響を及ぼすエネルギー，タンパク質，そのほかのミクロ栄養素の累積的欠乏が生じること」と提唱されている[8]。年齢を問わず低栄養は，身体機能や臨床転帰を悪化させることが明確で，医療費の増大にもつながるとされている[9]。また，現時点で低栄養には該当しないが，①栄養スクリーニングでのハイリスク群，②まだ体重減少はないが，明らかな栄養摂取不足，③高度侵襲下かつ栄養摂取不足が明らかに予測される場合は，低栄養のリスク状態として栄養管理強化が望まれる。

ASPEN（米国），ESPEN（欧州），FELANPE（ラテンアメリカ），PENSA（アジア）などの各栄養学会参加によるThe Global Leadership Initiative on Malnutrition（GLIM）会議において，世界標準としての低栄養診断基準，すなわちGLIM criteria[10)]が示されている。この基準は，Nutritional Risk Screening（NRS）-2002，Mini Nutritional Assessment-Short Form（MNA®-SF），Malnutrition Universal Screening Tool（MUST）など妥当性の検証された栄養スクリーニングツールで栄養リスクを判定し，次に表現型基準（phenotypic criteria）と病因基準（etiologic criteria）を評価するステップとなっている。

表現型基準では，①（ダイエットなどを除いた）意図的ではない体重減少，②body mass index（BMI）の低下，③筋肉量の減少などの有無について評価する。

病因基準では，①食事摂取量低下または消化吸収能低下，②急性疾患・外傷による急性炎症，慢性疾患による慢性炎症・消耗などの有無について評価する。

表現型基準と病因基準でそれぞれ1項目以上該当した場合，低栄養と診断される。今後はこの基準を用いて低栄養を診断し，原因や重症度に応じた介入方法の検討を行う必要がある。この基準については3～5年ごとに見直される予定となっており，最新の情報にも注目しておかなければならない。

（2）過栄養，過栄養のリスク状態

過栄養とは，「脂肪の過剰蓄積による健康障害の発症や日常生活動作（activities of daily living；ADL）低下，またはそれらのリスクのある状態」とされている。また，現時点で過栄養に該当しないが，①食べ過ぎによるエネルギー過剰，②運動・活動の低下によるエネルギー消費不足などが予測される場合は，過栄養のリスク状態として同様に注意する。非高齢者では健康障害の発症が，高齢者ではADL低下が，それぞれ主要な問題となるため，年齢を考慮して個々に評価することが望ましい。

過栄養の評価は，BMI，（浮腫を除外した）体重増加，体組成評価（主に内臓脂肪面積），腹囲（ウエスト周囲長），食事摂取量や活動性などを指標として用いる[11)]。高齢者の場合，フレイルや介護予防の観点から$BMI \geq 25 kg/m^2$でも体重維持が望ましい場合がある。BMIの値だけでなく「脂肪が過剰に蓄積した状態か？」を踏まえて判定する必要がある。また，加齢に伴う骨格筋の減少（サルコペニア）に肥満が合併したサルコペニア肥満は，身体機能の低下と心疾患危険因子を併せもつため注意が必要である。

(3) 栄養素の不足状態

栄養素の不足状態とは，特定の栄養素が体内で不足し，血中濃度が低下し，それに由来する疾患リスクを伴う状態である。すでに症状が出現していれば，欠乏状態となる。

不足要因としては，①摂取量低下または偏食のため，②下痢や吸収障害などで排泄過剰や必要供給量増大のため，③不随意運動やリハ強化などでエネルギー需要増大のため，④経腸栄養や静脈栄養のみの栄養管理下で処方量不足であるため（医原性）などが考えられる。

なお，血中濃度で栄養素不足の有無を評価する際は，脱水の影響による過小評価，浮腫による過大評価などに注意が必要である。無脂肪の長期中心静脈栄養（total parenteral nutrition；TPN）では，相対的に過剰となりやすい糖質がインスリン分泌を促進し，脂肪合成を促進する（脂肪肝）。すなわち「脂肪の蓄積と必須脂肪酸不足」は同時に存在しえるため，用語についても混同しないよう注意が必要である。

(4) 栄養素の過剰状態

栄養素の過剰状態とは，特定の栄養素が標準量を超えて体内に存在している状態である。代表的な栄養素は，糖質，タンパク質，ビタミン，ミネラル，水分などである。

過剰要因としては，①過剰摂取，②代謝量や排泄能の低下による体内への蓄積，③疾患による合併症や薬の副作用などが考えられる。栄養素の不足状態と比べ見過ごされがちであるが，非経口（経腸，経静脈）的な栄養摂取者や代謝関連臓器（腎，肝など）の障害を有する患者，サプリメント摂取者などは注意が必要である。過剰状態や過剰症状を早期に発見し，原因に応じて適切に対処することは，健康保持・増進だけではなく，これが原因で低下した身体機能や能力を回復させるうえで必須となる。薬の副作用を回避するためには，主な代謝経路や排泄率，相互作用[12]などを把握し，量・回数の調整を行うなど薬剤師の関与が求められる。

2. サルコペニア（statusの評価）

サルコペニアは，1989年にIrwin Rosenbergが「年齢と関連する筋肉量の低下」として提唱した概念で，ギリシャ語の「sarx：筋肉」と「penia：喪失」を合わせた造語である。その後，European Working Group on Sarcopenia in Older People（EWGSOP）[13]やAsian working group for sarcopenia（AWGS）[14]などで高齢者（加齢）に限定した診断基準が提唱された。しかし，リハ栄養では二次性サルコペニアの要因（活動，栄養，疾患）を重視するため，年齢にとらわれず「筋肉量減少，筋力，身体機能」でサルコペニアの有無を判断する。そのうえで「積極的リハ」と「攻めの栄養管理」などの治療とリハ栄養の複合的介入を検討する。

3. 栄養素摂取の過不足（intakeの評価）

（1）栄養素の摂取不足，栄養素摂取不足の予測

栄養素の摂取不足とは，特定の栄養素の不足・欠乏症状（status）の有無にかかわらず，現時点の摂取（intake）が必要量に満たず不足している状況である。

栄養素摂取不足の予測とは，現時点で栄養素の摂取不足には該当しないが，①医学的状況や生活環境などから今後，栄養素の摂取不足が予測される，②すでに欠乏症状があり治療を開始しているが，検査・手術などで中断せざるを得なくなる，③摂取量は十分量であるが，体内需要・排泄増加や吸収障害で今後の摂取不足が予測される状況である。

各栄養素の必要摂取量は，日本人食事摂取基準[15]や診療ガイドラインでの基準などから引用する。摂取不足要因については，栄養素の不足状態と類似しており，①摂取量低下，②吸収障害，③需要増大，④投与量不十分（医原性）が考えられる。

医学的状況や個々の環境を踏まえ，栄養素の摂取不足のリスク（栄養素の摂取不足状態の前段階）を予測し，早期に介入検討することは，QOLの維持・向上のために重要である。

（2）栄養素の摂取過剰，栄養素摂取過剰の予測

栄養素の摂取過剰とは，特定の栄養素の過剰状態・症状（status）の有無にかかわらず，現時点の摂取（intake）が必要量より過剰となっている状況である。

栄養素摂取過剰の予測とは，現時点で栄養素の摂取過剰には該当しないが，

今後の摂取過剰が予測される状況である。例えば，糖尿病教育入院の退院後の食生活の悪化（リバウンド）などがこれに該当する。

各栄養素の基準量については，日本人の食事摂取基準[15]の耐容上限量を引用する。この量を超えての摂取が習慣化すると「いわゆる食べすぎ」となる。なお，科学的根拠が不十分なため耐容上限量が示されていない栄養素も，決して上限量がないわけではないため注意が必要である。摂取過剰要因については，栄養素の過剰状態と類似しており，①偏食などによる摂取過剰，②疾患による体内需要の変化，③過剰投与（医原性）などが考えられる。

医学的状況や個々の環境を踏まえ，栄養素の過剰のリスク（栄養素の摂取過剰の前段階）を予測し，早期に介入検討することは，潜在的な健康障害の回避のために重要である。リハ栄養では，リハ効果を最大限に高めるうえで，積極的な栄養量の増加（攻めの栄養管理）を行う場合があるが[16]，この場合は摂取過剰とはならない。

リハ栄養ゴール設定

リハ栄養ゴール設定では，栄養診断の結果をもとにリハや栄養管理によって得られる機能・活動・参加の予後予測を行い，短期ゴール（short term goal；STG）と長期ゴール（long term goal；LTG）を設定する。この場合，個々の状況に合った明確なゴール設定が必要であり，以下の「SMARTの原則」に従って，多職種で複数の視点から行うことが推奨される。SMARTなゴール設定[17]は，ビジネス分野で業務マネジメントに利用され，近年，医療の現場でも活用されている手法である[18]。この原則に従うことで，次のリハ栄養介入ステップがより明確になる。

1. S：Specific（具体的に）

項目は，（本人，家族，チームスタッフなど）誰がみてもわかるように具体的なものとする。リハ栄養においては，ICFの「心身機能・身体構造」と「活動と参加」に含まれる項目が具体的なゴール設定として使用できる。例えば「筋力」は，「握力」や「大腿四頭筋筋力」などのように具体的な要素として設定する。このようにゴール設定を具体化することで，介入方法もより明確になる。

2. M：Measurable（測定可能）

ゴール達成を客観的に評価するには，内容は定量化して表現する。例えば「改善」といった曖昧な表現ではなく，「握力が2kg増加した」などと数値として表現する。数値化しておくことで，介入効果の検証や推移が明確になり，診療データとしても蓄積が可能になる。

3. A：Attainable（到達可能）

夢や願いではなく，努力によって達成可能である内容を設定する。非現実的な高すぎる目標は，到底達成できず無意味である。一方で，低すぎる目標は容易に達成されてしまい，モチベーションが上がらず介入の意味すらなくなる。本人にとって適切な目標設定が重要となる。

4. R：Relevant（切実・重要）

本人・家族にとって切実で現実的な内容を目標として設定する。例えば「血清アルブミン値を4.0g/dLまで改善させる」ことを目標とした場合，「S：具体的に」，「M：測定可能」とはいえるが，生活には直結せず切実な内容とはいえない。「トイレまで自立歩行が可能となる」などとしたほうが，本人・家族にとっても切実な内容として受け入れられ，医療者と目標共有することが可能となる。

5. T：Time-bound（明確な期限）

達成期限は明確にする。STGは日・週単位，LTGは月・年単位を目安とする。達成時期が予測困難な場合でも，振り返る時期を明確にして，見極めの期限を設定する。期限がないものは目標とはいえない。

このような手順で設定した目標も，まずは仮説として取り扱うこととなる。仮説目標の構築と検証を繰り返すこと（仮説思考）で，①思い込みを排除し，客観的に考えられる，②正しい結論に到達できる確率が高まる，③問題解決までの時間や作業の短縮が可能となる[19]。実際には，仮説の構築で多くの時間を消費するわけにはいかないため，緊急性や重篤度の観点から優先順位をつけて（的を絞って）いくことを経験的に学んでいく必要がある。

リハ栄養介入

リハ栄養介入とは，決定したリハ栄養ゴールを達成するために，リハ栄養を臨床実践することである。リハと栄養管理の双方向からの検討が重要であり，前述した「攻めの栄養管理」などの選択肢もあるように「リハからみた栄養管理」，「栄養からみたリハ」を念頭に置き，個々に適した介入内容を決定する。例えば薬剤師であれば，介入内容に応じて最適な輸液の処方設計，経腸栄養剤の選択，用法・用量の提案などさまざまな関与が求められる。

リハ栄養モニタリング

リハ栄養モニタリングとは，介入後の経過を観察して再評価することである。実施しているリハ栄養介入については，あくまでも仮説の段階でしかないため，仮説思考（仮説の検証と再構築）によって①効果を評価し，②継続（または終了）すべきか検討し，③再考すべきか検討することが重要である。

具体的なモニタリング項目は，①リハ栄養診断に基づいて，どの指標を評価するべきかを決定すること，②モニタリングの頻度や期間を考慮すること，③現在のリハ栄養計画を継続するか否かを評価することである。したがって，評価すべき項目については介入前から決定しておく必要がある。質の高いリハ栄養実践を目指すためには，適切な時期に再評価し，介入内容を検証し振り返ることは必須である。くれぐれもモニタリングのない，しくじりは避けなければならない。

おわりに

本項では，リハ栄養ケアプロセスについて紹介した。しかし，薬剤からの視点は不十分であり，リハ栄養における目標をより確実に達成するためには，リハと薬剤の新たな概念である「リハ薬剤」の確立が望まれる。

引用文献

1) Writing group of the nutrition care process standardized language committee：

Nutrition care process and model part I ; the 2008 update. J Am Diet Assoc, 108 : 1113-1117, 2008
2) Domecq JP, et al : Clinical review : Drugs commonly associated with weight change ; a systematic review and metaanalysis. J Clin Endocrinol Metab, 100 : 363-370, 2015
3) 出江紳一：ICF コアセット日本語版出版の今日的意義と普及への期待．Jpn J Rehabil Med, 53 : 671-675, 2016
4) 日本老年医学会：フレイルに関する日本老年医学会からのステートメント（https://www.jpngeriatsoc.or.jp/info/topics/pdf/20140513_01_01.pdf）
5) Norman G : Research in clinical reasoning ; past history and current trends. Med Educ, 39 : 418-427, 2005
6) McGee S : Simplifying Likelihood Ratios. J Gen Intern Med, 17 : 647-650, 2002
7) Cederholm T, et al : ESPEN guidelines on definitions and terminology of clinical nutrition. Clin Nutr, 36 : 49-64, 2017
8) Mehta NM, et al : Defining pediatric malnutrition ; a paradigm shift toward etiology-related definitions. JPEN J Parenter Enteral Nutr, 37 : 460-481, 2013
9) Abdelhadi RA, et al : Characteristics of Hospitalized Children With a Diagnosis of Malnutrition ; United States, 2010. JPEN J Parenter Enteral Nutr, 40 : 623-635, 2016
10) Cederholm T, et al : GLIM criteria for the diagnosis of malnutrition - A consensus report from the global clinical nutrition community. Clin Nutr, Available online 3 September 2018（https://doi.org/10.1016/j.clnu.2018.08.002）
11) 日本肥満学会・編：肥満症診療ガイドライン2016．ライフサイエンス出版，2016
12) 大野能之：クリアランス理論に基づいた医薬品情報の評価と提供に関する研究．医療薬学，39 : 257-270, 2013
13) Cruz-Jentoft AJ, et al : Sarcopenia : European consensus on definition and diagnosis : Report of the European Working Group on Sarcopenia in Older People. Age Ageing, 39 : 412-423, 2010
14) Chen LK, et al : Sarcopenia in Asia : consensus report of the Asian Working Group for Sarcopenia. J Am Med Dir Assoc, 15 : 95-101, 2014
15) 厚生労働省：日本人の食事摂取基準（2015年版）策定検討会報告書，2014（https://www.mhlw.go.jp/file/05-Shingikai-10901000-Kenkoukyoku-Soumuka/0000114399.pdf）
16) 若林秀隆：高齢者の廃用症候群の機能予後とリハビリテーション栄養管理．静脈経腸栄養，28 : 1045-1050, 2013
17) Doran GT : There's a S.M.A.R.T. way to write management's goals and objectives. Management Review, 70 : 35-36, 1981
18) Bovend' Eerdt TJ, et al : Writing SMART rehabilitation goals and achieving goal attainment scaling : a practical guide. Clin Rehabil, 23 : 352-361, 2009
19) 江口夏郎，他：仮説思考．ファーストプレス，2007

5 薬剤師による回復期リハ病棟での実践

Point

- リハ薬剤はごく最近生まれた言葉であり，このところ問題となっている多剤併用・ポリファーマシーの是正に有用な概念，手法の一つである。
- 薬剤のなかには，覚醒や運動機能を低下させるもの，口腔乾燥や食欲低下などによって経口摂取量を低下させるものもあり，いずれもリハに支障を来す可能性があることを認識すべきである。
- 回復期リハ病棟担当の薬剤師は，「足し算」と「引き算」の薬物療法の違いを十分に理解し，「引き算」の薬物療法を常に意識する必要がある。
- 回復期リハ病棟はリハ薬剤実践の重要な場であり，薬剤師が常駐するようになればエビデンスも充実していくものと思われる。

リハ薬剤と回復期リハ病棟の薬剤師事情

リハ薬剤とはごく最近生まれた言葉である。フレイル（虚弱）高齢者や障害者の機能・活動・参加・生活の質（quality of life；QOL）を最大限高めることを目的としている。リハ薬剤は，リハの効果を最大限発揮するための薬物治療であり，薬物治療の内容に応じて最大限のリハを実施することでもある[1)]。

現状，回復期リハ病棟で薬剤師がその職能を発揮できているかというと，残念ながらそうではない。なぜなら，多くの施設の回復期リハ病棟に薬剤師がいないためである。その理由の一つとして診療報酬上の問題があげられる。基本診療料である回復期リハ病棟入院料に，薬剤師が大きく関与する薬剤管理指導料および病棟薬剤業務実施加算も包括されるため，これらを別途算定することができない[2)]。病院も採算をとる必要がある以上，費用対効果が乏しいところについては後手に回ってしまうのも仕方がない。こういったことから，病院薬剤師は回復期リハ病棟に十分には関われていないと思われる。

後述するが，一方で回復期リハ病棟に入院中の患者の多くは高齢であり，また罹患・入院期間も長いため多剤内服の頻度が極めて高い。なかには必要以上に多くの薬剤を服用・使用していて，それによって副作用・相互作用のリスクが高まっている，いわゆるポリファーマシーと思われる患者も散見される。近年，ポリファーマシーが注目され，対策が取り組まれてきているが，その重要な場の一つが回復期リハ病棟ではないだろうか。リハ薬剤は多剤併用やポリファーマシーの是正を可能にする有用な手法の一つであると同時に，その第一歩は回復期リハ病棟への薬剤師のより積極的な関与であるといっても過言ではない。

そのような医療情勢のなか，筆者は回復期リハ病棟で週5日，1日あたり6時間以上業務に従事している。当該医療機関において医療従事者が当該業務に8割以上従事していることを専従とするのであれば，用語的には筆者は回復期リハ病棟「専従薬剤師」となる。全国的にみても，回復期リハ病棟に薬剤師が常駐している施設はかなり少ない。そこで，本項では回復期リハ病棟における薬剤師の役割とリハ薬剤実践，そして回復期リハ病棟に薬剤師が常にいることの意義について述べる。なお，リハ薬剤に関してはまだまだエビデンスが豊富というわけではなく，どうしても経験をもとにした学術的ではない内容が多くなってしまうことをご了承いただきたい。

回復期リハ病棟における薬物治療

1. 足し算の薬物治療

回復期リハ病棟では，脳血管疾患や大腿骨頸部骨折などで急性期は脱したが，社会に戻るためにはさらにリハが必要な患者に対して，多職種がチームとして集中的にリハを実施する。急性期と大きく異なるのは，患者は疾患の治療をほぼ終了しているという点である。

そんななか，回復期リハ病棟入院中の患者は多剤併用していることが多い。患者の多くが高齢であることに加え，複数疾患に罹患し，かつその期間が長いことに起因すると考えられる。実際には，原疾患に対する薬剤，急性期病棟に入院する原因となった疾患および合併症に対する薬剤，さらには不眠や不穏などの精神症状や掻痒感などの皮膚症状のように入院期間が長くなることで生じる症状に対する薬剤も服用・使用している。このような多剤併用は回復期リハ病棟入院前にある程度成立しており，それまでの過程は「足し算の薬物治療」

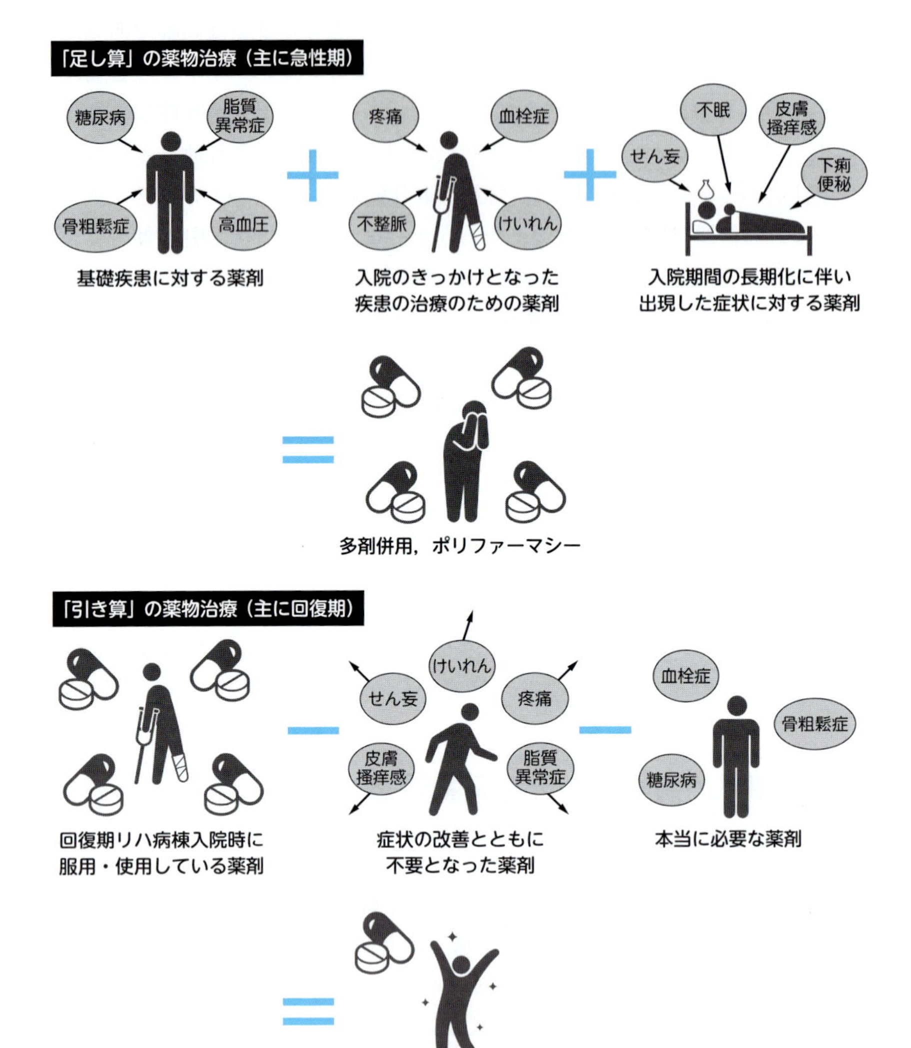

図1　薬物治療における「足し算」と「引き算」のイメージ

であるといえる（図1）。もちろん，それによる副作用や相互作用などの不都合が生じておらず，またリハへの影響も認められなければ，あまり問題はないのかもしれない。しかし，問題につながるリスクが予想されることが意外と多く，さらにはすでに副作用が出現してしまっていることもある。そういった場合には薬物治療の方針転換が必要となる。

2. 引き算の薬物治療

回復期リハ病棟における薬物治療は，それまでと異なり「引き算の薬物治療」でなければならないと考えている（図1）。もちろん，どうしても継続が必要な薬剤はあるが，急性期での治療はほぼ終了しているため，状態が安定していれば漸減・中止できる薬剤もある。例えば脳血管疾患では，急性期に予防的に処方された抗けいれん薬や，一時的に不穏状態が出現したことで追加された抗精神病薬や抗うつ薬などがそれに該当し，状態が安定していれば漸減・中止を考慮してもよい。特に薬剤による眠気や日中の活動性の低下によってリハや日常生活動作（activities of daily living；ADL）に支障が出ていることが考えられる例では，積極的に漸減・中止を考慮すべきである。骨折では鎮痛薬や制酸薬（ヒスタミンH_2受容体拮抗薬，プロトンポンプ阻害薬）なども，その対象になりうるだろう。

それまでの治療の過程で「足し算」が中心だった薬物治療を，リハを実施し次のステップに進むために「引き算」に転換すべき時期が回復期である。

ポリファーマシーとリハ

前述したように，多剤併用であっても副作用や相互作用が認められなければ，その時点では問題はない（もちろん長期的視点ではリスクになるが）。近年問題になっているポリファーマシーは，ただの多剤併用ではなく，それによって患者に不利益が生じている状態であると解釈できる。加齢に伴う生理学的変化とともに薬物動態にも変化が起こるため，加齢自体がポリファーマシーのリスクを高めることを理解しておく必要がある[3]。

例えば，高コレステロール血症に広く用いられているHMG-CoA還元酵素阻害薬，いわゆるスタチン系薬剤を服用している高齢者では，そうでない場合と比べて筋肉量および筋力が低下しており，転倒リスクが上昇していたという報告がある[4]。一方で，スタチン系薬剤を服用している場合に，退院時のADLの自立度が高いという報告もある[5]。このように，リハ薬剤に関してはエビデンスがあったとしても結論が出ていないことも多い。しかし，スタチン系薬剤が追加された当初は，生活習慣の影響もありコレステロール値が高かったのは間違いないが，食生活も含めそれまでの生活習慣と大きく異なる入院生活でコレステロール値が下がった場合に，果たして漫然と服用し続けるべきなのかについては一度考える必要があるといえる。特に，食事摂取量が低下しているような例では，スタチン系薬剤を継続することで得られる利益よりも，それにより生じる不利益のほうが大きいのではないだろうか。

食事摂取量の低下もリハに悪影響となる。食欲低下を副作用にもつ薬剤は極めて多い。そのため，薬剤性の食欲低下が疑われる場合，原因薬剤を特定することは困難である。ただ，不要な薬剤を漸減・中止していく過程で食欲が回復することも多いため，ここでも「引き算」の考え方が役に立つ。

整形外科疾患で頻用される鎮痛薬も，漫然と継続することはリスクとなりうる。特に非ステロイド性抗炎症薬（NSAIDs）は広く処方されているが，消化器系，心血管系，腎臓，血液に対する副作用のリスクがあるため，注意が必要となる[6)]。NSAIDs の漫然とした継続は，食欲低下につながる処方カスケードに陥る危険性もあるため（図2），痛みが改善した際には速やかに漸減・中止

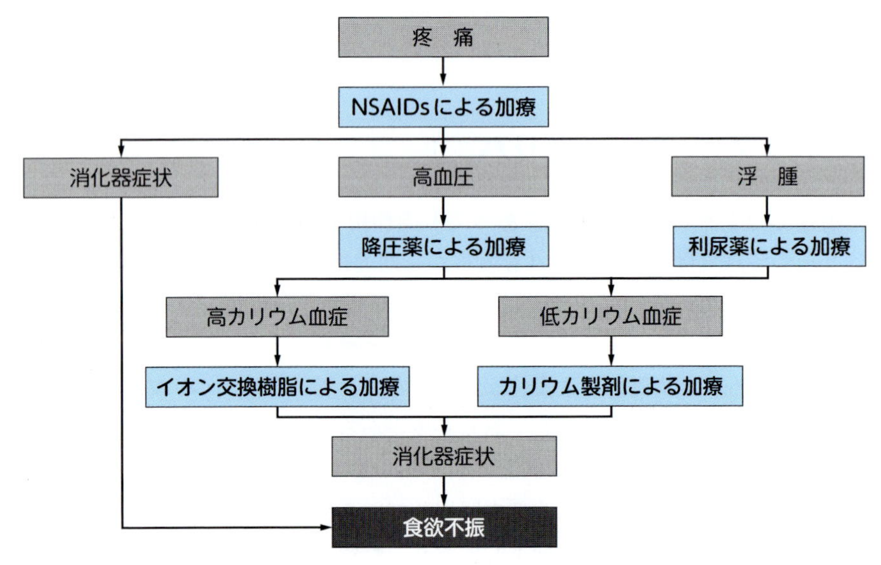

図2　NSAIDsによる処方カスケード

〔Geller AI, et al：Polypharmacy and the role of physical medicine and rehabilitation. PM R, 4：198-219, 2012より引用〕

すべきである[3)]。このような処方カスケードは，多くの薬剤に存在している。

いずれにしても多剤併用，ポリファーマシーの是正はリハにとって重要といえるが，薬剤の必要性やリスクを多職種（特に医師と薬剤師）で十分に議論したうえで行われるべきである。一方で，ただやみくもに薬剤を漸減・中止することがリハ薬剤なのではない。回復期リハ病棟であっても，ときには薬剤を追加することで効率的なリハが行える場合もある。脳梗塞後の意欲低下に対してアマンタジンを追加することで，活気が出て活動も向上することなどは良い例だといえる。必要な薬剤は継続し，リスクとなる薬剤を漸減・中止，場合によっては薬剤を増量する，そしてその分別を行う。つまりリハの効果を最大限発揮するための「薬剤適正化」がリハ薬剤であり，回復期リハ病棟で薬剤師に求められる重要な職能の一つだといえる。

リハ薬剤の実践例

ここからは，リハ薬剤の実践について状況別に実例をあげて紹介する。

1．入院時

入院時，患者の持参薬を確認する。回復期リハ病棟への入院は，基本的に院内急性期病棟からの転棟か他病院からの転院となるが，いずれにしても入院時に服用・使用している薬剤の内容を確認し主治医に報告している。これはどの病棟でも行われていることだが，浅ノ川総合病院（以下，当院）の回復期リハ病棟では，その時点で漸減・中止が必要となりそうな薬剤のリストアップとその情報を主治医と共有している。入院後，リハの支障となる症状が認められ，入院時にリストアップした薬剤による影響が疑われる場合には，主治医と相談のうえ漸減・中止する。

【例】脳梗塞のため前医入院。状態が安定したため，リハ目的に当院回復期リハ病棟に転院。前医入院中に不穏症状が出現したため，リスペリドンが開始され，転院時も継続されていた。転院後リハを開始するも，特に午前中の傾眠傾向が強く，リハに支障を来していた。主治医と相談のうえ，被疑薬であるリスペリドンを漸減・中止したところ，傾眠傾向が改善しリハの効率が上がった。なお，中止後も不穏症状の出現は認められなかった。

2. 回診，カンファレンス時

回診，カンファレンスは，患者情報を共有するのに最も適している。特にリハ中に起こった薬剤によるものと疑われる問題点については，ここで共有されることが多い。

【例】脳梗塞後のリハ目的に入院中で降圧薬を数種類服用していた。病棟では血圧は安定していたが，理学療法中に立位をとった際に血圧低下が頻回にみられることが回診時に報告された。主治医と相談のうえ，降圧薬を1剤中止した。中止後，病棟での血圧はやや上昇したが，理学療法中の血圧低下は出現しなくなり，リハの効率が上がった。

3. 入院中

筆者は勤務時間内の多くの時間，スタッフステーションで業務にあたっている。スタッフステーションには医師，看護師だけでなく，セラピスト（理学療法士，作業療法士，言語聴覚士）もいるため，薬剤によるリハ上の問題点が疑われる場合はいつでも薬剤師に相談できる環境となっている。セラピストから相談を受けることも多く，リハの視点から薬物治療の問題点が上がることもある。

【例】脳出血後で嚥下障害あり。言語聴覚士より，口腔乾燥も嚥下障害の原因として考えられると相談を受け，主治医と相談のうえ，皮膚掻痒感のために処方されていたヒスタミン受容体拮抗薬を中止した。結果，口腔乾燥は改善し，嚥下障害もやや改善することができた。

4. 退院時

退院後，自宅に戻るのか施設に移るのかにもよるが，特に自宅に戻る場合には，入院中から服用回数を少なくできるよう薬剤の調整を行っている。また，お薬手帳には処方内容以外にも必要な情報を記載して，他施設との情報共有を図っている。

【例】退院後は自宅に戻り一人暮らしの予定だった。昼は親族のサポートが難しかったため，入院中から内服の用法を朝・夕食後のみに変更した。変更後も特に症状の悪化などは認められなかった。

このように書くと，あたかも特別なことをしているようにみえるが，ほとんどがどの病棟でも行われていることであり，大きく違うのはセラピストとの関わり方とその頻度だと思われる。そのため，実際は回復期リハ病棟に薬剤師がいることで自然とできる取り組みばかりであるといえる。

回復期リハ病棟に薬剤師がいるということ

回復期リハ病棟に薬剤師が常にいることは，リハ薬剤の実践の第一歩であり，また土台となる。急性期でもそうだが，薬物治療に伴う問題は病棟でいつでも起こりうる。そのときに多職種で議論し，速やかに適切な対処をするためには，関わる職種がいつも同じ場所にいて問題に関する情報を共有している必要がある。そのため，回復期リハ病棟に薬剤師が常にいることは，リハ薬剤を通じてリハの効率を上げることにつながり，患者にとって大きな利益となるはずである。

薬剤師は患者の状態に応じて薬剤の追加，用法・用量を医師に提案できる職種であると同時に，症状が改善したときに薬剤の漸減・中止も提案できる職種でもある。そうはいっても，薬剤を漸減・中止することは実際には決して容易なことではない。しかし，それを意識しておくことは重要である。特に回復期リハ病棟に配属される薬剤師は，「足し算の薬物治療」と「引き算の薬物治療」の違いを十分に理解し，リハ薬剤を通じて患者に最適な医療を提供しなければならない。

リハ薬剤に関するエビデンスはまだまだ充実しているとはいえない。薬剤師が回復期リハ病棟に常駐しリハ薬剤を実践・普及できれば，おのずとエビデンスも構築されていくことと思われる。

リハ薬剤の概念の普及とともに，「薬剤師なくしてリハなし」といわれる時代がやってくることは間違いない。回復期リハ病棟における薬剤師の活躍が評価される時代ともいえるだろう。それができるだけ早期にやってくることを切に願う。

引用文献

1）若林秀隆，他：リハビリテーション薬剤のコンセプトと展望．日本リハビリテーション栄養学会

誌, 2：106-112, 2018
2) 社会保険研究所：医科点数表の解釈（平成28年4月版）. 社会保険研究所, pp214-224, 2016
3) Geller AI, et al：Polypharmacy and the role of physical medicine and rehabilitation. PM R, 4：198-219, 2012
4) Scott D, et al：Statin therapy, muscle function and falls risk in community-dwelling older adults. QJM, 102：625-633, 2009
5) Morandi A, et al：Association between statin use at admission to inpatient rehabilitation and functional status at discharge among older patients. Rejuvenation Res, 17：490-495, 2014
6) Vandraas KF, et al：Non-steroidal anti-inflammatory drugs：use and co-treatment with potentially interacting medications in the elderly. Eur J Clin Pharmacol, 66：823-829, 2010

薬の使い方

1 抗精神病薬

Point

- 基礎疾患以外の目的で抗精神病薬を使っていないか確認する。
- 急性期は安静・鎮静が望まれることがあるが，回復期以降は安静・鎮静は望まれない。
- 不必要な抗精神病薬は，患者の見えない抑制帯となる。
- やむなく抗精神病薬を続けるときは，非定型抗精神病薬へ変更する。
- 重要なのは，投与を開始する判断より，減量・中止する判断である。

はじめに

リハに限らず，抗精神病薬の過剰な投与や，病態・治療ステージと一致しない使用は日常生活動作（activities of daily living；ADL）を低下させ，頼らずに済むはずの介護が必要となり，自立生活の妨げとなってしまうことがある。主たる疾患の発症以前からいわゆる基礎疾患に対して抗精神病薬を用いている場合と，主たる疾患の治療過程でやむなく抗精神病薬を追加投与した場合では，対応に違いがある。

精神神経系の専門診療科をもたない医療機関では，回復期リハ病床に限らず，転院患者の抗精神病薬の評価をためらいがちである。しかし，望まない環境変化で生じた適応障害，不穏，せん妄に対して投与が始まった抗精神病薬は，適切に減量・中止するべきである。

かつて，望まない環境の変化で入院後に適応できなかった患者や，医療現場が望まない言動をした患者に対し，クロルプロマジンの配合錠（ベゲタミン®）が安易に投薬されることがあった。患者は鎮静され，退院の段階になっても漫然と継続され続けた結果ADLを損なってしまい，「飲む拘束衣」とまで揶揄された。医療現場では，そのような不幸な過去を真摯に省みて取り組まなければならない[1)]。医療の倫理，患者の人権という観点からも真剣に取り組まなければ，地域包括ケアが想定する回復期による機能回復も，患者の在宅復帰・社会復帰も，成立しなくなってしまう。

本項では，抗精神病薬の詳しい薬効・薬理ではなく，適応障害・不穏・せん妄に用いられる薬剤を中心に解説する。

薬剤の分類と作用機序

一般に抗精神病薬は統合失調症を対象として用いられ，クロルプロマジン以来，フェノチアジン系とブチロフェノン系に代表される定型抗精神病薬（クロルプロマジン，プロクロルペラジン，ハロペリドール，ブロムペリドールなど）が汎用されてきた。

この定型抗精神病薬では，重症の錐体外路障害や遅発性ジスキネジア，悪性症候群などを引き起こすことが知られている。そのため，主たる症状の寛解よりも副作用への対処が在宅復帰・社会復帰を困難にしてきた。冒頭にあげた安易な投与が問題となったベゲタミン®-A配合錠およびB配合錠は，この定型抗精神病薬に属していた。

その後に発売された非定型抗精神病薬（リスペリドン，オランザピン，クエチアピン，アリピプラゾールなど）では，これらの副作用が非常に軽減されたため，副作用に対する処方薬は減少し，患者が服用する薬剤数も減少した。この非定型抗精神病薬の出現により重篤な副作用への懸念が減り，2011年9月の厚生労働省保険局医療課長通知で，せん妄などへの使用が診療報酬請求の審査上で認められることになったのを機に，さらにせん妄や適応障害への対応が広く行われるようになった[2)]（表1）。

基本的な作用機序はおおむね同じである。ドパミン受容体〔D_1タイプ（D_1, D_5），D_2タイプ（D_2，D_3，D_4）〕，セロトニン受容体（5-HT_{2A}，5-HT_{2B}，5-HT_{2C}，5-HT_3，5-HT_6），アドレナリン受容体（α_1），ヒスタミン受容体（H_1），ムスカリン受容体（M_1，M_2，M_3，M_4，M_5）などに対し，それぞれへの親和性により作用を阻害する。作用の差や副作用の違いは，それぞれの親和性の違いによって生じてくる[3)]（表2，図）。

表1　内服可能な状況における，せん妄治療の第一選択薬

ID	年齢	糖尿病	腎機能障害	せん妄の活動型と出現時間	一般名	%[a]	一般名	%[a]
1	75歳以上	あり	なし	過活動型/混合型［終日］	リスペリドン	75.6	ペロスピロン	39.1
2	75歳未満	あり	なし	過活動型/混合型［終日］	リスペリドン	75.6	ペロスピロン	36.8
3	75歳以上	なし	なし	過活動型/混合型［終日］	クエチアピン	83.0	リスペリドン	75.6
4	75歳未満	なし	なし	過活動型/混合型［終日］	リスペリドン	75.6	クエチアピン	56.3
5	75歳以上	あり	軽症～中等症	過活動型/混合型［終日］	リスペリドン	52.6	ペロスピロン	39.1
6	75歳未満	あり	軽症～中等症	過活動型/混合型［終日］	リスペリドン	58.5	ペロスピロン	36.8
7	75歳以上	なし	軽症～中等症	過活動型/混合型［終日］	クエチアピン	96.3	リスペリドン	52.6
8	75歳未満	なし	軽症～中等症	過活動型/混合型［終日］	クエチアピン	88.1	リスペリドン	58.5
9	75歳以上	あり	なし	過活動型/混合型［夜間のみ］	リスペリドン	68.1	ペロスピロン	39.1
10	75歳未満	あり	なし	過活動型/混合型［夜間のみ］	リスペリドン	68.1	ペロスピロン	36.8
11	75歳以上	なし	なし	過活動型/混合型［夜間のみ］	クエチアピン	83.0	リスペリドン	68.1
12	75歳未満	なし	なし	過活動型/混合型［夜間のみ］	リスペリドン	68.1	クエチアピン	56.3
13	75歳以上	あり	軽症～中等症	過活動型/混合型［夜間のみ］	リスペリドン	44.4	ペロスピロン	39.1
14	75歳未満	あり	軽症～中等症	過活動型/混合型［夜間のみ］	リスペリドン	47.4	ペロスピロン	36.8
15	75歳以上	なし	軽症～中等症	過活動型/混合型［夜間のみ］	クエチアピン	96.3	リスペリドン	44.4
16	75歳未満	なし	軽症～中等症	過活動型/混合型［夜間のみ］	クエチアピン	88.1	リスペリドン	44.4
17	75歳以上	あり	なし	低活動型［終日］	ラメルテオン	35.8	トラゾドン	35.1
18	75歳未満	あり	なし	低活動型［終日］	トラゾドン	35.1	ラメルテオン	34.3
19	75歳以上	なし	なし	低活動型［終日］	トラゾドン	35.1	ラメルテオン	34.3
20	75歳未満	なし	なし	低活動型［終日］	トラゾドン	35.1	ラメルテオン	30.6
21	75歳以上	あり	軽症～中等症	低活動型［終日］	ラメルテオン	35.8	トラゾドン	32.8
22	75歳未満	あり	軽症～中等症	低活動型［終日］	ラメルテオン	34.3	トラゾドン	32.8
23	75歳以上	なし	軽症～中等症	低活動型［終日］	クエチアピン	40.0	ラメルテオン	34.3
24	75歳未満	なし	軽症～中等症	低活動型［終日］	ラメルテオン	34.3	トラゾドン	32.8

a　分母は専門医の数（136名），分子は当該薬を推奨すると予想された専門医（9点尺度の7点以上）の数を示す。

〔Okumura Y, et al：Expert opinions on the first-line pharmacological treatment for delirium in Japan：A conjoint analysis. International Psychogeriatrics, 28：1041-1050, 2016より引用〕

1．主な定型抗精神病薬

(1) フェノチアジン系（クロルプロマジン，レボメプロマジンなど）

鎮静作用や睡眠作用が比較的強く，統合失調症以外にも不安，鎮静，不眠などに用いられる。抗コリン作用が強く，口渇・便秘などを起こしやすい。

(2) ブチロフェノン系（ハロペリドール，ブロムペリドールなど）

鎮静作用があり，幻覚や幻聴などに対する作用が比較的強く，内服が困難な患者の適応障害・不穏・せん妄に注射薬が用いられることが多い。ただし，錐

表2 主な抗精神病薬の副作用における比較

分類		副作用／薬剤	体重・脂質・血糖への影響	EPS	プロラクチン値上昇	過鎮静	起立性低血圧	QT延長	便秘・口渇・尿閉
			①	②	③	④	⑤	⑥	⑥
定型抗精神病薬		ハロペリドール	0	+++	++	+	+	+	+
		クロルプロマジン	++	++	+	+++	++	+	+++
非定型抗精神病薬	SDA	リスペリドン	++	+	+++	+	+	+	0
		ペロスピロン	+	0	+	+	0	0	+
		ブロナンセリン	0	++	+	0	0	0	0
		パリペリドン	++	+	+++	0	0	+	0
	MARTA	クロザピン	+++	0	0	+++	+	0	++
		オランザピン	+++	0	0	+	0	0	+
		クエチアピン	++	0	0	++	+	0	0
		アセナピン	+	+	+	+	+	0	0
	DPA	アリピプラゾール	0	0	0	0	0	0	0
		ブレクスピプラゾール	0	0	0	0	0	0	0

EPS：extrapyramidal symptom；錐体外路症状
SDA：serotonin-dopamine antagonist；セロトニン・ドパミン拮抗薬
MARTA：multi-acting receptor-targeted antipsychotics；多元受容体作用抗精神病薬
DPA：dopamine partial agonist；ドパミン部分作動薬
①H_1・5-HT_{2C}阻害，②黒質-線条体系D_2阻害，③漏斗-下垂体系D_2阻害，④α_1・H_1阻害，⑤α_1・コリン阻害，⑥コリン阻害
（Leucht S, et al：Am J Psychiatry, 2009を参考に作成）
〔「浦部晶夫，島田和幸，川合眞一・編：抗精神病薬，抗うつ薬，その他，今日の治療薬2019年版，p840，2019，南江堂」より許諾を得て転載〕

体外路障害やプロラクチン作用が起きやすい。

(3) ベンザミド系（スルピリドなど）

基本的に胃・十二指腸潰瘍など消化器症状に用いられ，抗うつ作用，抗精神病作用も有する。

2. 主な非定型抗精神病薬

(1) セロトニン・ドパミン遮断薬（リスペリドンなど）

鎮静作用や幻覚・幻聴などに対する作用があり，錐体外路症状，体重増加，血糖上昇が少ない。リスペリドンは比較的多くの統合失調症患者に使用されている。

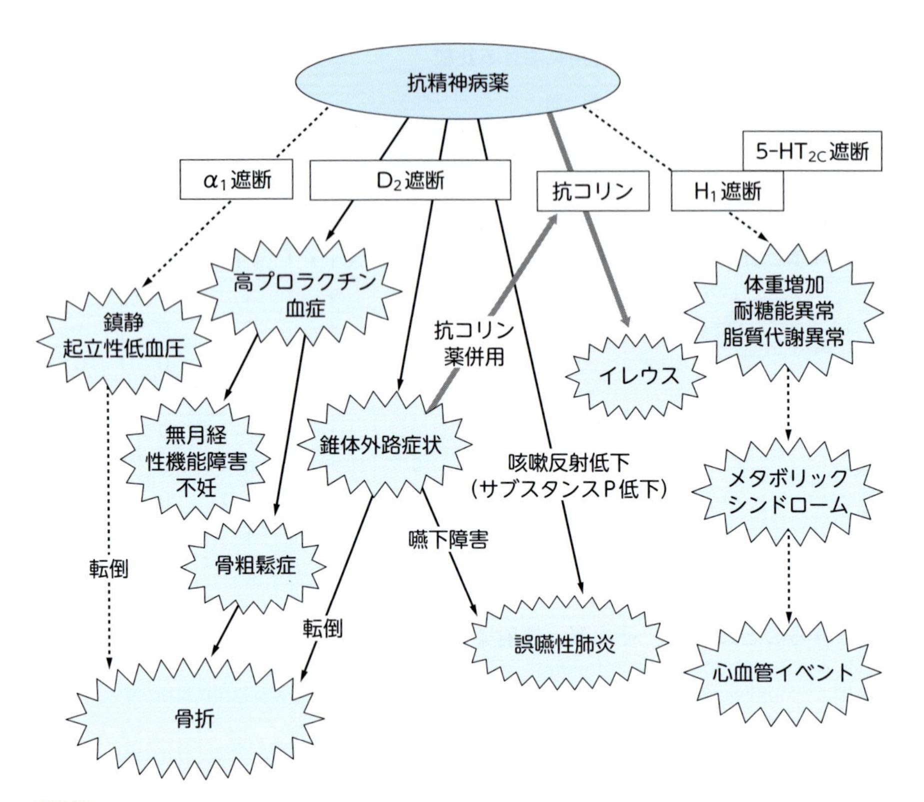

図　抗精神病薬の副作用の発現機序

〔渡邊衡一郎，他：非定型抗精神病薬の登場によって統合失調症治療の副作用に対する考え方がどう変化したか？．臨床精神薬理，11：29-41, 2008より引用〕

(2) 多元受容体作用抗精神病薬（オランザピン，クエチアピンなど）

セロトニン・ドパミン系以外の多くの受容体にも作用し，認知機能低下やうつ，双極性障害などにも広く用いられる。鎮静作用が優れているため，特にクエチアピンは適応障害，不穏，せん妄に用いられる。ただし，オランザピンとクエチアピンは特徴的な副作用として血糖上昇があり，糖尿病患者には禁忌となっている。

(3) ドパミン受容体部分作動薬（アリピプラゾールなど）

ドパミンD_2受容体に部分的に作用し，錐体外路障害やプロラクチン上昇を起こさずに抗精神病作用を発揮する。そのため鎮静作用は弱いが，不眠，不安，消化器症状などが出現することがある[4]。

薬剤選択のポイントと注意点

患者本人の予期しない入院において，特に高齢者で多くみられるのが，現状を受け入れられない適応障害・不穏・せん妄である。その対症薬として急性期では，即効性・確実性を確保するためにベンゾジアゼピン系注射薬や，ハロペリドール，クロルプロマジンなど抗精神病薬の注射薬が用いられる[5),6)]。

内服薬では，ガイドラインなどの詳しい規定はないが，臨床的に推奨され汎用されているのがクエチアピンであり，リスペリドンも汎用される傾向にある[2),7)]。前述のとおり，クエチアピンを用いる際は血糖値の上昇を起こすことがあるため，糖尿病の診断の有無だけでなく，血糖コントロールに問題がないかも確認しておく必要がある。

注射薬で開始された定型抗精神病薬は，比較的に急性期を脱した時点で内服薬に移ることになる。その際，注射薬で用いられていた成分・量をそのまま内服薬に移行することがあるが，病態の変化を考慮せず継続された場合は，定型抗精神病薬で顕著に現れる眠気や意識レベルの抑制が引き続き起きてしまう。

非定型抗精神病薬のなかでもクエチアピンは非常に著効を示すという評価があるが，一方では比較的高い割合で，眠気や意識レベルの抑制，過鎮静，認知機能の低下，ふらつきや，ときに転倒を引き起こす要因になることがある[8),9)]。

安静を要する急性期においては，これらの眠気や抑制・鎮静作用は，加療に望ましい安静状態をもたらすので問題と認識されることは少ない。しかし，心身の機能回復・ADL向上のために積極的な参加意欲が必要である回復リハ期においては，望ましい状態ではない。これは当然のことながら，回復期リハ病床をもたない医療機関や，地域包括ケアや一般病床，早期離床・退院，社会復帰を目標とするすべての過程において同様である。また，問題となるのは眠気，抑制，過鎮静などの作用そのものだけではない。錐体外路障害により姿勢の維持が困難になったり，抗コリン作用などにより本来の筋力を用いることができなくなったりすることがあり，そのために患者の社会復帰への努力を無為にしてしまうこともありえる。

最近は，基礎疾患に対し抗精神病薬を用いている患者には，顕著な精神症状に至る前の不定愁訴の段階で，定型抗精神病薬を極めて少量で投与する方法も検討されている。この方法では，患者が不定愁訴的にソワソワ感，ムズムズ感を感じたときに通常量の1/10以下を用いる。前兆症状のうちに精神症状の連鎖のカスケードを解消する方法であるが，初期のうちに適応障害やせん妄を防ぐことができるかもしれない[10)]。

リハに影響を与える主な副作用と対処方法

1．ふらつき・転倒につながる副作用

定型抗精神病薬は陰性症状より陽性症状に効果を示すという特徴をもち，この特徴はそのまま，定型抗精神病薬が抑制傾向をもっていることを示す。そのため定型抗精神病薬の投与時は，眠気や意識レベルの抑制，過鎮静がリハへの意欲を低下させ，さらに認知機能の低下や錐体外路障害が，ふらつき・転倒を引き起こしやすい。一方，陰性症状に対する効果を示す非定型抗精神病薬でも，比較的軽度・低頻度とはいえ同様の副作用はみられる。

安静を望まれる急性期と違い，患者本人の参加意欲が重要である回復リハ期では，眠気・鎮静作用がその妨げとなる。さらに，ふらつきなどを引き起こす錐体外路障害はリハビリへの恐怖感を患者に生じさせうる。その結果，在宅復帰・社会復帰への自信と意欲を失わせ，諦めさせてしまうことがある。

回復期においては，抗精神病薬投与のそもそもの必要性を疑い，特に基礎疾患に統合失調症など精神症状をもたない患者への漫然投与は見逃さずに検証することが必要である。

2．転院時には投与理由を共有

同じ医療機関内で急性期病床から転床した場合は，抗精神病薬の投与理由が共有されやすいことがほとんどである。しかし，他院から転院してきたときには，主病発症前から基礎疾患に対して投与されているのか，発症・加療によって必要になったのかの判別が難しい。

受け入れる側の医療機関では，転院元医療機関に抗精神病薬がどのような理由で投与されていたかを確認できることが望ましい。患者や患者家族から十分に情報が得られない場合や，経緯が不明な場合などにおいては，お薬手帳などの主病発症前の記録が非常に役に立つ。また，紹介状に基礎疾患・既往歴として抗精神病薬の適応に該当する病名記載がない場合は，主病発生後の投与であ

る可能性が高い。なぜなら多くの治療において，罹患・入院後に発生した付随症状は主病治療が進めば改善するものと考えられるため，紹介状などでは重要視されていないケースが多い。つまり，急性期症状で入院した際に起きた適応障害，不穏，せん妄などの症状に対応するために処方された可能性が高い。それらは，急性期においては主病の治療をスムーズに行うための付随症状に対する処方であるが，回復期においては身体機能を抑制し，リハの効果を減弱させることになる[11]。

3. 抗精神病薬変更時の留意点

一般に抗精神病薬の置き換えは，継続中の抗精神病薬を一気に変更するのではなく，変更後の抗精神病薬を重ねて併用したうえで，相当量の継続中の抗精神病薬を減量し[10]，これを繰り返していく。しかし回復期においては，抗精神病薬が一時でも併用され，ADLが低下する期間が生じるのは非常に厳しい。総合川崎臨港病院では薬剤師の提案によって，やむなく最初から一部分を置き換え，継続中の抗精神病薬を頓用として備えておくという方法を採っている。精神医療の本道からは邪道の誹りを受けるかもしれないが，在宅復帰・社会復帰を最大の目的に定めリハを最優先に置くために苦渋の選択をし，経日的もしくは経時的に精神症状の変化を観察し，速やかに対応できるように備えている。

抗精神病薬の変更は，望まない入院・罹患などによる適応障害・せん妄に対しては，置かれた環境への理解や病態の改善に伴って減量・中止すべきである。基礎疾患に対する投与においては，身体機能の変化に応じて改めて増減量を検討することが望ましい[12]。いずれの場合においても，定型抗精神病薬から非定型抗精神病薬へ変更していくべきである。そして，特に陰性症状や抑制傾向を示す場合はリスペリドン，アリピプラゾール，オランザピンなどへの変更，そして減量していくことが望まれる[10),13]。

おわりに

地域医療を担う現場において精神系専門医が常駐・連携している環境は少なく，適応障害，不穏，せん妄が発症したときには精神系専門医ではない医師が抗精神病薬を投与することが多い。重要なのは，投与を開始する判断より，減量・中止する判断である。

大規模総合病院などでは精神系専門医に判断を委ねることができる。しかし，地域医療を担う多くの一般急性期の医療機関では専門医との連携が少ないため，適応障害，不穏，せん妄が再発することを恐れて，減量・中止をしないまま転院・退院させてしまうことがある。

急性期治療において「必要な処置」であったからこそ，転院・退院に至る前に本来は減量・中止をしておくべきである。そして，継続する必要性があれば紹介状などでしっかり伝達するべきであり，受け入れる側は投与目的をしっかり確認し，減量・中止を検証するべきである。

引用文献

1）日本精神神経学会薬事委員会：ベゲタミン-A・B配合錠の漸減・中止・切替方法および注意点，2016年7月
2）Okumura Y, et al：Expert opinions on the first-line pharmacological treatment for delirium in Japan：A conjoint analysis. International Psychogeriatrics, 28：1041-1050, 2016
3）村崎充邦，他：ドパミン－セロトニン拮抗薬―新規統合失調症治療薬blonanserinの受容体結合特性―．臨床精神薬理，11：845-854, 2008
4）浦部晶夫，他 編：今日の治療薬2018，南江堂，2018
5）八田耕太郎：せん妄の原因，診断，治療の原則．精神科治療学，28：985-990, 2013
6）八田耕太郎：せん妄の診立てと治療．精神経誌，115：1150-1156, 2013
7）Hatta K, et al：Antipsychotics for delirium in the general hospital setting in consecutive 2,453 inpatients：a prospective observational study. Int J Geriatr Psychiatry, 29：253-262, 2013
8）Devlin JW, et al：Efficacy and safety of quetiapine in critically ill patients with delirium：A prospective, multicenter, randomized, double-blind, placebo-controlled pilot study. Crit Care Med, 38：419-427, 2010
9）Tahir TA, et al：A randomized controlled trial of quetiapine versus placebo in the treatment of delirium. J Psychosom Res, 69：485-490, 2010
10）菅野圭樹，他：メンタルクリニックにおける統合失調症外来治療：Pharma Medica, 20：115-127, 2002
11）Nakamichi M, et al：Influence of antipsychotics on functional prognosis after geriatric hip fracture. J Nutr Health Aging, 23：381-385, 2019
12）竹内崇：せん妄の治療．精神科治療学，28：87-92, 2013
13）稲垣貴彦，他：統合失調症回復期の患者に対してアリピプラゾールの変薬が患者満足度の向上をもたらす要因の検討．第112回日本精神神経学会学術大会（2016年6月4日）

2 睡眠薬

Point

- 睡眠は，国際生活機能分類（ICF）の「心身機能・構造」の項目に含まれる，リハの必須評価項目である。
- 睡眠薬は，ベンゾジアゼピン系・非ベンゾジアゼピン系・メラトニン受容体作動薬・オレキシン受容体拮抗薬に分類され，さらに4つの作用時間に分類される。
- リハで注意すべきは，持ち越し効果や筋弛緩といった副作用が原因で，眠気，ふらつき，脱力などが起き，転倒・転落につながることである。
- 患者の睡眠状況を把握し，患者に合った睡眠薬を適切な量と適切な服用時間で使用することが，患者の睡眠の質を高める。

はじめに

日常生活を快適に過ごすためには，「良質な睡眠」が必要である。睡眠には，身体・思考の休息を促す働きがあり，睡眠の質が悪いと心身ともに悪影響を及ぼす。また，国際生活機能分類（International Classification of Functioning Disability and Health；ICF）の「心身機能・構造」の項目にも睡眠が含まれているように，患者の睡眠状況を把握し対処することもリハの必須項目である。特に高齢者では，病因や加齢，多剤併用などにより睡眠障害が出やすい。本項では，睡眠薬の適切な使い方について高齢者を中心に述べる。

不眠症

不眠症は，睡眠の開始と持続，一定した睡眠時間帯あるいは眠りの質に繰り返し障害が認められ，眠る時間や機会が適当であるにもかかわらず，こうした障害が繰り返し発生し，その結果なんらかの昼間の弊害がもたらされる状態をいう[1)]。不眠の症状構造は，①入眠困難，②中途覚醒，③早期覚醒，④熟眠感欠如の4つに分けられ，これらが単一または複合して症状に現れる。

不眠治療

不眠治療では，症状把握の際に不眠症状の特徴を有する，または日中の機能障害が生じ，睡眠衛生指導を実施しても改善しない場合に，主に睡眠薬を用いた薬物療法が実施される[2)]（図1）。

薬物療法を開始する前に睡眠衛生指導をすることが基本であり，不眠の原因をつかみ，その原因に対応することが第一である。臨床現場では，安易に睡眠薬を処方し，かつ大量・長期に投与されていることもあるが，日中を含め生活上の評価をしながら適切な睡眠薬の量と種類を選択すべきである。

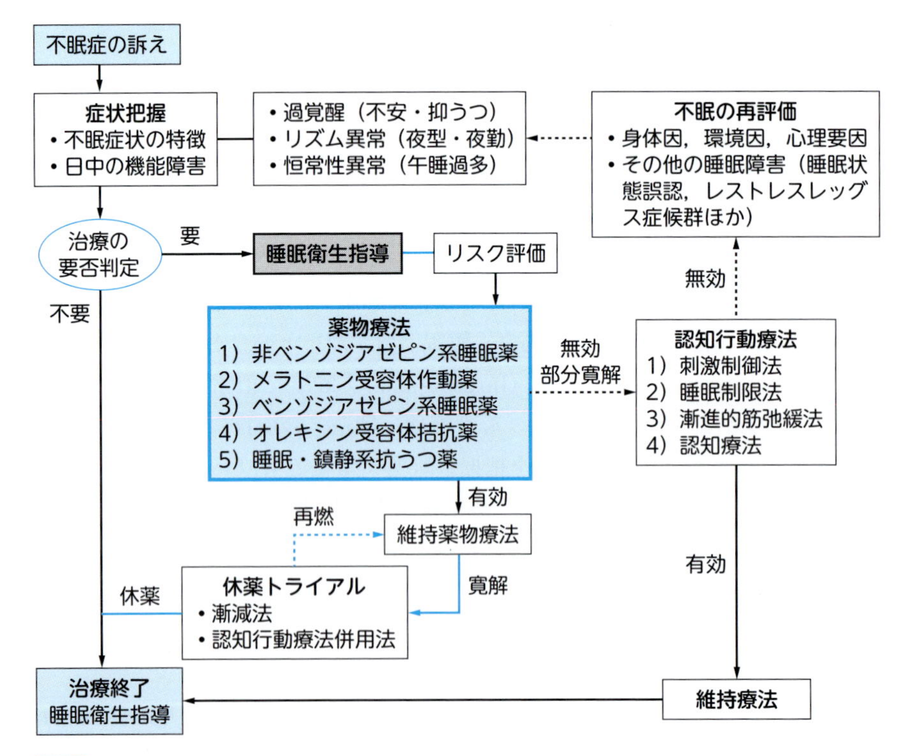

図1 不眠症治療のアルゴリズム

〔三島和夫：睡眠薬の適正使用・休薬ガイドライン，じほう，p37，2014より改変〕

薬剤の分類

睡眠薬は，日本の成人20人に1人が服用しているといわれている。睡眠薬の種類は，ベンゾジアゼピン（Bz）系，非ベンゾジアゼピン（非Bz）系，メラトニン受容体作動薬，オレキシン受容体拮抗薬に分類される（表1）。さらに作用時間の違いから，超短時間型，短時間型，中時間型，長時間型の4つに分類されている。睡眠薬の種類によって消失半減期に大きな違いがあるため，不眠症状のタイプや患者の臨床的背景などを考慮して，慎重に薬剤を選択する[3)]。

表1　睡眠薬の分類

		成分名	主な商品名	分類	臨床用量（mg）	最高血中濃度達成時間（時）	半減期（時）
オレキシン受容体拮抗薬		スボレキサント	ベルソムラ®		15～20	1～3	9～10
メラトニン受容体作動薬		ラメルテオン	ロゼレム®		8	0.8	1
GABA$_A$受容体作動薬	非ベンゾジアゼピン系薬	ゾルピデム	マイスリー®	超短時間型	5～10	0.7～0.9	2
		ゾピクロン	アモバン®		7.5～10	1	4
		エスゾピクロン	ルネスタ®		1～3	1	5～6
	ベンゾジアゼピン系薬	トリアゾラム	ハルシオン®		0.125～0.5	1.2	2～4
		エチゾラム	デパス®	短時間型	1～3	3	6
		ブロチゾラム	レンドルミン®		0.25～0.5	1.5	7
		リルマザホン	リスミー®		1～2	3	10
		ロルメタゼパム	エバミール®，ロラメット®		1～2	1～2	10
		ニメタゼパム	エリミン®	中時間型	3～5	2～4	21
		フルニトラゼパム	サイレース®，ロヒプノール®		0.5～2	0.5～1	24
		エスタゾラム	ユーロジン®		1～4	5	24
		ニトラゼパム	ベンザリン®，ネルボン®		5～10	2	28
		クアゼパム	ドラール®	長時間型	15～30	3.4	36
		フルラゼパム	ベノジール®		10～30	1	65
		ハロキサゾラム	ソメリン®		5～10	2～4	85

〔三島和夫：不眠症治療の今日的課題．睡眠医療，8：458-466, 2014より改変〕

高齢者の睡眠

加齢に伴って，睡眠時間は減少する。これは生理的な現象であり，70歳以上で5時間程度まで低下するといわれている。特にノンレム睡眠（深い眠り）に関しては，20歳代の1/3程度にまで減少する[4]。

高齢者の不眠に対しては，まず就寝・離床時間を検討する必要がある。生理的に5時間程度の睡眠なのだから，あまり早く床に就くと夜中に覚醒して不眠を訴え，睡眠薬が増量されるという事態も考えられるからである。一方，睡眠薬の使用にかかわらず，不眠は転倒のリスク因子となることも考えられ，高齢者では特に適切な不眠治療に介入することは重要である[5]。

分類ごとの特徴

1．ベンゾジアゼピン・非ベンゾジアゼピン受容体作動薬

化学的にジアゼピン環構造をもつものをBz系睡眠薬，もたないものを非Bz系睡眠薬とよび，いずれも以下の作用を示す[3]。

(1) 作　用

$GABA_A$受容体のベンゾジアゼピン結合部位に作用し，睡眠・鎮静作用，抗けいれん作用，不安・緊張の緩和作用，自律神経安定化作用，筋弛緩作用を発揮する[6]。症状によって以下のように使い分ける。

入眠障害（寝つきが悪い）＝超短時間型・短時間型
中途覚醒（夜中に目が覚めて，二度寝しにくい）＝短時間型・中時間型
早朝覚醒（朝早く目が覚める）＝中時間型・長時間作用型

(2) 作用の比較[7]

Bz＞非Bz：抗不安・緊張の緩和・自律神経安定化・筋弛緩
Bz＜非Bz：催眠・鎮静

(3) 副作用

①持ち越し効果

確保したい睡眠時間以上に，作用時間が翌朝以降も持続してしまう現象であ

る。眠気，ふらつき，脱力，頭重感，倦怠感などを伴う。高齢者では特に薬物動態の変化により代謝が遅延し出現しやすい[8)]。

②筋弛緩作用

筋肉を弛緩させる作用が高齢者ほど強く影響することがある。立ち上がる際に力が入らず転倒する危険性に注意が必要である[6)]。

③記憶障害

多量の服用やアルコールとの併用などで軽い記憶障害がみられることがある。ただし，薬が体内から完全に排泄されれば正常に戻る[6)]。

④奇異反応

ごくまれに，せん妄様の症状（上機嫌になる，抑制を欠いた行動をとるなど）が現れることがある[6)]。

⑤反跳現象

薬剤を中断することで服薬開始時よりも重篤な不眠が起こることがある。特にBz系で起こりやすい。

2. メラトニン受容体作動薬

(1) 作　用

メラトニンは，睡眠や体内時計に深く関わる体内のホルモンである。通常であれば夜に分泌され，体温を下げたり体内時計を同調したりすることで睡眠に誘導する作用を現すとされる。

メラトニン受容体作動薬は，メラトニン受容体（MT_1受容体やMT_2受容体）に作用することで自然に近い生理的睡眠を誘導し，睡眠障害（不眠症における入眠困難）を改善する[9)]。筋弛緩作用もなく，最も安全性が高いため，高齢者や基礎疾患のある患者など副作用・有害事象のハイリスク患者でも用いやすい[10)]。

(2) 副作用

傾眠，頭痛，倦怠感，浮動性めまいなどがみられる。

3. オレキシン受容体拮抗薬

(1) 作　用

オレキシンは，視床下部のニューロンから産生される神経ペプチドであり，覚醒の調節に重要な働きをしている。オレキシン受容体拮抗薬は，覚醒中枢に特異的に作用することによって，覚醒状態や睡眠状態を安定化させる作用をもつため，速やかな入眠と良好な睡眠維持の両方に効果がある[11]。また，筋弛緩作用はなく，脱離症状，反跳性不眠を起こさない[10]。

(2) 副作用

傾眠，頭痛，口内乾燥，異常な夢，疲労などがみられる。

リハに影響を与える主な副作用

リハや食事中は，次のような副作用が大きく影響を及ぼすと考えられる。

1. 持ち越し効果

リハや食事中に眠気で集中できなくなったり，行為を中断したりするほか，ふらつき・脱力により転倒を引き起こす可能性がある。また，食事中に眠ってしまうことが誤嚥につながるため，誤嚥性肺炎のリスクも考えられる。

2. 筋弛緩作用

立ち上がろうとする際に力が入らないため，転倒のリスクがある。

副作用への対処方法

前述した副作用への対処法を以下に示す。

- その患者に対して最適な睡眠薬を考慮する。特に高齢者では，長時間型の睡眠薬は避ける。また，非薬物療法も検討する。
- 介助する家族・医療スタッフは，患者の日中の生活や生活上での睡眠習慣をよく観察する。傾眠傾向がみられる時間帯や，姿勢（臥床・座位）の状況などを把握し，睡眠薬の影響と取れる症状があれば，睡眠薬の内容・服薬時間などを再検討する。
- 睡眠薬を安易に追加・増量しない。高齢者の生理機能の低下により睡眠効率は低下するものであるということを理解し，薬だけに頼ることなく，睡眠環境を整える。

睡眠薬の中止・減量法

睡眠薬を長期間服用後，一気に中断すると，不眠症状が悪化することがある。睡眠薬を減量する場合は，1種類の睡眠薬を1/4錠ずつ減らし，経過をみながら1～2週間おきに1/4錠ずつ減量していくとよい。また，睡眠衛生のための生活指導（表2）を実施することで，睡眠をとりやすい体づくりを行うのも重要である[2)]。

表2　睡眠衛生のための指導内容

指導項目	指導内容
定期的な運動	なるべく定期的に運動しましょう。適度な有酸素運動をすれば寝つきやすくなり，睡眠が深くなるでしょう。
寝室環境	快適な就床環境のもとでは，夜中の目覚めは減るでしょう。音対策のためにじゅうたんを敷く，ドアをきっちり閉める，遮光カーテンを用いるなどの対策も手助けとなります。寝室を快適な温度に保ちましょう。暑すぎたり寒すぎたりすれば，睡眠の妨げとなります。
規則正しい食生活	規則正しい食生活をして，空腹のまま寝ないようにしましょう。空腹で寝ると睡眠は妨げられます。就寝前に軽食（特に炭水化物）をとると睡眠の助けになることがあります。脂っこいものや胃もたれする食べ物を就寝前に摂るのは避けましょう。
就寝前の水分	就寝前に水分を摂りすぎないようにしましょう。夜中のトイレ回数が減ります。脳梗塞や狭心症など血液循環に問題のある方は主治医の指示に従ってください。
就寝前の カフェイン	就寝の4時間前からはカフェインの入ったものは摂らないようにしましょう。寝つきにくくなったり，夜中に目が覚めやすくなったり，睡眠が浅くなったりします。 ［カフェインの入った飲料や食べ物］ 例：日本茶，コーヒー，紅茶，コーラ，チョコレートなど
就寝前のお酒	寝るための飲酒は逆効果です。アルコールを飲むと一時的に寝つきが良くなりますが，徐々に効果は弱まり，夜中に目が覚めやすくなります。深い眠りも減ってしまいます。
就寝前の喫煙	夜は喫煙を避けましょう。ニコチンには精神刺激作用があります。
寝床での考え事	昼間の悩みを寝床に持っていかないようにしましょう。自分の問題に取り組んだり，翌日の行動について計画したりするのは，翌日にしましょう。心配した状態では，寝つくのが難しくなり，寝ても浅い眠りになってしまいます。

〔三島和夫：睡眠薬の適正使用・休薬ガイドライン，じほう，p39，2014より引用〕

睡眠薬治療の終着点

さまざまな生活の工夫や減薬を行っても，長期服用のベネフィットがリスクを上回り許容されるケースでは，睡眠薬の服用が長期にわたることもある。臨床的には，減薬・休薬時に不眠症状が再燃することで，①基礎疾患への悪影響が生じる場合，②深刻なQOL障害が出現する可能性が高い場合などが，そのようなケースに当たる。

おわりに

睡眠は，時間ではなく，ぐっすり眠れたと実感できるような「睡眠の質」を重視し，不眠を訴える患者には，まず睡眠衛生指導をしたうえで，患者に合った睡眠薬を選択していく。リハ中に，患者とのコミュニケーションのなかで睡眠の満足度を聴取し，身体的な症状（ふらつき，傾眠など）に注意しながら，多職種で睡眠改善をサポートしていくべきである。

引用文献

1) 米国睡眠医学会：睡眠障害国際分類 第2版，医学書院，pp1-2，2010
2) 三島和夫：睡眠薬の適正使用・休薬ガイドライン，じほう，p37，2014
3) 厚生労働科学研究班・日本睡眠学会ワーキンググループ：睡眠薬の適正な使用と休薬のための診療ガイドライン
4) 三島和夫：睡眠障害．老年精神医学雑誌，25：103-110, 2014
5) Avidan AY, et al : Insomnia and hypnotic use, recorded in the minimum data set, as predictors of falls and hip fractures in Michigan nursing homes. Journal of the American Geriatrics Society, 53 : 955-962, 2005
6) 梶村尚史：ベンゾジアゼピン受容体作動薬．睡眠障害の対応と治療ガイドライン第2版〔内山真（睡眠障害の診療・治療ガイドライン研究会）編〕，じほう，2012
7) 内山真：不眠症薬物療法の今日的問題点．臨床精神薬理，9：1971-1983, 2006
8) 内山真：不眠症におけるシンプル処方．臨床精神医学，43：71-77, 2014
9) 平井圭介，他：メラトニン受容体作動薬ラメルテオン（ロゼレム®錠8mg）の薬理作用と臨床試験成績．日本薬理学雑誌，136：51-60, 2010
10) 荻野浩：高齢者の転倒予防―不眠・睡眠薬との関わりと対策―．Geriat Med，53：1089-1093, 2015
11) MSD：ベルソムラ錠 インタビューフォーム第7版，2018年11月改訂

3 NSAIDs

Point

- 非ステロイド性抗炎症薬（NSAIDs）はシクロオキシゲナーゼ（COX）阻害性により副作用対策が異なる。
- リハへの影響は，直接的な影響よりも副作用による間接的な影響のほうが大きい。
- NSAIDs服用による血圧の上昇やむくみ，腎機能障害など副次的な副作用に気を付ける。
- 内服剤同様に外用剤使用においてもリハへの影響を考慮する必要がある。

薬剤の分類と作用機序

1．作用機序

(1) プロスタグランジンの産生阻害

非ステロイド性抗炎症薬（NSAIDs）の主な効果は，炎症がある局所におけるプロスタグランジン（prostaglandin；PG）の産生阻害である。

組織が損傷されると，ホスホリパーゼA_2により細胞膜のリン脂質からアラキドン酸が遊離される。遊離されたアラキドン酸はシクロオキシゲナーゼ（cyclooxygenase；COX）やペルオキシダーゼを含むPGH（prostaglandin H）合成酵素複合体の基質となり，PGG_2，PGH_2へと変換される。さらに，各組織に特異的なPG合成酵素によりPGE_2（prostaglandin E_2）など種々の化学伝達物質が合成され，損傷組織へ放出される。PG自体に発痛作用はないが，ブラジキニンなどの発痛物質の疼痛閾値を低下させる。また，局所での血流増加作用や血管透過性の亢進，白血球の浸潤増加など，炎症を増強させる作用を有する。したがってNSAIDsは，遊離されたアラキドン酸からPGを合成する経路の律速酵素であるCOXの働きを阻害することにより，抗炎症・鎮痛作用を発揮する（図1）。

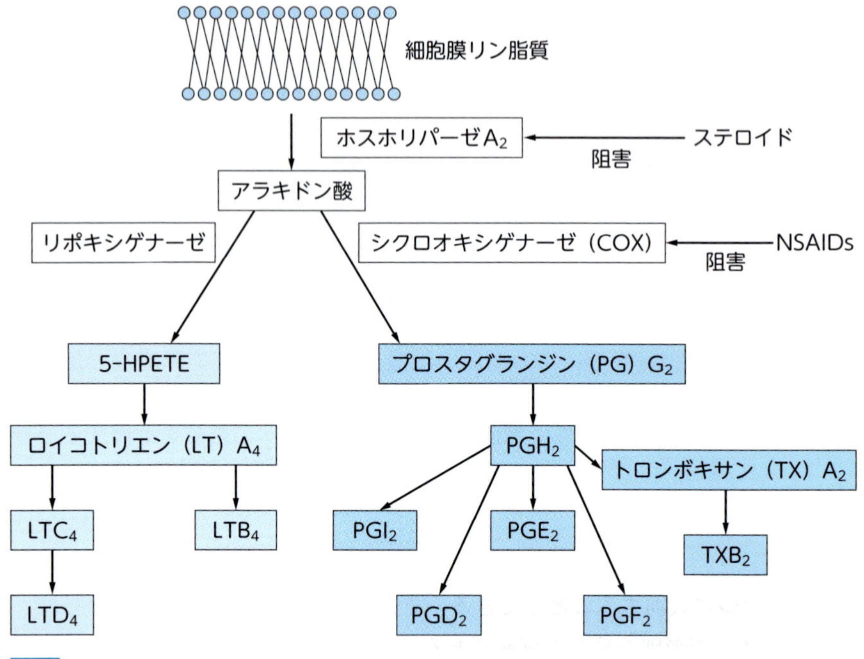

図1　NSAIDsの作用機序

〔神田博仁，他：NSAIDs・ステロイドの特徴と薬学的管理指導のポイント．月刊薬事，47：40, 2005より引用〕

(2) シクロオキシゲナーゼアイソザイム選択性

COXには，COX-1とCOX-2の2つのアイソザイムが存在する。COX-1は血小板，消化管，腎臓などに定常的に発現している構成型のCOXであり，身体機能の維持に関与している。胃粘膜の上皮細胞ではCOX-1が定常的に発現しており，腎血流の維持，血管拡張，胃粘膜保護作用など細胞保護効果をもつPGの産生に関わっている。

一方，COX-2は血管損傷や炎症に伴いサイトカインや炎症メディエーターによって血管内皮細胞や血管平滑筋細胞などに速やかに誘導される誘導型のCOXである。COX-2は血管拡張作用などを有し，炎症を促進するPGE_2などを合成する（図2）。

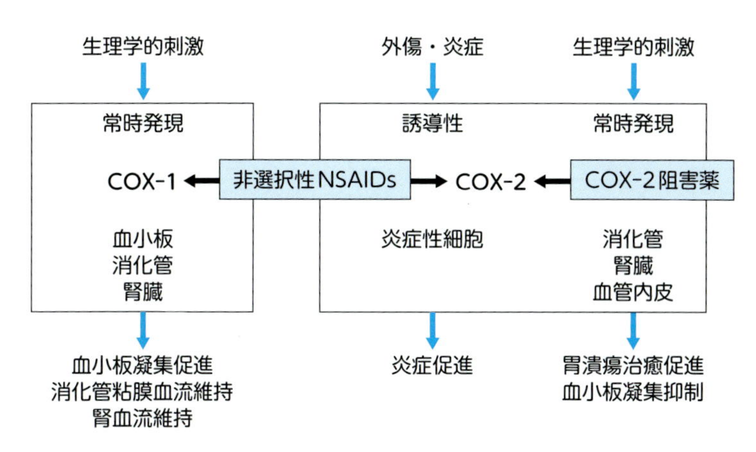

図2　COX選択性の違いによる作用機序

2. 薬剤の分類

NSAIDsは化学構造式により分類できるほか，COX阻害選択性による薬効をもとに2つに大別することもできる。また，外用剤においては剤形が多岐にわたるため，剤形別の分類も可能である。

(1) 化学構造による分類

NSAIDsは化学構造的に，酸性のサリチル酸系，アントラニル酸系，アリール酢酸系，プロピオン酸系，オキシカム系，中性のコキシブ系，それと塩基性・その他に分類することができる。一般的には，COX阻害性を有し効果が強い酸性もしくは中性のNSAIDsが用いられる。

アリール酢酸系やプロピオン酸系の薬剤は効果発現時間が短いものが多く，即効性を期待して使用されることが多い。また，オキシカム系は血中半減期が長く，1日投与回数が少ないため慢性疾患に有用である（表1）。

(2) COX選択性による分類

酸性NSAIDsのほとんどはCOX-1とCOX-2の両方に作用するが，薬剤によってCOX-2阻害活性は異なることが知られている。アスピリンやインドメタシンはCOX-1選択性が高いことが，中性に分類されるセレコキシブはCOX-2を選択的に阻害することがわかっている。

表1　化学構造によるNSAIDsの分類

性質	分類		薬剤
酸性	サリチル酸系		アスピリン，サリチル酸ナトリウム
	アントラニル酸系		メフェナム酸，フルフェナム酸アルミニウム
	アリール酢酸系	フェニル酢酸系	ジクロフェナク，アンフェナク
		インドール酢酸系	インドメタシン，スリンダク，インドメタシンファルネシル
		イソキサゾール酢酸系	モフェゾラク
		ピラノ酢酸系	エトドラク
		ナフタレン系	ナブメトン
	プロピオン酸系		イブプロフェン，フルルビプロフェン，ケトプロフェン，ナプロキセン，プラノプロフェン，チアプロフェン，オキサプロジン，ロキソプロフェン，ザルトプロフェン
	オキシカム系		ピロキシカム，アンピロキシカム，ロルノキシカム，メロキシカム
中性	コキシブ系		セレコキシブ
塩基性・その他	塩基性		チアラミド，エピリゾール，エモルファゾン
	ピラゾロン系		スルピリン，ミグレニン
	アニリン系		アセトアミノフェン，ジメトチアジン

表2　COX選択性によるNSAIDsの分類

選択性	NSAIDs
COX-2	セレコキシブ エトドラク，メロキシカム
↕	ジクロフェナク，メフェナム酸 ザルトプロフェン，ロキソプロフェン スリンダク，ナブメトン ピロキシカム，ナプロキセン アスピリン インドメタシン，フルルビプロフェン
COX-1	オキサプロジン，ケトプロフェン

〔黒山政一，他：この患者・この症例にいちばん適切な薬剤が選べる同効薬比較ガイド1，じほう，p113，2017より引用〕

薬剤別のCOX選択性について表2に示す。

(3) 剤形による分類

NSAIDs特有の胃腸障害を防止する観点や持続時間の維持，全身的な副作用防止の観点から，さまざまな剤形が開発されている（表3）。特に貼付剤や軟膏剤などを代表とするNSAIDs外用剤は，経口剤や注射剤に比べ効果が弱いも

表3　剤形によるNSAIDsの分類

分　類	剤形，投与経路など	特　徴	
経口剤	配合剤	胃腸障害軽減	ダイアルミネート配合
	徐放剤	持続的効果	急激な血中濃度上昇なし
	プロドラッグ	胃腸障害軽減	
外用剤	坐剤	胃腸障害軽減	経口，注射と同等の効果[3),4)] 内服困難時でも使用可能
	軟膏	表在性の疼痛局所作用	
	ゲル剤	表在性の疼痛局所作用	良好な経皮吸収と使用感
	パップ剤	持続的疼痛局所作用	伸縮自在性
	テープ剤	持続的疼痛局所作用	局所濃度の維持，粘着性向上

ののの，胃腸障害などの副作用が少ない。そのため腎障害患者や心疾患患者にも使用しやすいというメリットがある。また局所的に使用することができるため，特に高齢者においてはポリファーマシーの観点からも一つの選択肢となり得る。ただし高齢者の場合，皮膚バリア機能の低下[1)]や使用量の増加による体内血中濃度の上昇[2)]が報告されているので注意が必要である。

薬剤選択のポイントと注意点

NSAIDsは，急性疾患から慢性疾患への病状変化に合わせて薬剤が選択されるが，その際，作用持続時間や副作用，または患者の病態・特性を考慮して選択される。

近年では，副作用の胃腸障害を考慮してCOX-2選択性の高い薬剤やプロドラッグが選ばれる傾向がある。また，局所性であれば外用剤を選択することも考慮する必要がある。

しかしCOX-2選択性の高い薬剤は持続時間が長い傾向があるため，急性疾患においては持続時間の短い薬剤が選択されることが多い（表4）。特に急性疾患においてはあくまで対症療法であることに留意し，漫然投与を避けるべきである。

そしてCOX-2選択性が高い薬剤であっても胃腸障害が問題となるため，NSAIDs使用時は胃粘膜保護薬や胃酸分泌抑制薬との併用が推奨される。3カ月以上のNSAIDs投与で予防治療がなされていない場合，胃潰瘍の発生頻度は10～15%，十二指腸潰瘍の発生頻度は約3%，消化管出血の発生頻度は約1%

表4　作用時間によるNSAIDsの分類

	一般名	半減期（時間）	用　法
短時間作用型	ジクロフェナク	1.3	1日3回
	ロキソプロフェン	1.3	1日3回
	イブプロフェン	2	1日3回
	ロルノキシカム	2.5	1日3回
中間型	セレコキシブ	5	1日2回
	エトドラク	6	1日2回
	ナプロキセン	14	1日2回
	スリンダク	18	1日2回
	メロキシカム	20	1日1回
長時間作用型	アンピロキシカム	36	1日1回

表5　NSAIDs外用剤の剤形別分類

	イブプロフェン	インドメタシン	ケトプロフェン	ジクロフェナク	フェルビナク	ロキソプロフェン
パップ		● （冷感・温感）	●	●	●	●
テープ			●	●	●	●
軟膏	●	●			●	
クリーム	●	●	●	●	●	
ゲル			●	●		●
ローション			●	●	●	
スプレー				●	●	●
スチック					●	
外用液		●				

との報告もある[5)]。また，内服開始から1週間以内が最も発症リスクが高いため，短期間の投与であっても予防投与の必要性がある。

胃腸障害の予防投与としては，抗NSAIDs潰瘍薬であるPG製剤のミソプロストールやプロトンポンプ阻害薬，高用量のヒスタミンH_2受容体拮抗薬が推奨される。ただし75歳以上の高齢者においてヒスタミンH_2受容体拮抗薬は認知機能の低下，せん妄のリスクがあるため特に慎重な投与を要する薬物とされている[6)]。

NSAIDsの経皮吸収剤（坐剤を除く外用剤）の使い分けは，一般的にその使用感によるものが大きい。同一成分であってもその剤形は多数存在するため（表5），使用部位や使用感に合わせて選択する。注意点として皮膚かぶれや光線過敏症を引き起こす場合がある。光線過敏症については，使用後数カ月経過してから症状が出ることもあるため注意が必要である。NSAIDsの経皮吸収率は低く全身的な副作用の発現率は低いが，アスピリン喘息による喘息発作の誘発などがあるため注意が必要である。

実際にみられる例としては，整形外科にてNSAIDsが処方され服用中に血圧が上昇，もしくは下肢のむくみが発生して内科を受診し，降圧薬や利尿薬が追加されることがある。この場合，降圧薬としてアンジオテンシンⅡ受容体拮抗薬（ARB）またはアンジオテンシン変換酵素（ACE）阻害薬が処方されることが多い。NSAIDsと利尿薬，ARBもしくはACE阻害薬の3剤併用により急性腎障害の発症リスクが高くなると報告がある[7]。急性腎障害による倦怠感や食欲不振などに対しさらに薬剤が追加される場合などもあるため，NSAIDs服用後の薬剤の追加には注意が必要となる。特に高齢者の場合，一般的にそのリスクは高いとされている。

リハに影響を与える主な副作用と対処方法

NSAIDsによる主な副作用は用量依存的であり，胃腸障害，腎障害，心・脳血管性障害があげられる。また，まれではあるが溶血性貧血や血小板減少症などの血液障害を引き起こす薬剤があるため注意が必要となる（表6）。

1．胃腸障害

NSAIDsの副作用で最も問題となるのが胃腸障害である。NSAIDsによる胃腸障害の発症機序には，COXやリポキシゲナーゼの合成阻害による粘膜防御

表6　特異的にみられる副作用

アスピリン	耳鳴，難聴
インドメタシン	フラフラ感，めまい，頭痛，パーキンソン症候群の悪化
イブプロフェン，スリンダク	髄膜刺激症状
メフェナム酸	溶血性貧血
ピロキシカム	光線過敏症

〔黒山政一，他：この患者・この症例にいちばん適切な薬剤が選べる同効薬比較ガイド1，じほう，p116，2017より引用〕

因子であるPG阻害や活性酸素産生が影響している。さらに，NSAIDsが胃酸と結び付くことにより，脂溶性となり細胞膜を通過して直接胃粘膜を障害することも知られている。

NSAIDs潰瘍を含む胃腸障害は無症候性が多いことが知られており，無自覚のまま継続服用していると胃腸障害がひどくなってしまうことが考えられる。

胃腸障害が食欲不振や食事摂取量の低下につながることは容易に想像できる。食事摂取量の低下はフレイルやサルコペニアにつながり，低栄養状態を引き起こすことは周知の事実である。そして低栄養状態はリハに悪影響を及ぼす。低栄養状態でのリハは十分な効果が期待できないだけでなく，リハによるさらなる低栄養状態の悪化へとつながっていく。そのため胃腸障害への対策は必須となってくる。

胃腸障害への対策は，①COX-2選択性の高い薬剤を使用する，②副作用対策の薬剤を併用する，である。NSAIDsによる胃腸障害はCOX-1阻害によるものであり，COX-2選択性の高いNSAIDsは消化管障害の相対危険度が低いことが統計学的に示されている。

副作用対策の薬剤を併用するにあたり注意点を2つあげておく。一つは，抗NSAIDs潰瘍薬であるPG製剤のミソプロストールにより高頻度で下痢が起こることである。これは，PGにより腸管腔へ多量の腸液が貯留するという「エンテロプーリング」が引き起こされるためといわれており，急激にPGの血中濃度が上がることによって生じる。そのため，食直後の服用や減量投与などが対策として有効とされている。

もう一つは，ヒスタミンH_2受容体拮抗薬による認知機能の低下，せん妄症状である。特に75歳以上の高齢者，もしくは75歳未満でもフレイル～要介護状態の高齢者は要注意とされているため，当該患者では他剤に変更することが推奨[4]されている。

下痢やせん妄症状は直接リハ実施に影響を及ぼすため，NSAIDsによる副作用対策に用いられる薬剤にも注意が必要となる。

2. 腎障害

NSAIDsは腎前性高尿素窒素血症，低レニン性低アルドステロン症，ナトリウム貯留，浮腫，高血圧や腎不全，急性間質性腎炎，ネフローゼ症候群などの副作用を来す。PGE_2はナトリウムの再吸収を抑制し，PGI_2はレニンの遊離を促進し，アルドステロンの分泌促進，遠位尿細管からのKの排泄を促進するため，NSAIDsによりPG生成が阻害され腎障害を来す。腎臓にはCOX-1，COX-2ともに構成的に発現しており，薬剤のCOX選択性による差はみられないため，すべてのNSAIDsにおいて注意が必要となる。また，一般的に加齢とともに腎機能は低下し，NSAIDsを使用することによりさらに腎機能が低下（急性腎障害）する可能性が考えられる。

急性腎障害により，浮腫，食欲低下，全身倦怠感などの症状が出現し，リハに影響を与える可能性がある。また，腎機能が低下し薬剤が排出されにくくなることにより，他の使用薬剤の効果や副作用が増強される可能性が高い。それにより，ふらつきや転倒といったリハへの影響が出てくる可能性が高くなる。

対策としては，半減期の短い薬剤を使用することや，必要最小限の使用（頓用），外用剤への変更などがあげられる。

3. 心機能不全

NSAIDsによるPG生成阻害により，末梢血管の抵抗性が増加し，腎機能の低下，腎でのナトリウムの排出抑制などから体液量の増加（浮腫）が起こり，心機能不全が誘発されるとされている。NSAIDsの禁忌項目にも重篤な心機能不全のある患者があげられており，すべてのNSAIDsにおいて心機能が低下する危険性がある。

心機能不全は初期症状として，全身倦怠感や浮腫，息切れ・呼吸困難感などがあげられる。このような状態でのリハビリはその効果が上がらないだけでなく，心臓への過度の負荷をかけてしまうことになりかねないため注意が必要となる。心機能不全の報告頻度は非常に低いが，起こりうることを念頭に置く必要がある。

4. その他（外用剤）

経皮吸収型のNSAIDsは内服NSAIDsに比べ体内移行率は低く，全身的な副作用の発現は少ない。しかし一方，貼付剤の全身使用枚数の多さや高齢による皮膚バリアの崩壊により血中濃度が通常より上昇するという報告もある。また，近年発売されたロコア®テープにおいてはその体内移行率の高さから内服剤同様の注意喚起がなされている（図3）。外用剤なので全身的な副作用が起こらないとは考えず，内服剤同様にリハへの影響が考えられることを念頭に置く必要がある。

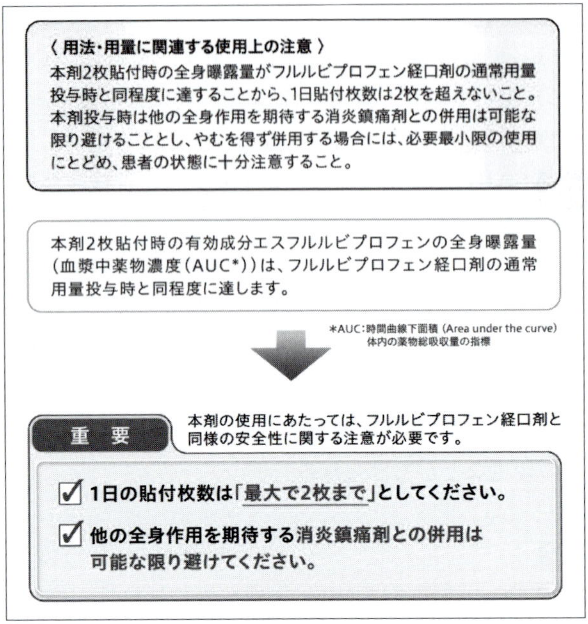

〈用法・用量に関連する使用上の注意〉
本剤2枚貼付時の全身曝露量がフルルビプロフェン経口剤の通常用量投与時と同程度に達することから、1日貼付枚数は2枚を超えないこと。本剤投与時は他の全身作用を期待する消炎鎮痛剤との併用は可能な限り避けることとし、やむを得ず併用する場合には、必要最小限の使用にとどめ、患者の状態に十分注意すること。

本剤2枚貼付時の有効成分エスフルルビプロフェンの全身曝露量（血漿中薬物濃度（AUC*））は、フルルビプロフェン経口剤の通常用量投与時と同程度に達します。

*AUC：時間曲線下面積（Area under the curve）
体内の薬物総吸収量の指標

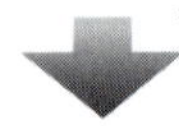

重要
本剤の使用にあたっては、フルルビプロフェン経口剤と同様の安全性に関する注意が必要です。

☑ 1日の貼付枚数は「最大で2枚まで」としてください。

☑ 他の全身作用を期待する消炎鎮痛剤との併用は可能な限り避けてください。

図3　ロコア®テープの注意事項
〔大正富山医薬品：医療従事者向け資材「ロコアテープを適正にご使用いただくために」より引用〕

引用文献

1）久光製薬：モーラステープ インタビューフォーム，p26，2018
2）ノバルティスファーマ：ボルタレンゲル インタビューフォーム，p15，2015
3）ノバルティスファーマ：ボルタレン坐剤 インタビューフォーム，p7，2016
4）ノバルティスファーマ：ボルタレン錠 インタビューフォーム，p6，2016
5）日本消化器病学会 編：消化性潰瘍診療ガイドライン2015（改訂第2版），南江堂，pp99-102，2015
6）日本老年医学会，日本医療研究開発機構研究費・高齢者の薬物治療の安全性に関する研究研究班 編：高齢者の安全な薬物療法ガイドライン2015，日本老年医学会，pp22-31，2015
7）Lapi F, et al：Concurrent use of diuretics, angiotensin converting enzyme inhibitors, and angiotensin receptor blockers with non-steroidal anti-inflammatory drugs and risk of acute kidney injury：nested case-control study. BMJ：346, 2013

4 パーキンソン病治療薬

Point

- パーキンソン病の薬物療法は，患者の生活の質（QOL）を確保するうえで非常に重要であるため，早期からL-ドパを中心とした薬物導入が推奨されている。
- パーキンソン病治療薬を長期に使用している患者では，Wearing off現象・On-Off現象により急激に日常生活動作（ADL）が低下しリハに影響を及ぼす可能性がある。
- パーキンソン病治療薬を使用している患者では，四大徴候をはじめとする症状が薬剤の血中濃度によって日内変動を示すため，医師をはじめメディカルスタッフが連携して変動リズムを把握する必要がある。
- パーキンソン病の病状コントロールにおいては服薬アドヒアランスの維持が大切であるため「PTP包装を開封できるか」，「嚥下機能に問題がないか」などを定期的に評価する必要がある。

薬剤の分類と作用機序

パーキンソン病は，中脳黒質緻密部や青斑核の変性・脱落によりドパミン・ノルアドレナリンなどの神経伝達物質が不足することで発症する神経変性疾患である。無動，振戦，筋強剛，姿勢保持障害を四大徴候とし，病期の進行に伴って自律神経症状，精神症状，認知障害を随伴することも多い[1)]。

パーキンソン病の発症メカニズムには，環境因子（農薬への曝露，乳製品の摂取など）と遺伝的因子が関係している可能性が疫学調査で示されている。しかしながら，発症リスクが確実に証明されたとの研究結果はなく，より多面的かつ大規模なメカニズム検討が求められている疾患である[1)]。

本疾患は50～70歳代の中高年者に好発し，わが国では人口10万人あたり100～180人と推定されており，超高齢化が進行する現在，さらに罹患者が増加することが見込まれる[1)]。

パーキンソン病の重症度は，運動障害については「Hoehn Yahrの重症度分類」により5段階で示され，日常の生活機能障害については厚生労働省による「生活機能障害度」によって3段階で評価される（図）。

ホーエン・ヤールの重症度分類		生活機能障害度
Ⅰ度	症状は片側の手足のみに出現。	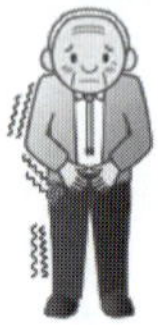 1度 介助がなくても，日常生活や通院が可能。
Ⅱ度	症状は両側の手足に出現。	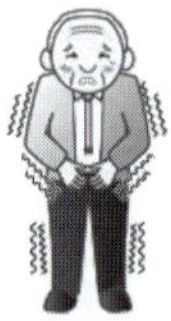
以下より特定疾患医療費給付制度の対象範囲		
Ⅲ度	姿勢反射障害が出現。	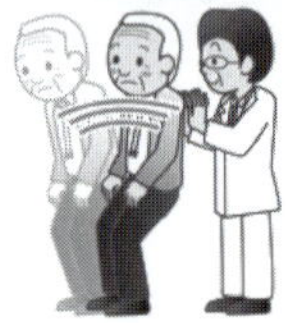 2度 日常生活や通院に介助が必要。
Ⅳ度	起立や歩行はかろうじてできるが，日常生活に部分的な介助が必要なこともある。	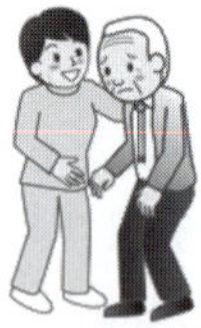
Ⅴ度	起立や歩行が困難となり，日常生活に介助が必要となる。	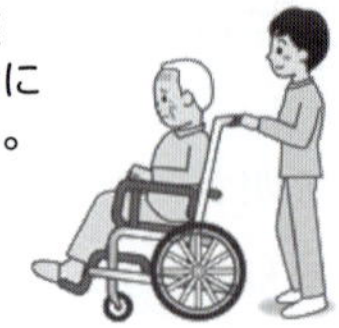 3度 全面的な介助が必要。

図　Hoehn Yahrの重症度分類と生活機能障害度分類

〔日本医療機能評価機構：Minds版やさしい解説 パーキンソン病（https://minds.jcqhc.or.jp/n/pub/3/pub0088/G0000629/0007）より引用〕

表　パーキンソン病治療薬と主な副作用一覧

分類	主な一般名		主な副作用
ドパミン前駆物質	L-ドパ L-ドパ/DCI配合剤		悪心・嘔吐，ジスキネジア，起立性低血圧，汗の黒色着色
	L-ドパ/DCI/COMT阻害薬配合剤		傾眠，幻覚，不眠症，ジスキネジア，ジストニア
ドパミンアゴニスト	麦角系	ブロモクリプチン ペルゴリド カベルゴリン	心臓弁膜症，胸膜線維症など
	非麦角系	プラミペキソール タリペキソール ロピニロール	突発的睡眠，起立性低血圧，衝動制御障害など
	ロチゴチン		突発的睡眠，起立性低血圧，衝動制御障害，適用部位反応　など
MAO-B阻害薬	セレギリン		悪心・嘔吐，ジスキネジア，幻覚，食欲不振，めまい・ふらつき
COMT阻害薬	エンタカポン		悪心，便秘，下痢，着色尿
ドパミン遊離促進薬	アマンタジン		薬剤中止後の高体温症
抗コリン薬	トリヘキシフェニジル ビペリデン		幻覚，せん妄，閉塞隅角緑内障，口渇，便秘，排尿困難，食欲低下，認知機能低下
ノルアドレナリン前駆物質	ドロキシドパ		悪心，血圧上昇，頭痛・頭重感，めまい，胃痛，動悸　など
L-ドパ賦活薬	ゾニサミド		眠気，ジスキネジア，食欲不振，睡眠障害，便秘，薬疹，腎・尿路結石
アデノシンA_{2A}受容体拮抗薬	イストラデフィリン		ジスキネジア，傾眠，便秘，悪心，幻視，胸部不快感

〔日本神経学会・監，「パーキンソン病診療ガイドライン」作成委員会・編：パーキンソン病診療ガイドライン，医学書院，pp20-23，2018より作成〕

パーキンソン病の治療は，ドパミン含有薬物をはじめとする薬物療法が中心となる。以下に代表的なパーキンソン病治療薬の特徴と副作用についてまとめた[1]（表）。

1. ドパミン前駆物質（L-ドパ）

パーキンソン病は神経細胞の変性によりドパミン産生が低下し，運動機能障害を起こす疾患である。パーキンソン病の薬物治療として最も有効であるのがL-ドパである。L-ドパは，血液脳関門を通過した後，芳香族アミノ酸脱炭酸酵素によってドパミンに変換され，脳内で不足しているドパミンを補い抗パーキンソン病作用を示す。

L-ドパは末梢血管内を循環している間にも代謝されてドパミンとなり，悪心・食欲不振などの消化器系副作用の原因となるため，末梢でL-ドパが代謝されることを防ぐドパ脱炭酸酵素（dopa decarboxylase；DDC）阻害薬やカテコール-*O*-メチル基転移酵素（catechol-*O*-methyltransferase；COMT）阻害薬との合剤で投与されることが多い。

2. ドパミンアゴニスト

ドパミンアゴニストはドパミン受容体に結合し，ドパミン様作用を示す薬剤である。ドパミンアゴニストはL-ドパと比較して症状改善効果は低いが，作用時間が長く頻回の投与を必要としないという利点をもつ。特徴的な副作用として心臓弁膜症があり，定期的な心機能検査が推奨されている。さらに，突発性傾眠を起こしやすいため，機械操作に従事している患者には注意喚起が必要である。

3. モノアミン酸化酵素B（MAO-B）阻害薬

中枢においてドパミンは，神経系に存在するモノアミン酸化酵素（monoamine oxidases；MAO）によって酸化不活化される。MAO-B阻害薬は，MAOを阻害し中枢におけるドパミン減少を阻害することができるため，L-ドパ導入が不必要と診断される早期のパーキンソン病に使用されることがある。進行期パーキンソン病についてはL-ドパの作用を高める目的で併用されることが多い。

4. カテコール-*O*-メチル基転移酵素（COMT）阻害薬

末梢に存在するL-ドパは主にDDCによって代謝されるが，L-ドパとの配合剤を使用することにより，副経路であるCOMTがL-ドパの血中濃度維持において重要となる。COMT阻害薬はL-ドパのドパミンへの代謝を抑制しL-ドパの中枢移行性を増大させるため，L-ドパの作用を高める目的で併用されることが多い。

5. ドパミン遊離促進薬

アマンタジンのパーキンソン病に対する薬理作用は明確にされていないが，

動物実験においてドパミンの放出促進作用・再取り込み抑制作用・合成促進作用が認められている。これらの作用によってドパミン作動性神経の活動が亢進するとされている。また，L-ドパで誘発されるジスキネジアにも効果を示すが，効果持続期間は限定的であり，漫然と投与すべき薬剤ではない。そのためアマンタジン投与開始後，薬理作用が持続している期間のうちに薬剤調整でジスキネジアを解消することが望ましい。

6. 抗コリン薬

アセチルコリン作動性神経は，ドパミン系に対し抑制的に働くことで線条体の働きを調節している。抗コリン薬はアセチルコリン受容体を競合するので，ドパミンの欠乏により相対的に過剰となっているアセチルコリンの作用を抑えることができる。

抗コリン薬は，副作用として口渇や排尿障害を来すだけでなく，認知機能低下を引き起こす恐れがあるため，高齢者への投与は慎重に検討する必要がある。

7. ノルアドレナリン前駆物質

パーキンソン病は主に中脳黒質緻密部の変性が主な病因とされているが，病期の経過中に青斑核の変性を認めることがある。青斑核はノルアドレナリンを多く含んでおり，これが不足することによって，すくみ足・起立性低血圧などの随伴症状を発症すると推測されている。

ドロキシドパはノルアドレナリンの前駆物質で，芳香族アミノ酸脱炭酸酵素によりノルアドレナリンに変換される。不足しているノルアドレナリンを補うことで，すくみ足の改善や低血圧の是正効果が期待できる。

8. L-ドパ賦活薬

ゾニサミドのパーキンソン病治療に寄与する薬理作用は明確にされていないが，線条体におけるドパミン合成の亢進やMAO-Bの阻害作用によりパーキンソン症状を改善するとされている。

9. アデノシンA_{2A}受容体拮抗薬

アデノシンA_{2A}受容体は，脳内では大脳基底核に分布し運動機能の調節に関与していると考えられている。アデノシンA_{2A}受容体に拮抗することにより，運動機能に抑制をかけるγ-アミノ酪酸（gamma-aminobutyric acid；GABA）のシグナルを阻害してパーキンソン症状を改善する。

薬剤選択のポイントと注意点

2018年にパーキンソン病診療ガイドラインが改訂され，薬物療法はパーキンソン病と診断された早期から開始することが推奨されている[1]。

薬物療法に関して，基本的にはL-ドパから開始されるが，若年者でL-ドパを使用するまで病期が進行していない患者では，ドパミンアゴニストやMAO-B阻害薬が選択される。このような使用方法が推奨されるのは，若年者では高齢者と比較して，後述するWearing off現象・On-Off現象などの運動障害を特に起こしやすいからである[1]。

L-ドパは，病因であるドパミンの量を増加させることができるため，パーキンソン病治療における症状改善寄与度が大きい薬剤であるが，長期投与によって運動障害を起こしやすい側面ももつ。運動障害が出現した場合には，まず投与されているL-ドパの投与量・投与回数について検討する。それでも症状の改善がみられなかった場合に，前述した種々の対策薬剤を投与することが望ましいとされている。

また急な薬剤の中断により，高熱・意識障害・筋強直・横紋筋融解などを主訴とする悪性症候群を来すことがあるので，服薬アドヒアランスの低下には特に注意したい。

リハに影響を与える主な副作用と対処方法

1. Wearing off現象

Wearing off現象は，L-ドパを投与しているにもかかわらず作用の持続時間が短縮する副作用である。Wearing off現象の機序は不明であるが，ドパミン細胞の変性進行や末梢におけるL-ドパの血中濃度変動が関連していると考えられている。

Wearing off現象の対処については，まずL-ドパの投与量を増やしたり，薬の投与間隔を短くすることでドパミン濃度が低下しない工夫を行う。必要に応じてMAO-B阻害薬やCOMT阻害薬，アデノシンA_{2A}受容体拮抗薬を併用する。

Wearing off現象の出現時には運動機能が極端に低下し，転倒などのリスクが高くなる。Wearing off現象が出現している患者に対しリハを行う際には，薬剤を服用後できるだけ早めに行うことが望ましい。また，患者と接する機会のなかで，どの時間にどの程度の症状が出るのかを正確に把握し，医師をはじめメディカルスタッフ間で情報を共有する必要がある。

2. On-Off現象

Wearing off現象は主として体内のドパミン濃度の推移によって出現するため，ある程度予測することが可能な現象である。それに対しOn-Off現象は，投与量・投与時間に関係なくパーキンソン病症状が改善したり悪化したりする現象で，出現は非常にまれとされており予測することが難しい。薬剤についてはWearing off現象に準じた対応がなされるが，確実な対処方法は確立されていない。特に寝たきりの患者ではOff時に呼吸不全・誤嚥性肺炎の合併が起こりやすくなるので，呼吸器系機能に特に問題があると判断される場合にはモニター装着などの対応が必要であると考える。

3. 不随意運動（ジスキネジア）

線条体でのドパミン過剰により過度な運動指令が出された結果，患者の意思とは無関係の舞踏運動や口部・全身に特徴的な不随意運動を生じさせる。L-ドパを長期服用している患者に起こりやすく，特に薬剤の用量調節を行った際に注意が必要である。軽度で生活の質（quality of life；QOL）に影響がなければ経過観察でよいが，日常生活に支障を来す場合はL-ドパの投与量を再度調整したり，アマンタジンの投与が検討される。

4. 突発性傾眠

特にドパミンアゴニストの非麦角系に分類される薬剤に多く発生する。薬剤の用量増加や新規導入を行った患者に投与開始後1週間ほどでみられるが，1年以上経過した後に発現した例もある。自覚症状として傾眠や過度の眠気のような前兆を認めないことが多く，突発的に意識を消失する恐れがある。また，この副作用は，麦角系に分類される薬剤やL-ドパでも発症しうるので注意が必要である。まずは投与されているドパミンアゴニストを減量調整することで対応するが，明確なエビデンスをもつ治療は存在しない。

5. 起立性低血圧

パーキンソン病の自律神経障害として起立性低血圧があるが，パーキンソン病治療に用いるドパミン製剤を使用することによって低血圧が惹起されることも知られている。低血圧を起こす機序は明確にされていないが，L-ドパとして投与された薬物が末梢でドパミンに変換された後，何らかの影響を循環器に起こすことが要因とされている。起立性低血圧はリハ運動中の転倒などの危険性につながるため，定期的にふらつきなどの自覚症状を聴取するのが望ましい。また，リハ開始前・リハ中・リハ後のバイタル測定や体動時の注意喚起を行っていくことも重要であると考える。

薬物療法に関しては，まず降圧薬が投与されていないかを確認し，次にパーキンソン病治療薬による影響を考える。薬剤を調整しても昇圧が期待できない場合には，ドロキシドパの投与を検討する。

おわりに

パーキンソン病治療薬が薬効を十分に発揮するには，日々の規則正しい服薬がたいへん重要となる。しかし，パーキンソン病の運動障害によって手指の巧緻性の低下を来し，シート・PTP包装から錠剤を取り出せなかったり，一包化の袋が破れなかったりして，取りこぼし・紛失を招きやすい。さらに，病状の進行や併存疾患の影響から多剤併用となることも多く，服用薬剤数の増加や処方が複雑になることで理解や意欲の低下が起こる可能性がある。服薬は生活に密接に関連するため，生活習慣や服薬介助を含めた介護力・経済力なども含めて暮らしを評価することも重要である。具体的には，服薬の管理を本人のみならず家族や介護保険などの人的資源・社会資源を用いて連携しながら行っていくことが求められる。

また，嚥下障害はパーキンソン病患者の約50%にみられると考えられている。嚥下機能が低下すると薬剤の服用にも影響が出る可能性があり，パーキンソン症状を悪化させる引き金になりかねない。誤嚥性肺炎など思わぬ合併症を起こす可能性もあるので，嚥下機能が低下している患者については言語聴覚士による嚥下訓練と，定期的な嚥下評価〔嚥下造影検査（videofluoroscopic examination of swallowing；VF）など〕を行うことが望ましい。患者の状態によってそれぞれ飲みやすい剤形や使用しやすい剤形が異なるため，嚥下評価の結果に基づき，日常生活動作（activities of daily living；ADL）に沿った剤形の選択や，服薬支援ゼリー・とろみなどを上手く活用していくことが，求められる。

引用文献

1）日本神経学会・監，「パーキンソン病診療ガイドライン」作成委員会・編：パーキンソン病診療ガイドライン2018，pp2-76，2018
2）日本医療評価機構：Minds ガイドラインライブラリ

参考文献

• 日本神経学会・監，「パーキンソン病診療ガイドライン」作成委員会・編：パーキンソン病診療ガイドライン2018，2018
• 日本老年医学会・編：高齢者の安全な薬物療法ガイドライン2015，2015
• 倉田智子，阿部康二：パーキンソン病の治療ガイドライン．岡山医学会雑誌，125：69-71，2013
• 日本理学療法士協会・編：パーキンソン病 理学療法診療ガイドライン
• 中西亮二，他：パーキンソン病の障害評価とリハビリテーション．Jpn J Rehabil Med，50：658-670，2013

5 ヒスタミン受容体拮抗薬

Point

- ヒスタミン受容体拮抗薬には，ヒスタミンH_1受容体拮抗薬とヒスタミンH_2受容体拮抗薬がある。
- 第一世代ヒスタミンH_1受容体拮抗薬（古典的抗ヒスタミン薬）は，抗ヒスタミン作用だけでなく抗コリン作用も併せもつ。ふらつき・転倒，認知機能低下やせん妄，口渇，食欲低下などの有害事象が多く，リハに影響を与える。
- ヒスタミンH_2受容体拮抗薬は，腎・肝機能低下時に有害事象が多く起こる。認知機能障害・せん妄のリスクが増し，リハに影響を与える。
- 第一世代ヒスタミンH_1受容体拮抗薬，ヒスタミンH_2受容体拮抗薬ともに，薬剤起因性老年症候群の原因薬剤といえる。

薬剤の分類と作用機序

ヒスタミンは，マスト細胞，好塩基球，エンテロクロマフィン様細胞（ECL細胞）で生成される局所ホルモンである。中枢神経系で神経伝達物質としての生理的作用[1]があり，ヒスタミン神経支配は広く脳全体に及んでいる（図）。ヒスタミンの過剰はⅠ型アレルギー性疾患や胃・十二指腸潰瘍を引き起こすので，ヒスタミン受容体拮抗薬はその重要な治療薬として広く用いられている[2]。本項では，ヒスタミンH_1受容体拮抗薬とヒスタミンH_2受容体拮抗薬について述べる。

1. ヒスタミンH_1受容体拮抗薬

ヒスタミンH_1受容体拮抗薬は，第一世代（クロルフェニラミン，プロメタジン，ヒドロキシジンなど）と第二世代（フェキソフェナジン，エピナスチン，ロラタジンなど）に分けられる。第一世代は最初に開発されたもので，受

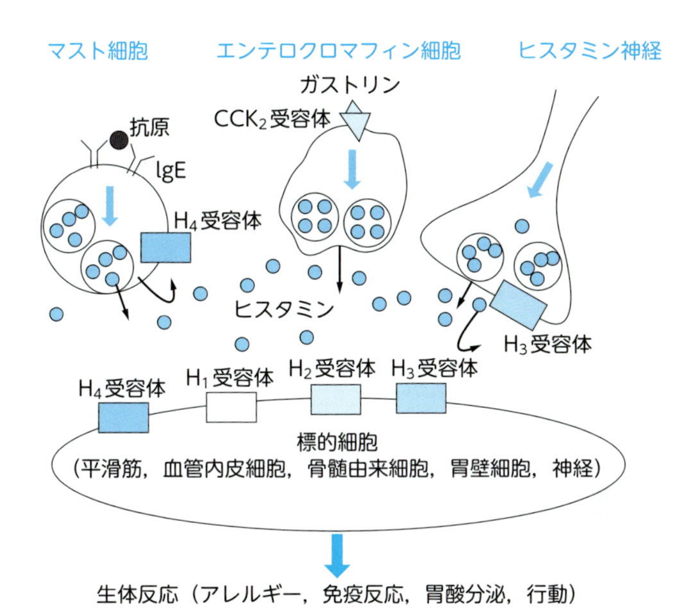

図　ヒスタミンの生理的役割

〔「前山一隆：ヒスタミン，NEW薬理学（田中千賀子，加藤隆一・編），改訂第6版，p132，2011，南江堂」より許諾を得て改変し転載〕

容体選択性が低く抗コリン作用を有している。また，脳脊髄関門を通過しやすい性質のため，鎮静や認知機能低下をはじめとする中枢神経系の有害事象が出現しやすい。その後，副作用緩和を目的に第二世代薬剤が開発された。第二世代以降のH_1受容体拮抗薬は，親水性でかつ末梢のH_1受容体に対する選択性が高いことから，第一世代にみられるような副作用は軽減されている[3]。

第一世代ヒスタミンH_1受容体拮抗薬の代表的なものとして，ジフェンヒドラミン（レスタミン®），クロルフェニラミン（ポララミン®），プロメタジン（ピレチア®），ヒドロキシジン（アタラックス®）などがある。奏効器官のH_1受容体と結合することにより，遊離ヒスタミンと受容体の結合を競合的かつ可逆的に阻害する。主な作用を表に示す。

第二世代ヒスタミンH_1受容体拮抗薬の代表的なものとして，フェキソフェナジン（アレグラ®），エピナスチン（アレジオン®），ロラタジン（クラリチン®），レボセチリジン（ザイザル®）などがある。選択的ヒスタミンH_1受容体拮抗作用に加え，肥満細胞からの化学伝達物質（ヒスタミン，ロイコトリエンなど）遊離抑制作用を有する。抗コリン作用や中枢抑制作用は弱い。

表 第一世代抗ヒスタミンH_1受容体拮抗薬の主な作用

H_1受容体遮断作用	ヒスタミンによる平滑筋収縮・毛細血管透過性亢進による浮腫，知覚神経末端刺激による痒みなどに拮抗する
中枢抑制作用	中枢内のヒスタミンH_1受容体遮断により，眠気や全身倦怠感などの原因となる
抗コリン作用	副作用の口渇，排尿困難，眼内圧上昇などの原因となる
局所麻酔作用	蕁麻疹の掻痒を抑えるのに寄与する
制吐作用	内耳から嘔吐中枢の経路（前庭神経核のムスカリン受容体）を遮断し，動揺病，乗り物酔いに有効である

2. ヒスタミンH_2受容体拮抗薬

代表的医薬品として，シメチジン（タガメット®），ファモチジン（ガスター®）などがある。胃粘膜壁細胞（胃酸分泌細胞）のヒスタミンH_2受容体を遮断し，胃酸分泌を抑制することにより，胃・十二指腸潰瘍や胃炎などの治癒効果を示す。

薬剤選択のポイントと注意点

1. 第一世代ヒスタミンH_1受容体拮抗薬

I型アレルギー反応時に遊離したヒスタミンにより誘発される蕁麻疹，浮腫，鼻炎，結膜炎などに用いられる。

(1) ジフェンヒドラミン（レスタミン®）

抗ヒスタミン作用以外に抗コリン作用を示し，口渇を生じる。鎮咳・鎮静，制吐作用を示し，動揺病，乗り物酔いに対して使用される。中枢抑制効果が強いため服用後は自動車の運転，機械操作を避ける。

(2) クロルフェニラミン（ポララミン®）

ヒスタミンH_1受容体遮断作用が強いが，中枢抑制作用は比較的弱く眠気をもたらさないため，昼間の使用が可能である。副作用として中枢神経系の興奮作用がある。

2. 第二世代ヒスタミンH_1受容体拮抗薬

フェキソフェナジン（アレグラ®），ロラタジン（クラリチン®）は，アレルギー性鼻炎，蕁麻疹，皮膚疾患（湿疹，皮膚炎，皮膚掻痒感，アトピー性皮膚炎）に伴う掻痒に用いられる。これらは第二世代のなかでも特に眠気が少ない薬物とされており，添付文書において自動車運転に関する注意書きはない。

3．ヒスタミンH_2受容体拮抗薬

胃潰瘍，十二指腸潰瘍，吻合部潰瘍，上部消化管出血（消化性潰瘍，急性ストレス潰瘍，出血性胃炎による），逆流性食道炎，Zollinger-Ellison症候群に使用される。高齢者や腎機能低下時には，幻覚，意識錯乱，頭痛などの精神症状が認められることがある。

シメチジン（タガメット®）は，肝臓の薬物代謝酵素チトクロムP450〔CYP（CYP1A2，CYP2C9，CYP2D6，CYP3A4など）〕を阻害して，併用薬物（ワルファリン，テオフィリンなど）の代謝，排泄を遅延させるため注意が必要である。

リハに影響を与える主な副作用と対処方法

1．ヒスタミンH_1受容体拮抗薬

第一世代ヒスタミンH_1受容体拮抗薬は，眠気，認知機能低下，せん妄のリスクなどの副作用がある。リハを行う際には，ふらつきや転倒などの危険があるため可能な限り使用を控えることが推奨されている[4)]。

また，抗コリン作用による口腔乾燥・消化管運動低下（便秘，食欲低下）は，味覚障害や嚥下機能低下を引き起こすことがある[5)]。抗コリン作用薬は唾液生産を減少させるだけではなく，鼻腔通路の潤滑性を低下させるため臭覚にも悪影響を及ぼす[6)]。これらはオーラルフレイルにつながる可能性があり，低栄養，体重減少，筋力低下とフレイルサイクルに陥る第1段階となるため注意が必要である。そのほか，抗コリン作用が強いほど転倒や錯乱などの有害事象が起こるリスクが高いことが報告されている[7)]。ヒドロキシジン（アタラックスP®）は，脂溶性であり脳内移行割合が高いため，認知機能障害が生じる可能性が示唆されている[8)]。

眠気や抗コリン作用による副作用が軽減された第二世代ヒスタミンH_1受容体拮抗薬の使用が勧められる。しかし，眠気やめまいの副作用がまったくないわけではないため，効果が認められない場合に漫然と長期にわたり使用しない

ことが大切である。また，市販薬の風邪薬，鼻炎薬などは，第一世代ヒスタミンH_1受容体拮抗薬（古典的抗ヒスタミン薬）が含まれていることが多いため服用に際しては十分注意が必要である。

2. ヒスタミンH_2受容体拮抗薬

次に，ヒスタミンH_2受容体拮抗薬について述べる。重大な副作用として無顆粒球症がある[9]。発症頻度は0.1％未満であるが，高齢者や肝・腎機能障害などにみられる。初期症状として全身脱力感，脱力，悪寒・戦慄，高熱などが現れるため，リハに大きく影響する。これらの症状は投薬の中止およびG-CFS製剤や抗菌薬の使用により改善する。

また，ヒスタミンH_2受容体拮抗薬は精神神経障害，認知機能低下・せん妄のリスクがある。脳内への移行性は低いとされているが，血液脳関門を比較的通過しやすいシメチジンや，脳血管障害があると思われる高齢者で報告がなされている[10),11]。特に腎機能低下時には半減期延長により血中濃度の上昇があり，また，肝機能低下時には中枢への移行性が増し，常用量使用においても中枢性副作用が起こりやすくなるため用量調節が必要である。治療開始2週間以内に出現することが多く，投与中止後早期に改善する。認知機能低下はリハに大きく影響を及ぼすためプロトンポンプ阻害薬（PPI）への変更も考慮する。しかし，認知症患者のPPI使用で肺炎リスクが上昇するとの報告がなされているため[12]，漫然としたPPI投与も避ける必要がある。

3. 老年症候群

第一世代H_1ヒスタミン受容体拮抗薬とヒスタミンH_2受容体拮抗薬はともに薬剤起因性老年症候群の原因薬剤としてあげられている[13),14]。薬剤起因性老年症候群は，ふらつき・転倒，記憶障害，せん妄，抑うつ，食欲低下，便秘，排尿障害・尿失禁などがみられる。リハに大きく影響を及ぼすことから，どちらの薬剤も可能な限り使用を控えることが推奨されている[4]。

引用文献

1）足立尚登：脳虚血とヒスタミン．日薬理誌，120：215-221, 2002
2）田中千賀子，加藤隆一：NEW薬理学改訂第7版，南江堂，2017
3）MacDonald, K, et al：Sedation and antihistamines：an update. Review of inter-drug

differences using proportional impairment ratios. Hum Psychopharmacol Clin Exp, 23：555-570, 2008
4) 日本老年医学会，日本医療研究開発機構研究費・高齢者の薬物治療の安全性に関する研究研究班：高齢者の安全な薬物療法ガイドライン2015，メディカルビュー社，2015
5) 川口充，他：薬物治療と口腔内障害．日本薬理学雑誌，127：447-453, 2006
6) Linette LC, Peter RJ 著，金子芳洋，土肥敏博 訳：薬剤と摂食・嚥下障害，医歯薬出版，pp189-191，2007
7) Gray SL, et al：Cumulative use of strong anticholinergics and incident dementia：a prospective cohort study. JAMA Intern Med, 175：401-407, 2015
8) Yanai K, et al：The physiological and pathophysiological roles of neuronal histamine：an insight from human positron emission tomography studies. Pharmacol Ther, 113：1-15, 2007
9) 厚生労働省：重篤副作用疾患別対応マニュアル 無顆粒球症，平成19年6月
10) Schentag JJ, et al：Pharmacokinetic and clinical studies in patients with cimetidine-associated mental confusion. Lancet, 1：177-181, 1979
11) McGuigan JE：A consideration of the adverse effects of cimetidine. Gastroenterology, 80：181-192, 1981
12) Ho SW, et al：Association of proton pump inhibitors usage with risk of pneumonia in dementia patients. J Am Geriatr Soc, 65：1441-1447, 2017
13) 厚生労働省 高齢者医薬品適正使用検討会：高齢者の医薬品適正使用の指針（総論編），平成30年5月29日
14) 秋下雅弘：高齢者のポリファーマシー 多剤併用を整理する「知恵」と「コツ」，南山堂，2016

6 抗てんかん薬

Point

- 新規抗てんかん薬の登場により，てんかん治療における薬剤選択の幅は劇的に広がっている。それぞれの薬剤の特徴を理解することが重要である。
- 薬疹と精神症状の発現の有無によって薬剤選択を行わなくてはならないが，これらに迅速かつ適正に対応するためには患者への事前説明が不可欠である。
- リハに影響を与えるめまいや運動失調は，薬剤の用量依存的に発現することが多い。
- 抗てんかん薬は長期的に服用することが多いため，慢性期副作用を考慮して継続的にモニタリングすることが大切である。
- 副作用の原因薬剤を見分けるために，できる限り単剤療法を目指す必要がある。

はじめに

てんかんは神経疾患のなかで最も頻度が高いとされ，1,000人に5〜10人の割合でみられる疾患である。治療は薬物療法が中心であり70〜80％が寛解に至るが，残る20〜30％は難治性であり，その患者たちは長期にわたって抗てんかん薬を服用しながら社会生活を送ることとなる。

抗てんかん薬には，生活に影響する副作用のリスク因子が少なくない。例えば，眠気，ふらつき，運動失調といった副作用がこれに当たる。近年は高齢化に伴い，高齢者のてんかんが注目されているが，特に高齢者では生理機能の低下による副作用の発現や多剤併用による相互作用のリスクが増大する。

てんかんは将来的に予測不能な発作リスクとそれに対する制限を伴う障害を有する。発作リスクを管理し，これに伴う行動制限を減らして，患者本人により幅広い人生の希望と選択肢をもたらすのがリハである。本項では，適切な薬剤選択を行うことでこの目的が果たせるように言及する。

薬剤の分類と作用機序

現在の日本において，てんかん治療に用いられる薬剤は20種類を超える。このうち，2006年以降に承認された薬剤は新規抗てんかん薬とよばれ，従来薬と区別されている（表1）。

表1　抗てんかん薬一覧

分　類	一般名	作用機序
ヒダントイン系	フェニトイン	Na^+チャネル遮断
		L型Ca^{2+}チャネル遮断
バルビツール酸系	フェノバルビタール	$GABA_A$受容体機能促進
	プリミドン	$GABA_A$受容体機能促進
ベンゾジアゼピン系	クロナゼパム	$GABA_A$受容体機能促進
	クロバザム	$GABA_A$受容体機能促進
その他	カルバマゼピン	Na^+チャネル遮断
	バルプロ酸ナトリウム	GABA分解抑制
		T型Ca^{2+}チャネル遮断
		グルタミン酸受容体阻害
	ゾニサミド	Na^+チャネル遮断
		T型Ca^{2+}チャネル遮断
	エトスクシミド	T型Ca^{2+}チャネル遮断
新規抗てんかん薬	ガバペンチン	GABA濃度上昇
	レベチラセタム	グルタミン酸遊離阻害
	ラモトリギン	Na^+チャネル遮断
		L型Ca^{2+}チャネル遮断
		T型Ca^{2+}チャネル遮断
		グルタミン酸受容体阻害
	トピラマート	Na^+チャネル遮断
		L型Ca^{2+}チャネル遮断
		グルタミン酸受容体阻害
		$GABA_A$受容体機能促進
	ペランパネル水和物	AMPA受容体拮抗薬
	ラコサミド	Na^+チャネル不活性化促進

〔日本てんかん学会 編：てんかん専門医ガイドブック―てんかんにかかわる医師のための基本知識，診断と治療社，2014を参考に作成〕

てんかんは神経細胞の異常興奮により起こるため，神経の興奮を抑制する作用をもつ薬剤が抗てんかん薬として使用される。神経の興奮を抑制する機序には，グルタミン酸神経系の興奮シグナル抑制作用と，GABA神経系の抑制シグナル増強作用がある。また，主な作用部位として，Na^+チャネルやCa^{2+}チャネル阻害，グルタミン酸遊離阻害，グルタミン酸受容体阻害，GABA濃度上昇，$GABA_A$受容体機能促進，炭酸脱水素酵素阻害などがある。新規抗てんかん薬はこれらの作用機序を複数もつ薬剤が多く，副作用や薬物相互作用が少ないという特長がある。

薬剤選択のポイントと注意点

抗てんかん薬を選択する際には，「薬疹」と「精神症状」という2つの副作用に注意したい。抗てんかん薬には，基本的に中枢神経の働きを抑制する作用が備わっている。つまり，どの薬剤を選択したとしても投与初期あるいは増量時には，眠気などの一般的な副作用が多少なりとも起こることが考えられる。しかし，このような副作用は，薬剤に慣れるに従って緩和していくものでもあるため，薬剤選択に大きな影響は及ぼさない。

一方で，「薬疹」と「精神症状」に関しては，いずれも注意深く観察を行い，副作用がみられるようであれば投与の中止や薬剤の変更を行う必要がある。いずれの場合も，抗てんかん薬の投与当初から副作用の可能性について患者へ説明を行い，早期に適切な対応を取ることが求められる。

新規抗てんかん薬の登場以来，「てんかん診療ガイドライン2018」[1]にもみられるように，抗てんかん薬の選択肢の幅は劇的な広がりをみせている。従来は，てんかんの発作が全般発作であるか部分発作であるかといった診断によって，第一選択薬はほぼ決まったようなものであった。つまり，全般発作に対してはバルプロ酸が，部分発作に対してはカルバマゼピンが，ほぼ条件反射のように選ばれてきた。しかし現在では診断だけではなく，多面的に考慮して薬剤選択が行われるようになってきている（表2）。

1. 薬疹への対応

抗てんかん薬による薬疹の頻度は，成人てんかんを対象とした米国の報告によると患者の2.8%にみられる。薬剤別ではフェニトイン，ラモトリギン，ゾニ

表2　新規発症てんかんの第一選択薬

発作型	部分発作	強直間代発作 間代発作	欠神発作	ミオクロニー 発作	強直発作 脱力発作
一般名	カルバマゼピン ラモトリギン レベチラセタム ゾニサミド トピラマート	バルプロ酸 （妊娠可能年齢女性は除く）	バルプロ酸 エトスクシミド	バルプロ酸 クロナゼパム	バルプロ酸
慎重投与すべき薬剤		フェニトイン	カルバマゼピン ガバペンチン フェニトイン	カルバマゼピン ガバペンチン フェニトイン	カルバマゼピン ガバペンチン

〔日本神経学会 監，「てんかん診療ガイドライン」作成委員会・編：てんかん診療ガイドライン2018，医学書院，p31，表1，2018より作成〕

サミド，カルバマゼピンで多く，プリミドン，ビガバトリン，ガバペンチン，レベチラセタム，バルプロ酸，トピラマートなどで少ない[2)]。

また，薬剤を選択する際は交叉感受性の考慮が重要である。前述の報告のなかで，ある抗てんかん薬で薬疹の既往がない場合には，薬疹が出る可能性は1.7％であるが，薬疹の既往がある場合は8.5％と著しく高くなる。薬剤別にみると，芳香族系抗てんかん薬，とりわけフェニトイン，カルバマゼピン，ラモトリギンで特に高く，15〜25％に達する。したがって薬疹の既往がある患者には，この3剤は優先的には使用しないほうがよい[2)]。

また，薬疹には，早期に対応することが求められる。患者にはあらかじめ，薬疹が生じる可能性を説明し，症状が出たらすぐに中止するように指導しておくことが非常に重要である。

2. 精神症状への対応

抗てんかん薬の投与後に精神状態が変化することがあるが，このメカニズムは複雑である。また，薬疹と違い注意深い観察や聞き取りが必要であり，見落とされがちである。

18歳以上のてんかん患者を対象としたある調査では，抗てんかん薬の投与開始1年で，17.2％の患者に何らかの精神症状がみられている。このうち13.8％のケースで原因薬剤の減量または中止がなされた[3)]。特に注意が必要なのは，患者自身あるいは患者家族に精神疾患の既往がある場合であり，こうしたケースでは精神症状も起こりやすい。

表3　抗てんかん薬の精神面へ与える影響

	使いやすい薬	優先的に使用しない薬
うつのハイリスク者	カルバマゼピン，バルプロ酸，ラモトリギン，ガバペンチン	フェノバルビタール，ゾニサミド，トピラマート，レベチラセタム
精神疾患のハイリスク者	カルバマゼピン，バルプロ酸，ラモトリギン	ゾニサミド，フェニトイン，エトスクシミド，トピラマート，レベチラセタム
認知障害のハイリスク者	カルバマゼピン，ラモトリギン，レベチラセタム	フェニトイン，フェノバルビタール，ゾニサミド，トピラマート
不安障害のハイリスク者	ベンゾジアゼピン系抗てんかん薬，ガバペンチン	ラモトリギン，レベチラセタム

精神面への影響	抗てんかん薬
抑うつ気分	フェノバルビタール，ゾニサミド，トピラマート，レベチラセタム
不機嫌・イライラ	フェノバルビタール，フェニトイン，トピラマート，レベチラセタム
認知機能低下	フェノバルビタール，フェニトイン，ゾニサミド，トピラマート
幻覚・妄想	ゾニサミド，フェニトイン，エトスクシミド，トピラマート
気分安定化・向上	カルバマゼピン，バルプロ酸，ラモトリギン

〔加藤昌明：てんかん患者に見られる精神症状とその原因―抗てんかん薬を中心に―．認知神経科学，18：1-5, 2016より改変〕

精神症状を呈しやすい薬剤としては，最も気をつけるべきなのがレベチラセタム，次にゾニサミドである。逆に頻度の低いものには，カルバマゼピン，クロバザム，ガバペンチン，ラモトリギン，フェニトイン，バルプロ酸などがあげられる（表3）。

精神症状の予防，早期発見，早期対応のためには，薬剤の特性と患者の脆弱性に配慮し，少量からゆっくりと増量することが重要である。精神状態の変化があれば薬剤を減量もしくは中止する必要に迫られるが，その判断には，やはり患者自身や家族の理解，協力が欠かせない。抗てんかん薬の投与前に精神症状についてよく説明し，必要があれば連絡するように求めるべきである。

リハに影響を与える主な副作用と対処方法

てんかんは，予測不能な発作によりリハを制限される。しかし，抗てんかん薬により発作が抑制されると，用量依存性の神経系の抑制作用が出現し，リハに影響を及ぼすことがある。その主な症状としては，めまい，眠気，注意力・

反射運動能力などの低下，嘔気，行動異常，性格変化，運動失調などがある。これらによる行動制限や意欲低下はリハに影響を及ぼす。

1．めまい

抗てんかん薬によるめまいは，抑制系神経を介するものであるため浮動性めまいであることが多い。めまいが起こると付随して，頭痛，嘔気，脱力などが起こることがある。フェノバルビタールは，成人では眠気が増したり活動量が低下したりすることがあるが，小児の場合は多動となったり情緒が不安定になることがある。ふらつきやボーッとするなどの症状に対しては，薬剤の減量などで対応できる。

2．運動失調

フェニトインは以前より非常によく使われてきたが，非線形の体内動態を示す薬剤であり，一定の投与量を超えると急激に血中濃度の上昇を来す。有効血中濃度の10～20 μg/mL付近では，投与量の増加により容易に中毒域に達する。血中濃度が20 μg/mLを超えると複視や180度側方注視時の眼球振戦が起こるといわれている。急性中毒の小脳失調症状はフェニトインの減量，中止により改善する。運動失調は小脳に起因するものが代表的だが，必ずしもそうであるとは限らない。血中濃度が30 μg/mLを超えると，45度側方注視時での眼球振戦や運動失調，歩行困難が起きる。また，40 μg/mLを超えると，傾眠や構音障害が起きる。構音障害は口唇や舌，咽頭などの筋収縮が連動できず，呂律が回らなくなるために起こる。

3．抗てんかん薬の長期服用に伴う副作用

抗てんかん薬の副作用には，用量依存性の神経系への作用と，薬疹などの急性初期反応に加えて，長期服用に伴う慢性期副作用がある。抗てんかん薬の服用は長期にわたることが多いため，慢性期副作用にも十分な理解と注視を要する。

ゾニサミド，トピラマートを服用する際は，脱水や代謝性アシドーシスに特に注意したい。これらの薬物には炭酸脱水素酵素阻害作用および利尿作用があるためである。さらに尿路結石，食欲減退，体重減少といった副作用がみられるほか，発汗抑制作用があるため，夏季には熱中症にも注意したい。総じて定期的に体重管理を行えば，これらの副作用を早期発見できる可能性がある。

バルプロ酸の場合は，よく知られた副作用としてカルニチン濃度の低下による高アンモニア血症がある。その発症リスクは，組み合わせる抗てんかん薬によって大きく異なる。フェニトイン，フェノバルビタールと併用すると発症リスクが大きく上昇する。これは，2剤の酵素誘導がバルプロ酸の代謝を亢進させ，バルプロ酸の代謝物がアンモニアの代謝を阻害するためと考えられている。そのほか，トピラマートやゾニサミドは炭酸脱水素酵素阻害作用を有するためアシドーシス状態となり，結果的に高アンモニア血症を誘発する。また，強直間代発作を有する患者はアンモニア値が上昇しやすいなど，患者背景によって発生頻度は異なる。要因を十分考慮したうえでの対応が重要である。

これらのほかに，体重増加，体重減少，多毛，脱毛，尿路結石，小脳萎縮，歯肉増殖といった症状が，抗てんかん薬の長期服用に伴う副作用として現れることがある。いずれのケースにおいても，慢性期副作用について詳しく理解したうえで，それぞれの患者を注意深くモニタリングすることが重要となる。

抗てんかん薬による骨折リスク

てんかん患者全般は骨折のリスクが高く，そのリスクは実に健常者の2～6倍といわれている[4)]。これだけの高い骨折リスクには複数の理由がある。第一に，てんかん発作によって起こる転倒が，第二に骨粗鬆症による骨折があげられる。

骨粗鬆症には，薬剤性のものと加齢によるものとがある。そのいずれに該当するかは判別することが難しい。いずれにしても骨折はリハの阻害因子としても大きいため，常に注目し，予防および早期発見に努めたい。

抗てんかん薬のなかには，長期服用に伴って骨粗鬆症リスクを上昇させるものがある。フェノバルビタール，プリミドン，バルプロ酸，カルバマゼピンなどがそれに当たるが，実際には他の抗てんかん薬との明らかな差はないとされる。

ただし，抗てんかん薬の多剤併用が骨粗鬆症リスクを高めることはある。抗てんかん薬の多剤併用によって活性型ビタミンD濃度が低下し，これが骨粗鬆症につながるケースである。そのほかにも，年齢12歳以上，女性，日照時間の不足も，活性型ビタミンD濃度の低下を招く要因だとする報告がある[5)]。てんかん患者は精神発達遅延や運動麻痺などを合併していることがあり，外出を敬遠するあまり日光に当たる時間の不足を招きやすい。

抗てんかん薬による低栄養リスク

カルバマゼピンやバルプロ酸は，低ナトリウム血症を引き起こすことによって食欲不振，嘔気などの原因となる。食欲減退によって低栄養となり，生活やリハに悪影響が及ぶことがあるので，注意が必要である。そればかりではなく，軽度で慢性の低ナトリウム血症は患者の転倒リスクを劇的に高めてしまう。ふらつきや認知機能低下によって低ナトリウム血症患者の転倒のオッズ比は67倍になるとの報告もある[6]。

低ナトリウム血症のほかにも，抗てんかん薬の副作用によって食欲減退を覚える人は多く，総じて低栄養には陥りやすい。リハを順調に進めるためにも，食欲不振による低栄養に注意すべきである。

おわりに

てんかん患者のリハでは，発作の抑制とともに薬剤の副作用のモニタリングが重要である。しかしながら，複数の薬剤を服用している場合は，どの薬剤の副作用であるか判定がさらに困難となる。効果のみられない薬剤は適切に中止し，できる限り単剤療法を模索することが望ましい。また，コンプライアンス不良などの原因による，見せかけの薬剤抵抗性てんかんを防ぐことも単剤療法の一助となる。この点を踏まえ多職種で情報を共有し，適正な薬物療法に貢献することが重要である。

引用文献

1）日本神経学会・監，「てんかん診療ガイドライン」作成委員会・編：てんかん診療ガイドライン2018，医学書院，2018
2）Arif H, et al：Comparison and predictors of rash associated with 15 antiepileptic drugs. Neurology, 68：1701-1709, 2007
3）Chen B, et al：Psychiatric and behavioral side effects of antiepileptic drug in adults with epilepsy. Epilepsy Behav, 76：24-31, 2017
4）Pack A：Bone health in people with epilepsy: is it impaired and what are the risk factors?. Seizure, 17：181-186, 2008
5）Fong CY, et al：Vitamin D deficiency and its risk factors in Malaysian children with epilepsy. Epilepsia, 57：1271-1279, 2016
6）Renneboog B, et al：Mild chronic hyponatremia is associated with falls, unsteadiness, and attention deficits. Am J Med, 119：71, e1-8, 2006

第3章

症状を見極める

1 ふらつき・転倒
2 パーキンソン症状
3 意識障害・認知機能障害
4 せん妄
5 食欲低下

1 ふらつき・転倒

Point

- 高齢者の転倒・骨折の予防は超高齢社会における重要な課題である。
- 高齢者の転倒・骨折の要因には複数の内的・外的要因がある。
- 転倒を誘発する可能性がある薬剤は多数ある。
- 転倒の原因となりうる薬剤を把握し，不必要と思われる薬剤あるいは多剤内服の際の減薬や中止を検討することが重要である。

病　態

超高齢社会を迎えたわが国において，高齢者の転倒・骨折の予防は生命予後だけでなく日常生活動作（activities of daily living；ADL）や生活の質（quality of life；QOL）に及ぼす影響が大きく（図1），重要な課題である。高齢者は屋内外のさまざまな場所で転倒する危険があり，年間の転倒率は10～30％とさ

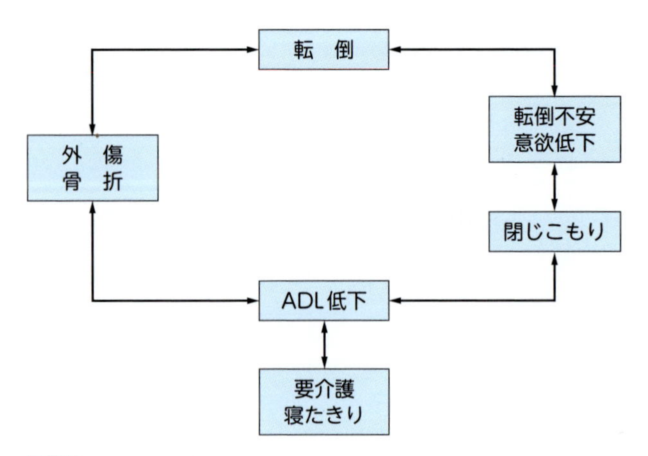

図1　転倒の影響

表1　転倒の原因となる要因

内的要因	身体要因（フレイル）	姿勢の変化 骨格筋量減少 筋力低下 身体機能の低下 　歩行機能，バランス，深部感覚，姿勢反射，注意力
	疾患要因	循環器系 　起立性低血圧，脳血管障害の既往，脳循環障害，不整脈 神経系 　認知症，パーキンソン病（症候群），末梢神経障害， 　失調性疾患，めまい症 筋・骨格系 　骨粗鬆症，変形性脊椎症，変形性関節症（膝，股関節） 感覚器系 　視力障害，聴力障害
	薬剤	〔表2（104頁）に記載〕
外的要因		段差，障害物，履物，滑りやすい場所，部屋の暗さ，階段， 手すりの有無，坂，不整地　など

〔鈴木隆雄：転倒の疫学．老年医学Update 2004-2005（日本老年医学会雑誌編集委員会・編），メジカルビュー社，pp95-105，2004を参考に作成〕

れる[1)]。さらに，高齢になるほど転倒率が高くなる[1)]。転倒した高齢者の30～50％に軽度の外傷が，10～15％に骨折を含む重大な外傷が発生する[2)]。

高齢者の骨折の発生は，骨粗鬆症に伴う骨密度低下のほか，反射神経の機能減弱，骨格筋量減少，筋力低下などによる転倒予防機能の低下が主なリスク因子である。実際には複数の内的要因や外的要因が関与している場合が少なくない（表1）[3)]。内的要因には，①身体機能の低下，②循環器系要因，神経系要因，筋・骨格系要因，感覚器系要因といった疾患要因，③薬剤の影響（表2）[3)]によるものがある。外的要因とは，屋内の段差や障害物などの環境要因である。転倒・骨折の発生は多くの場合，これら複数の要因が関わるため，原因を特定することは容易でない。転倒の予測はこれらの要因をセッティング別に考慮する必要がある。

症状評価のポイント

老年症候群としてフレイルとサルコペニアの評価は転倒リスクの把握に有効である。フレイルは，高齢期にストレスに対する脆弱性が亢進し，生活機能障

表2　転倒を生じやすい薬剤例

鎮静催眠薬 　ベンゾジアゼピン系，非ベンゾジアゼピン系 抗うつ薬 　三環系，四環系　など 抗精神病薬 　ベンザミド系，フェノチアジン系，ブチロフェノン系　など 抗てんかん薬 高ヒスタミン薬 利尿薬 降圧薬 末梢血管拡張薬

〔鈴木隆雄：転倒の疫学．老年医学Update 2004-2005（日本老年医学会雑誌編集委員会・編），メジカルビュー社，pp95-105，2004を参考に作成〕

害，要介護状態，死亡などの転帰に陥りやすい状態とされる。筋力の低下により歩行やバランスに障害が生じて転倒しやすくなる身体的問題のほか，認知機能障害やうつなどの精神・心理的問題，独居や経済的困窮などの社会的問題が含まれる。表1で示した要因のなかでは，主に身体要因の部分がフレイルによると考えられる。なかでも骨格筋量，筋力，身体機能の低下はサルコペニアを規定する3要因であり，サルコペニアが原因で歩行機能やバランス能力が低下し，転倒しやすくなると考えられる。そのため，日常診療でフレイルとサルコペニアの評価を行うことで，転倒リスクを把握することが可能である。

妥当性のある転倒のスクリーニングツールを用いることも簡便かつ有効である。鳥羽らは2005年に転倒リスク指標（fall risk index；FRI）を発表した（表3）[4]。FRIは2択の自記式調査票であり，身体要因に関する8項目，疾患要因に関する8項目，環境要因に関する5項目の計21項目と，過去1年間の転倒歴を問う全22項目からなる。地域在住高齢者での妥当性も検証されている。また，FRIは，片脚立ちテストやTimed Up & Goなどの転倒評価検査との高い関連性が認められている[5]。さらにFRI短縮版は，①「過去1年にころんだことがありますか」（5点），②「歩く速度が遅くなったと思いますか」（2点），③「杖を使っていますか」（2点），④「背中が丸くなってきましたか」（2点），⑤「毎日おくすりを5種類以上飲んでいますか」（2点）の計5項目（13点満点）からなる簡単な転倒リスク評価法である。合計点が6点以上の場合にオッズ比3.9と有意に転倒リスクが高くなるとされている[6]。

表3　転倒リスク指標

項　目	配　点	
	1	0
1. 過去1年にころんだことがありますか　（転倒　　回）	はい	いいえ
2. つまずくことがありますか	はい	いいえ
3. 手すりにつかまらず，階段の上り下りができますか	はい	いいえ
4. 歩く速度が遅くなってきましたか	はい	いいえ
5. 横断歩道を青のうちに渡りきりますか	はい	いいえ
6. 1キロメートルくらい続けて歩けますか	はい	いいえ
7. 片足で5秒くらい立っていられますか	はい	いいえ
8. 杖を使っていますか	はい	いいえ
9. タオルを固く絞れますか	はい	いいえ
10. めまい，ふらつきがありますか	はい	いいえ
11. 背中が丸くなってきましたか	はい	いいえ
12. 膝が痛みますか	はい	いいえ
13. 目が見えにくいですか	はい	いいえ
14. 耳が聞こえにくいですか	はい	いいえ
15. 物忘れが気になりますか	はい	いいえ
16. 転ばないかと不安になりますか	はい	いいえ
17. 毎日お薬を5種類以上飲んでいますか	はい	いいえ
18. 家の中で歩くとき暗く感じますか	はい	いいえ
19. 廊下，居間，玄関によけて通るものがおいてありますか	はい	いいえ
20. 家の中に段差はありますか	はい	いいえ
21. 階段を使わなくてはなりませんか	はい	いいえ
22. 生活上，家の近くの急な坂道を歩きますか	はい	いいえ
合　計		

5, 6, 7, 9は「いいえ」を，それ以外は「はい」を1点とする
10点以上で転倒のハイリスク

〔鳥羽研二，他：転倒リスク予測のための「転倒スコア」の開発と妥当性の検証．日本老年医学会雑誌，42：346-352, 2005より引用〕

原因となる可能性のある薬剤

転倒を誘発する可能性がある薬剤は多数ある（表2）。特に，睡眠導入薬や抗不安薬，抗うつ薬，抗精神病薬などの薬剤はふらつき・転倒を誘発する薬剤の代表である。また，錐体外路症状を起こすことが知られているメトクロプラミド（プリンペラン®），ドンペリドン（ナウゼリン®），シサプリド（リサモー

ル®など)，スルピリド（ドグマチール®など）などの健胃薬は，漫然と長期間投与されやすいため注意が必要である。そのほか利尿薬などの各種降圧薬にも転倒誘発のリスクがある。

また，特定の薬剤だけでなく，多剤内服（ポリファーマシー）もそれ自体が転倒リスクとして知られている。小島らは高齢外来患者だけでなく高齢入院患者でも5剤以上の多剤内服が転倒リスクと関連することを報告している[7),8)]。したがって，高齢者の多剤内服の是正は転倒予防の視点からきわめて重要である。

鑑別が必要な疾患

転倒の誘因であるふらつきやめまいは，日常診療でも多く経験する症状の一つであり鑑別が必要である。高齢者のめまいやふらつきの原因は多岐にわたり，診断に難渋することが多い。前庭機能の衰えや三半規管の感度低下，筋力低下，筋固有知覚の低下，低栄養，脳血管障害，感染症に伴うものなどがあげられる。一般診療での頻度としては良性発作性頭位めまい症が最も高く，次いで末梢性前庭障害，脳血管障害，メニエール病，心因性めまい，前庭神経炎，脳腫瘍などの報告が多い。

めまいやふらつきを主訴に患者を診察した場合，麻痺や感覚障害，言語障害，眼球運動障害，運動失調などの症状があれば，脳卒中などの中枢性めまいを疑い画像検査を行う。めまい以外の神経症候がない場合には，頻度の高い末梢性めまいの鑑別を行う。

さらに，動脈硬化に伴い椎骨脳底動脈の狭窄や頸椎変形に伴う血流低下，骨格筋萎縮により身体のバランスが不安定になることが，めまいやふらつきの原因となりうる。したがって現病歴に加え，飲酒歴，栄養状態を含めた生活歴，既往歴，服薬歴を正確に聴取することが診断の助けとなる。

薬剤性の場合の対処方法

医師や薬剤師は，転倒の原因となりうる薬剤の内服状況を把握し，不必要と思われる薬剤あるいは多剤内服の際の減薬や中止を検討することが重要である。現在の処方内容を見直し，リスクがベネフィットを上回る薬剤を中止するなど，患者の現状に適した処方内容に変更することを試みる。例えば，周術期のせん妄に対して処方される抗精神病薬はふらつきのリスクとなるため，せん妄が改善したら速やかな減量・中止を検討する。

ポリファーマシーを生じる原因の一つに処方カスケードがある。処方カスケードとは，Aという症状に処方したB剤でCという副作用が生じたが，それを薬の副作用ではなく病態の悪化と判断し，さらにD剤を処方する，という処方の悪循環を指す。例えば，食欲不振の症状に対してスルピリドを漫然と長期投与すると錐体外路症状が生じやすくなる。食欲不振の原因が薬剤性と気づかないまま，抗コリン作用があるパーキンソン病治療薬を追加し，さらにパーキンソン病治療薬の副作用としての認知機能低下を認知症発症と判断し，アルツハイマー病治療薬を追加処方してしまう，という事例が考えられる。処方カスケードに陥ると，薬剤の処方数が増えて転倒リスクが高まる。そのため，処方の見直しを丁寧に行い，症状の原因が薬剤性である可能性を吟味し，原因薬剤の減量や中止を行うことで，高齢者の転倒リスクを減じることができる。

国もそうした処方の見直しを後押ししている。2016年度の診療報酬改定で，処方の見直しによる減薬が新たに評価されるようになった。6種類以上の処方薬を長期服用している患者を対象に，その処方が適切かどうかを評価したうえで2種類以上減らした場合に入院基本料の250点の加算が認められている。

一方で，処方の見直しは現時点で医師に十分に浸透していない。米国での脆弱性骨折前後の処方薬の調査では，転倒リスク上昇に関連する薬剤を減量・中止されていた患者は6.7%しかいなかった[9)]。多剤内服の減薬や中止を含め，処方の見直しを行うことが困難な医師の状況には複数の原因が考えられる。例えば，①多剤処方に対する注意が不足，②「Do処方」への慣れ，③内服薬の減薬や中止に対して知識やスキル不足を感じている，④内服薬の減薬や中止のために多くの診療時間を要す，などがあげられる[10)]。

そのため，ふらつきや転倒のリスクを生じる内服薬や多剤内服の処方の見直しは，医師だけでなく薬剤師を含めた多職種で定期的に行うことが必要であると考える。

引用文献

1）神﨑恒一：フレイルと転倒．Modern Physician，38：501-504，2018
2）Masud T, Morris RO：Epidemiology of falls. Age Ageing, 30：3-7, 2003

3) 鈴木隆雄：転倒の疫学．老年医学Update 2004-2005（日本老年医学会雑誌編集委員会・編），メジカルビュー社，pp95-105，2004
4) 鳥羽研二，他：転倒リスク予測のための「転倒スコア」の開発と妥当性の検証．日本老年医学会雑誌，42：346-352，2005
5) Kikuchi R, et al：Evaluation of risk of falls in patients at a memory impairment outpatient clinic. Geriatr Gerontol Int, 9：298-303, 2009
6) Okochi J, et al：Simple screening test for risk of falls in the elderly. Geriatr Gerontol Int, 6：223-227, 2006
7) Kojima T, et al：Polypharmacy as a risk for fall occurrence in geriatric outpatients. Geriatr Gerontol Int, 12：425-430, 2012
8) Kojima T, et al：High risk of adverse drug reactions in elderly patients taking six or more drugs：analysis of inpatient database. Geriatr Gerontol Int, 12：761-762, 2012
9) Munson JC, et al：Patterns of prescription drug use before and after fragility fracture. JAMA Intern Med, 176：1531-1538, 2016
10) Scott IA, Le Couteur DG：Physicians need to take the lead in deprescribing. Intern Med J, 45：352-356, 2015

2 パーキンソン症状

Point

- 薬剤性パーキンソン症状（DIP）は，見逃されれば日常生活やリハ治療の阻害因子となる可能性がある。
- DIPは，症状が長期化すると転倒による頭部外傷や骨折の併発，認知機能や嚥下機能の低下を来し，生命に関わる合併症が続発する可能性がある。
- DIPは，パーキンソン病との鑑別が困難な場合があり，症状からDIPを「疑う」こと，原因薬剤内服の有無を「確認する」ことが重要である。
- DIPは，古い世代の精神神経用薬だけでなく，「非定型」精神神経用薬や制吐薬など多くの薬剤が原因となる可能性がある。
- DIPは，可逆的な病態であり，原因となる薬剤をできるだけ速やかに特定し，減薬や断薬，代替薬投与のいずれが最適なのかを判断する必要がある。

病　態

薬剤性パーキンソン症状（drug induced parkinsonism；DIP）は，2005年度から厚生労働省が「重篤副作用総合対策事業」の一環で作成した重篤副作用疾患別対応マニュアルの対象である。パーキンソン症状自体は生命に関わる危険度は低いが，頻度が高く，神経疾患の治療時以外にも出現し，見逃されれば日常生活やリハ治療の阻害因子となる可能性がある。また，症状が長期化すれば，転倒による頭部外傷や骨折の併発，認知機能低下[1)]や嚥下機能低下[2)]を来し，生命に関わる合併症が続発する可能性があるので，重篤度が高いと判断された[3)]。

パーキンソン病と発症機序は異なるが，結果的にドパミン作動性ニューロン機能が低下するので，病態や症状はほぼ共通している。早期発見が早期治療につながるので，症状が出現したら，すぐに医師や薬剤師に相談するよう伝える。処方中の薬剤がパーキンソン症状を引き起こす可能性がある場合は，患者や患者家族への啓発が重要である。また，診療中の患者にパーキンソン症状がみられる場合や出現する場合は，内服中の薬剤の副作用かどうかの確認が必須である。

症状評価のポイント

パーキンソン病との教科書的な鑑別は表1のとおりだが，初療時には鑑別できないことが多い[4]。また，薬剤の影響でパーキンソン病の発症が早まる場合や，寛解していたパーキンソン病が増悪する場合があるので，厳密な区別はできない。主症状は，「動作が遅くなった（無動・寡動）」，「声が小さくなった」，「表情が少なくなった（仮面様顔貌）」，「方向転換がしにくい（姿勢反射障害）」，「歩き方がふらふらする」，「歩幅が狭くなった（小刻み歩行）」，「一歩目が出ない」，「手が震える（安静時振戦）」，「走り出して止まれない（突進現象）」，「手足が固い（固縮）」である。無動，姿勢反射障害，振戦，固縮のうち2つ以上を満たしたらパーキンソン症状とよぶ[5]。

症状の出現時期は，投与開始数週間以内が90％以上を占めるが，薬剤によっては数週～数カ月後に出現する場合や，投与から数年経過してから出現する場合もある[3]。リスクファクターは，「高齢」，「女性」，「投与薬剤量が多い」，「多剤投与」でパーキンソン症状の出現頻度が高いと考えられている[6,7]。血液検査や画像検査で特異的な所見が確認できないので，症状や薬歴からDIPを「疑う」ことと，原因となる薬剤内服の有無を「確認する」ことが重要である。

また，パーキンソン症状以外の薬剤性不随意運動（ミオクローヌス，振戦，ジスキネジアなど）も存在する。薬剤性不随意運動はパーキンソン病治療薬や血糖降下薬などが原因の場合があるので，あらためて投与中の全薬剤の副作用を確認する。

表1　DIPとパーキンソン病の差

	DIP	パーキンソン病
症状の進行	速い（数週）	ゆっくり（数カ月～年単位）
症状の左右差	なし（対称性が多い）	あり
振戦の出現	姿勢時や動作時に多い	安静時に多い
口部ジスキネジア	併存することが多い	初期にはみられにくい
精神・運動症状	低活動，精神不活発が多い	初期にはみられにくい
パーキンソン病治療薬	効果が小さい	効果が大きい

原因となる可能性のある薬剤

ドパミン受容体の阻害作用をもちうるすべての薬剤が原因となり（表2），15～60％の頻度でDIPを発症する。「古典的な精神神経用薬はDIPが副作用である」という認識があり，予防的に抗コリン薬やアマンタジンなどが処方されていることが多い。

表2　DIPの原因となる主要な薬剤

薬効分類	一般名	代表的な商品名
全身麻酔薬	ドロペリドール	ドロレプタン®
催眠鎮静薬，抗不安薬	タンドスピロン	セディール®
抗てんかん薬	バルプロ酸ナトリウム	デパケン®，セレニカ®
鎮痛薬	プレガバリン	リリカ®
	トラマドール	トラマール®
精神神経用薬		
フェノチアジン系	フルフェナジン	フルメジン®, フルデカシン®
	クロルプロマジン	ウインタミン®, コントミン®
	レボメプロマジン	ヒルナミン®, レボトミン®
	ペルフェナジン	ピーゼットシー®, トリラホン®
	プロクロルペラジン	ノバミン®
	プロペリシアジン	ニューレプチル®
ブチロフェノン系	ハロペリドール	セレネース®
	スピペロン	スピロピタン®
	チミペロン	トロペロン®
	ブロムペリドール	インプロメン®
ベンザミド系	スルピリド	ドグマチール®
	チアプリド	グラマリール®
非定型	ペロスピロン	ルーラン®
	オランザピン	ジプレキサ®
	リスペリドン	リスパダール®
	クエチアピン	セロクエル®
三環系抗うつ薬	アモキサピン	アモキサン®
	アミトリプチリン	トリプタノール®
	イミプラミン	トフラニール®，イミドール®
	クロミプラミン	アナフラニール®

（次頁へ続く）

(表2の続き)

薬効分類	一般名	代表的な商品名
四環系抗うつ薬	マプロチリン	ルジオミール®
	ミアンセリン	テトラミド®
その他の抗うつ薬	トラゾドン	デジレル®, レスリン®
	ミルナシプラン	トレドミン®
	パロキセチン	パキシル®
	フルボキサミン	デプロメール®
中枢神経用薬	ドネペジル	アリセプト®
降圧薬	マニジピン	カルスロット®
	メチルドパ	アルドメット®
	レセルピン	アポプロン®
	ジルチアゼム	ヘルベッサー®
	アムロジピン	ノルバスク®, アムロジン®
抗不整脈薬	アミオダロン	アンカロン®
	アプリンジン	アスペノン®
消化性潰瘍治療薬	ラニチジン	ザンタック®
	スルピリド	ドグマチール®
消化器官用薬	ドンペリドン	ナウゼリン®
	メトクロプラミド	プリンペラン®
排尿改善薬	プロピベリン	バップフォー®
ビタミン剤	ファレカルシトリオール	ホーネル®, フルスタン®
ミネラル製剤	塩化マンガン・硫酸亜鉛水和物配合剤	エレメンミック®, ミネラリン®
免疫抑制薬	シクロスポリン	ネオーラル®, サンディミュン®
	タクロリムス	プログラフ®
抗がん薬		
アルキル化薬	イホスファミド	イホマイド®
代謝拮抗薬	カペシタビン	ゼローダ®
	テガフール(配合剤)	ユーエフティ®, ティーエスワン®
	フルオロウラシル	5-FU
ホルモン治療薬	タモキシフェン	ノルバデックス®
アレルギー用薬	オキサトミド	セルテクト®(販売中止,後発品のみ販売中)
抗真菌薬	ボリコナゾール	ブイフェンド®
	アムホテリシンB	ファンギゾン®
その他の生物学的製剤	インターフェロン	ペグイントロン®
合成麻薬	フェンタニル	フェントス®

せん妄治療薬や抗うつ薬，制吐薬として用いられるベンザミド系薬物や非定型精神神経用薬については，精神科以外の医師がDIPを副作用として認知していないことがある。しかし，非定型精神神経用薬と古典的精神神経用薬の錐体外路症状の発現頻度に大きな差はないと考えられている[8]。非定型精神神経用薬はむしろ発現の仕方が緩徐で発現年齢も幅広いので，かえって症状の重篤化が懸念される[8]。また，脳卒中後遺症の不安・抑うつ症状や神経障害の改善目的で多用される選択的セロトニン再取り込み阻害薬（SSRI）も，他の新規抗うつ薬であるセロトニン・ノルアドレナリン再取り込み阻害薬（SNRI）と同様に，パーキンソン症状が出現することがあるので注意する。

厳密には，パーキンソン症状の出現頻度や機序は薬剤ごとに異なり，前述のとおり，他の不随意運動を併発することも多い。上記薬剤以外に，抗がん薬，降圧薬，抗不整脈薬，頻尿治療薬，免疫抑制薬，認知症治療薬，抗てんかん薬などで1例から多数例まで多岐にわたり報告されている。また，高齢者では多剤併用例が多く，単独投与ではパーキンソン症状の出現頻度が低くても，同じ副作用が集積することで症状が出現する場合や[9]，薬物相互作用により症状が出現する場合がある[10]。

鑑別が必要な疾患

臨床現場では，症状のみで判断する必要がある以下の2つが鑑別すべき疾患としてあげられる。パーキンソン症状を合併する疾患の多くは神経内科疾患で，パーキンソン症状以外に特異的な画像所見・検査所見があるが，鑑別は専門医に委ねる。

1．パーキンソン病

脳内のドパミン含有神経細胞がゆっくり変性して発病する。緩徐発症で進行性の病気である。初発症状は振戦が多いが，歩行障害や動作緩慢で発症することもある。安静時振戦が特徴だが，姿勢時振戦がみられることもあるので厳密なDIPとの鑑別は難しいことがある。神経内科医に相談できる環境であれば，診断や治療を含め依頼するのが最善である。

2. 脳血管性パーキンソニズム

前頭葉と線条体の連絡が障害されるような脳血管障害で，パーキンソン病に類似した症状が出現すると考えられている。主症状は，開脚した小刻み歩行とすくみ足など歩行障害で，上肢や顔面の運動障害が軽度である。パーキンソン病治療薬の効果はほとんど期待できず，活動性や筋量・筋力が低下しないような生活習慣の維持やリハ治療の継続が治療の主体である。

薬剤性の場合の対処方法

原因となる薬剤の服用に気づくかどうかが重要である。パーキンソン病と確定診断する前に，臨床像に少しでも矛盾がある場合は，病歴や内服薬の確認が非常に重要である。特に，他医からの精神神経用薬処方を患者自身が医療者に伝えない場合があるので，注意を要する。

薬剤の中止が最も効果的であり，現実的には治療手段はない。パーキンソン病治療薬の効果はほとんど期待できない。多くの場合，原因薬剤の中止から数カ月以内に症状が消失する。

投薬中止ができない場合でも，DIPリスクの低い薬剤や投与量に変更するという選択肢がある[7)]。ただし，精神神経用薬の変更については，原疾患の治療担当医と十分に相談して，原疾患治療を優先するのか，減薬がよいのか，断薬や代替薬投与がよいのかを決定する。原疾患治療を優先しなければならない場合は，パーキンソン症状が残存することを前提とした生活指導やリハ治療を検討する。また，多剤併用中の症例は，こうした機会に投与中の薬剤数や量を最小限に調節することを処方医に提案する。

偶然パーキンソン病が発症した可能性や，薬剤によって本来のパーキンソン病が増悪して有症化した可能性がある場合は，原因薬剤を中止しても改善しない。この場合はパーキンソン病治療薬投与が必要になるので，神経内科医に相談して投与薬剤の選別を依頼する。

DIPが長期化している症例は，原因薬剤を中止しても，症状の一部が残存し後遺障害となる場合がある。

おわりに

多剤併用療法が増加する高齢化社会では，パーキンソン症状がさらに大きな健康問題に発展する危険性がある[11]。医療者が日常的に投与する薬剤の副作用の一つでありながら，DIPは広く認知されていない。

医師は，自分が処方する薬剤に錐体外路症状の副作用があるかどうかを認識し，DIPの予防と管理に責任をもつことが不可欠となる。パーキンソン症状発現のリスクは患者ごとに異なるので，年齢，性別，併用薬剤，既往歴など患者の臨床的背景を参照し，投与方針を決定する必要がある。

引用文献

1) Ahn HJ, et al：Cognitive dysfunction in drug-induced parkinsonism caused by prokinetics and antiemetics. J Korean Med Sci, 30：1328-1333, 2015
2) Bashford G, et al：Drug-induced Parkinsonism associated with dysphagia and aspiration：a brief report. J Geriatr Psychiatry Neurol, 9：133-135, 1996
3) 医薬品医療機器総合機構：重篤副作用疾患別対応マニュアル（医療従事者向け）（https://www.pmda.go.jp/safety/info-services/drugs/adr-info/manuals-for-hc-pro/0001.html）
4) Shin HW, et al：Drug-induced parkinsonism. J Clin Neurol, 8：15-21, 2012
5) 犬塚貴：高齢期のパーキンソン病．日老医誌，48：616-619, 2011
6) Thanvi B, et al：Drug induced parkinsonism：a common cause of parkinsonism in older people. Postgrad Med J, 85：322-326, 2009
7) López-Sendón J, et al：Drug-induced parkinsonism. Expert Opin Drug Saf, 12：487-496, 2013
8) 細見光一，他：非定型および定型抗精神病薬による錐体外路系有害事象の解析─日米の有害事象自発報告データベースを用いて─．医薬品情報学，17：125-132, 2015
9) 澤田康文：高齢者における多剤投与の注意と工夫．日本老年医学会雑誌，36：176-180, 1999
10) Bondon-Guitton E, et al：Drug-induced parkinsonism：a review of 17 years' experience in a regional pharmacovigilance center in France. Mov Disord, 26：2226-2231, 2011
11) López-Sendón JL, et al：Drug-induced parkinsonism in the elderly：incidence, management and prevention. Drugs Aging, 29：105-118, 2012

3 意識障害・認知機能障害

Point

- 意識障害の評価には脳波が，認知機能障害の評価には各種神経心理学的検査が有用である。
- ベンゾジアゼピン系睡眠薬・抗不安薬などの向精神薬は，特に認知機能低下を来しやすい。
- ヒスタミン受容体拮抗薬などの抗コリン薬や副腎皮質ステロイドも認知機能障害を来すことで知られている。
- 抗がん薬や免疫抑制薬によって誘発される薬剤性白質脳症は不可逆的な認知機能低下・意識障害を来しうる。
- 薬剤性意識障害・認知機能障害が疑われる場合は薬剤の減量・中止を検討する必要がある。

病態

意識障害とは覚醒機能の障害のことである。覚醒機能に関与する主な中枢は，脳幹網様体賦活系と視床下部調節系であり，これらが損傷を受けた場合や，大脳皮質の広範な病変により網様体賦活系との連携が障害されると意識障害が生じる。また，脳に器質的病変がなくとも，全身性疾患が原因となって脳血流低下や低酸素状態を来し，中枢が機能障害に陥ると意識障害は発生する。つまり，覚醒状態を維持するには，安定した呼吸・循環・代謝系によって，十分な酸素・エネルギーが供給され続ける必要がある。

認知機能とは，外界を認識し，言葉を話し，道具を使い，出来事を記憶し，考え行動する機能である。認知機能は大脳連合野，大脳辺縁系およびそれと回路を構成する皮質下核を基盤としており，さまざまな原因により機能障害が生じうる。言語中枢の多くは左大脳半球の中大脳動脈領域に存在する。言語の表出を担う運動性言語中枢は前頭葉に，言語の理解を担う感覚性言語中枢は側頭葉にあり，これらの領域が障害されると失語症が生じる。一方，右大脳半球の中大脳動脈領域の障害では注意障害がみられる。方向性注意障害の代表的なものが半側空間無視である。半側空間無視は，大脳半球にある病巣と反対側にある外界の刺激が意識に上らない症状である。

記憶の機能は大脳の1つの領域に局在しているのではなく，海馬を含む内側側頭葉，視床前部，前脳基底部を含むネットワークを基盤としている。左大脳半球側の損傷では言語性素材，右大脳半球側の損傷では視覚性素材に偏った記憶障害が生じやすい。

遂行機能とは，目的に応じ目標を設定し，企図し，反応・実行し，結果を評価し利用する機能をいい，前頭前野が関係しており，この障害を遂行機能障害という。前頭葉は脳全体の機能統合を司っており，前頭葉の機能障害により記憶障害，注意障害，遂行機能障害，社会的行動障害などが生じる。

症状評価のポイント

意識障害の病態や重症度を評価するには，脳波が有用である。低酸素性脳症や脳圧亢進状態のように脳機能が全般的に低下し，意識障害が進行する際には覚醒脳波活動である後頭部優位のアルファ律動の周波数が徐々に徐波化する。そして，不規則なデルタ波が広範囲に占める深睡眠期波形に進行し，さらに脳機能が低下すると平坦化の段階へと至る。意識レベルの指標としてはJapan Coma Scale（JCS）やGlasgow Coma Scale（GCS）が広く用いられている。

認知機能の評価としてさまざまな神経心理学的検査が考案されている（表1）。

表1 認知機能評価のための神経心理学的検査

スクリーニング	ミニメンタルステート検査（MMSE），長谷川式簡易知能評価スケール（HDS-R），Montreal Cognitive Assessment-Japanese version（MoCA-J）
前頭葉機能	Frontal Assessment Battery（FAB），Wisconsin Card Sorting Test（WCST）
言語機能	標準失語症検査（SLTA），WAB失語症検査
空間認知	抹消検査，線分二等分検査，BIT行動性無視検査
記憶	三宅式記銘力検査，ウェクスラー記憶検査改訂版（WMS-R），リバーミード行動記憶検査（RBMT）
遂行機能	Behavioural Assessment of the Dysexecutive Syndrome（BADS）
注意	Trail Making Test（TMT），Clinical Assessment for Attention（CAT）
知能	ウェクスラー成人知能検査 第3版（WAIS-Ⅲ），レーブン色彩マトリックス検査（RCMT），コース立方体組み合わせテスト

これらの指標は回答する人の状態や協力度に大きく左右され，成績の個人差も大きいことに注意する必要がある。認知機能全般のスクリーニングとしては，ミニメンタルステート検査（mini mental state examination；MMSE）や長谷川式簡易知能評価スケール（Hasegawa dementia rating scale-revised；HDS-R）が広く用いられている。教育歴にも依存するが，前者は20点以下，後者は23点以下を認知症疑いと考える。MMSEの図形模写を除いて，両検査とも言語を用いる課題からなるため，言語機能が障害されると，成績は低下する。軽度認知障害（mild cognitive impairment；MCI）の場合は，MMSEより難易度の高い検査が必要であり，Montreal Cognitive Assessment-Japanese version（MoCA-J）などが有用とされている。

前頭葉機能障害のスクリーニング検査としては類似，語頭音による語列挙，運動系列学習，2/1タッピングとその変換，把握から成るFrontal Assessment Battery（FAB）が広く使われている。また，より詳細な前頭葉機能検査としてはWisconsin Card Sorting Test（WCST）がある。

言語機能を半定量的に評価したい場合は，標準失語症検査（standard language test of aphasia；SLTA）やWestern Aphasia Battery（WAB）失語症検査などを用いる。半側空間無視は抹消検査や線分二等分検査で明らかになることも多いが，詳細な検査としてBehavioural inattention test（BIT）行動性無視検査がある。

記憶に関する簡易検査としては三宅式記銘力検査などがある。総合的な評価バッテリーとしてはウェクスラー記憶検査改訂版（Wechsler memory scale-revised；WMS-R）があり，言語性記憶，視覚性記憶，一般的記憶，遅延再生の4つの指標を算出することができる。また，リバーミード行動記憶検査（Rivermead behavioural memory test；RBMT）は人名，顔写真，約束，用件を覚えるなどの課題で構成され，記憶障害によって生じる日常生活上の支障を直接評価することを目的としている。

遂行機能の詳細な検査としてはBehavioural Assessment of the Dysexecutive Syndrome（BADS）があげられる。注意障害のスクリーニング検査としてはTrail Making Test（TMT）や，より詳細な検査としてはClinical Assessment for Attention（CAT）があげられる。また，詳細な知能検査としてはウェクスラー成人知能検査第3版（Wechsler adult intelligence scale-third edition；WAIS-Ⅲ）が，非言語的知能の検査としてはレーブン色彩マトリックス検査

表2　意識障害の鑑別疾患（AIUEOTIPS）

A	alcoholism（急性アルコール中毒）
I	insulin（インスリン）＝血糖値異常
U	uremia（尿毒症）
E	endocrine（内分泌異常），encephalopathy（脳症），electrolytes（電解質異常）
O	opiate/oxygen（鎮痛薬/低酸素），overdose（薬物中毒）
T	trauma（頭部外傷）
I	infection（感染症：脳症・髄膜炎）
P	psychiatric（精神疾患）
S	stroke（脳卒中），shock（ショック），seizure（けいれん）

（Raven's coloured progressive matrices；RCMT）やコース立方体組み合わせテストがある。

鑑別が必要な疾患

意識障害の原因に関してはCarpenterの分類（AIUEOTIPS，表2）が有名である。また，認知機能障害を呈する病態としては認知症，加齢による認知機能低下，せん妄（意識障害），うつ病・うつ状態による偽性認知症，アルコール性・薬剤性精神障害，健忘症候群，精神発達遅滞，その他の精神障害があげられる。

原因となる可能性のある薬剤

認知機能の低下や意識障害は薬剤によっても引き起こされる。特に高齢で，もともと認知機能低下や多剤併用，腎機能低下のある場合は生じやすい。「認知症疾患診療ガイドライン2017」[1]に示されている認知機能低下を誘発しやすい薬剤を表3に示す。なかでも抗コリン作用をもつベンゾジアゼピン系睡眠薬・抗不安薬などの向精神薬は，特に認知機能低下を来しやすいとされている。回復期患者において，入院中の向精神薬使用量の増加が認知機能の回復を有意に妨げるとの報告もある[2]。

表3　認知機能低下の原因となりうる薬剤

向精神薬	向精神薬以外の薬剤
• 抗精神病薬 • 催眠薬 • 鎮静薬 • 抗うつ薬	• パーキンソン病治療薬 • 抗てんかん薬 • 循環器病薬（ジギタリス，利尿薬，一部の降圧薬など） • 鎮静薬（オピオイド，NSAIDs） • 副腎皮質ステロイド • 抗菌薬，抗ウイルス薬 • 抗腫瘍薬 • 泌尿器病薬（過活動膀胱治療薬） • 消化器病薬（ヒスタミンH_2受容体拮抗薬，抗コリン薬） • 抗喘息薬 • 抗アレルギー薬（抗ヒスタミン薬）

〔日本神経学会・監，「認知症疾患診療ガイドライン」作成委員会・編：認知症疾患診療ガイドライン2017，医学書院，p47，表1，2017より転載〕

表4　anticholinergic risk scale

3点	2点	1点
アミトリプチリン	アマンタジン	エンタカポン
アトロピン	オランザピン	カルビドパ/レボドパ
イミプラミン	クロザピン	クエチアピン
オキシブチニン	シメチジン	セレギリン
クロルフェニラミン	セチリジン	トラゾドン
クロルプロマジン	トリプロリジン	ハロペリドール
シプロヘプタジン	トルテロジン	パロキセチン
ジサイクロミン	ノルトリプチリン	プラミペキソール
ジフェンヒドラミン	バクロフェン	ミルタザピン
チザニジン	プロクロルペラジン	メトカルバモール
ヒドロキシジン	ロペラミド	メトクロプラミド
ヒヨスチアミン	ロラタジン	ラニチジン
フルフェナジン		リスペリドン
プロメタジン		
ペルフェナジン		
メクリジン		

〔Rudolph JL, et al：The anticholinergic risk scale and anticholmergic adverse effects in older persons. Arch Intern Med, 168：508-513, 2008より引用〕

1．抗コリン薬

抗コリン作用を有する薬剤は，抗不安薬や睡眠薬，抗精神病薬，ヒスタミン受容体拮抗薬，過活動膀胱治療薬など幅広く存在する。コリン作用性有害事象のリスクを表す指標であるanticholinergic risk scale[3]を表4に示す。点数の高いほうが抗コリン作用による有害事象のリスクが高い。個々の抗コリン作用が弱くても，複数の薬剤使用による抗コリン作用の蓄積（anticholinergic burden）が記銘力低下や注意障害を誘発することが知られている。回復期脳卒中患者において，入院中のanticholinergic risk scaleの点数増加が認知能力の回復を有意に妨げるとの報告もなされている[4)]。「高齢者の安全な薬物療法ガイドライン2015」[5)]では，多くの抗コリン作用をもつ薬剤について，認知機能低下，せん妄リスクの観点から高齢者への投与は避けるよう推奨している。抗コリン薬による認知機能低下は薬剤の中止により改善するという報告が多いが，不可逆性であるという報告もある。

2. 睡眠薬，抗不安薬

睡眠薬・抗不安薬の短期的な副作用として一過性健忘やせん妄，意識障害がよく知られているが，長期使用における薬剤性認知症の発症も報告されている。「高齢者の安全な薬物療法ガイドライン2015」では，ベンゾジアゼピン系薬剤は可能な限り使用を控えるよう推奨されており，特に長時間作用型の薬剤は高齢者に対して使用するべきではないとされている。

3. 抗精神病薬，抗うつ薬

抗精神病薬や抗うつ薬も，中枢神経への作用から認知機能低下を招きやすい薬剤である。パーキンソン病治療薬にはさまざまな作用の薬剤があるが，「パーキンソン病診療ガイドライン2018」では，抗コリン薬は認知症のある患者および高齢者には使用を控えるよう推奨している[6)]。

4. 副腎皮質ステロイド

副腎皮質ステロイドにはさまざまな副作用があり，その一つに精神症状があり，認知障害が発現することがある。副腎皮質ステロイドは長期少量投与と短期大量投与のいずれにおいても，認知障害・記憶力低下が報告されている。また，過剰な副腎皮質ステロイドは脳の海馬や前頭葉の萎縮をもたらすともいわれている。

5. ヒスタミンH_2受容体拮抗薬

消化器系治療薬ではヒスタミンH_2受容体拮抗薬が認知機能低下を誘発しや

すい薬剤として知られている。同じヒスタミン受容体に働くヒスタミンH_1受容体拮抗薬に比べると中枢への移行性は低いとされているが，腎機能の低下した患者では排泄が遅延するため，認知機能障害に注意が必要である。「高齢者の安全な薬物療法ガイドライン2015」では，すべてのヒスタミンH_2受容体拮抗薬に対して，可能な限り高齢者への使用を控えるよう推奨している。

6. ヒスタミンH_1受容体拮抗薬

喘息や慢性閉塞性肺疾患の治療には副腎皮質ステロイドや抗コリン薬がしばしば用いられ，どちらも認知機能の低下を引き起こすことがある。抗アレルギー薬で認知機能への影響が問題となるのはヒスタミンH_1受容体拮抗薬である。特に第一世代ヒスタミンH_1受容体拮抗薬は脂溶性が高く，血液脳関門を容易に通過し脳内へ移行しやすく，抗コリン作用も強い。そのため意識障害や認知機能の低下も引き起こされやすく，高齢者への使用は可能な限り控えるよう推奨されている。抗アレルギー薬の長期使用は認知症発症のリスクを高めるとの報告もある。

7. 抗がん薬，免疫抑制薬

薬剤性白質脳症は抗がん薬や免疫抑制薬によって誘発され，初期症状は認知機能の低下だが，進行すると意識障害が出現する。メトトレキサート，シクロスポリン，タクロリムス，テガフール，フルオロウラシル，シタラビン，アシクロビルなどが薬剤性白質脳症を引き起こす可能性があるとされ，急性・亜急性・慢性ないし遅発性の経過をたどる。放射線照射により血液脳関門が障害されていると白質脳症の危険性が高まるとされる。

薬剤性の場合の対処方法

薬剤性認知機能障害が疑われる場合は，薬剤の減量・中止を検討する。薬剤による認知症は原因薬剤の中止により改善することが多いが，脳症を発症した場合や，長期投与例では不可逆的である場合もある。また，より有害事象が少ないと思われる薬剤に変更することを検討する。薬剤によってはいきなり中止するのではなく，徐々に漸減してテーパリングする必要があるため注意する。

引用文献

1) 日本神経学会・監,「認知症疾患診療ガイドライン」作成委員会・編：認知症疾患診療ガイドライン2017, 医学書院, 2017
2) Kose E, et al : Psychotropic drug use and cognitive rehabilitation practice for elderly patients. Int J Clin Pharm, 40 : 1292-1299, 2018
3) Rudolph JL, et al : The anticholinergic risk scale and anticholmergic adverse effects in older persons. Arch Intern Med, 168 : 508-513, 2008
4) Kose E, et al : Anticholinergic load negatively correlates with recovery of cognitive activities of daily living for geriatric patients after stroke in the convalescent stage. J Clin Pharm Ther, 43 : 799-806, 2018
5) 日本老年医学会, 他・編：高齢者の安全な薬物療法ガイドライン2015, メジカルビュー社, 2015
6) 日本神経学会・監,「パーキンソン病診療ガイドライン」作成委員会・編：パーキンソン病診療ガイトライン2018, 医学書院, 2018

4 せん妄

Point

- せん妄の評価で大切なのは，経時的に評価を繰り返すことである。
- 薬剤性せん妄の原因薬剤には，抗菌薬や胃薬なども含まれる。
- 被疑薬を減量する場合には，代謝経路や投与量・投与タイミングなどを考慮する。
- 被疑薬を継続する場合には，せん妄の加療を行う。
- せん妄加療には，リハや看護ケアなどの非薬物療法も重要である。

病　態

せん妄は，身体疾患や中毒などによって引き起こされた，時間とともに変動する意識レベルの変化，注意の障害，認知機能の低下と定義されている[1)]（表1）。

表1　せん妄の診断基準

A. 注意の障害（すなわち，注意の方向づけ，集中，維持，転換する能力の低下）および意識の障害（環境に対する見当識の低下）
B. その障害は短期間のうちに出現し（通常数時間〜数日），もととなる注意および意識水準からの変化を示し，さらに1日のうちで変動する傾向がある。
C. さらに認知の障害を伴う（例：記憶欠損，失見当識，言語，視空間認知，知覚）。
D. 基準AおよびCに示す障害は，他の既存の，確定した，または進行中の神経認知障害ではうまく説明されないし，昏睡のような覚醒水準の著しい低下という状況下で起こるものではない。
E. 病歴，身体診察，臨床検査所見から，その障害が他の医学的疾患，物質中毒または離脱（すなわち，乱用薬物や医薬品によるもの），または毒物への曝露，または複数の病因による直接的な生理学的結果により引き起こされたという証拠がある。

▶□該当すれば特定せよ
　急性
　持続性

▶□該当すれば特定せよ
　過活動型
　低活動型
　活動水準混合型

〔高木俊輔，他：意識障害，せん妄．臨床精神医学，44：267-276, 2015より引用〕

せん妄の病態生理は十分に解明されていないが，高齢，認知症の既往，緊急手術，代謝性アシドーシスなどは危険因子とされている。これまでせん妄は一過性の障害だと考えられていたが，最近の研究では，脳に器質的な影響を及ぼし症状が遷延することがわかってきた[2]。

Post Intensive Care Syndrome（PICS）とは集中治療後症候群のことであり，集中治療室を退室後に残存した運動機能障害，認知機能障害，精神障害を特徴としている。PICSを起こした患者は，退院後も長期的にQOL低下や生命予後の低下がみられる[3]。そのため，入院中にはせん妄を起こしていないかモニタリングを行い，せん妄の発生予防と早期発見に努める。また，せん妄が発生した場合には，重症度や経過を経時的に評価していくことが大切である。

症状評価のポイント

1. せん妄かどうかの評価

せん妄を起こしているかどうかを把握するには，日常診療における多職種の評価が重要である。意識レベルの変動，注意障害，見当識障害などを経時的に評価する。

意識レベルの変化には従来からJapan Coma Scale（JCS）やGlasgow Coma Scale（GCS）が用いられている。せん妄は経時的変化が特徴なので，意識レベルの日内変動がないか日常臨床での頻回な評価が求められる。

注意障害や見当識障害などの認知機能評価には，一般的に長谷川式簡易知能評価スケール（Hasegawa dementia rating scale-revised；HDS-R）やミニメンタルステート検査（Mini Mental State Examination；MMSE）が用いられる。しかし，特に集中治療領域においてはこれらの評価スケールの実施は必ずしも現実的でなく，また評価にもバイアスがかかってしまうことがあるため，より簡易な評価法が求められる。Mini-cog©（図）は3語の即時再生と遅延再生，時計描画を組み合わせた簡易認知機能評価ツールである。採点が2点以下で術後せん妄の発症と関連があるとの報告がある[4]。

2. せん妄の分類と程度の評価

せん妄を疑えば，次はその分類と程度の評価を行う。せん妄は，過活動型せん妄，低活動型せん妄，混合型の3型に分類される。これらの評価にはConfusion

Mini-Cog©

検査および採点方法

ID：＿＿＿＿　日付：＿＿＿＿＿＿

ステップ1：3つの言葉の記憶テスト

患者の顔を見ながら「よく聞いてください。これから私が3つの言葉を言います。私が言った言葉を繰り返してください。そしてその言葉を覚えておいてください。3つの言葉は［次のバージョンの言葉リストから言葉を選びます］です。では，今の3つの言葉をおっしゃってください。」と指示します。3回行っても言葉を繰り返せない場合はステップ2（時計描画テスト）に進みます。

下記の言葉リストやその他の言葉リストは1つ以上の臨床研究で使用されています。再検査を行う場合は，他の言葉リストを使用することが推奨されています。

バージョン1	バージョン2	バージョン3	バージョン4	バージョン5	バージョン6
バナナ	リーダー	村	川	キャプテン	娘
日の出	季節	台所	国家	庭	天国
椅子	テーブル	赤ちゃん	指	写真	山

ステップ2：時計描画テスト

口頭で指示します：「次は時計を描いていただきます。まず，時間を示す数字を描いてください。」
数字を描き終えたら，次の指示を伝えます：「では，11時10分を指す時計の針を描いてください。」
この検査には（次のページにある）印刷された円を使います。これは記憶テストではないため，必要な場合は指示を繰り返し伝えます。3分以内に時計が描けない場合はステップ3に進みます。

ステップ3：3つの言葉の記憶確認

ステップ1で伝えた3つの言葉を患者に思い出してもらいます。口頭で指示します：「覚えておくようにお願いした3つの言葉は何でしたか？」言葉リストのバージョンと患者の回答を以下に記録します。

言葉リストのバージョン：＿＿＿　患者の回答：＿＿＿＿＿　＿＿＿＿＿　＿＿＿＿＿

採点

言葉の記憶力：＿＿＿＿（0-3ポイント）	各言葉をヒントなしで思い出せた場合は1ポイント
時計描画：＿＿＿＿（0または2ポイント）	標準的な時計＝2ポイント　時間を示す数字がある程度正確な位置（例：12，3，6，9が正確な位置にある）に順番通りに描かれており，数字が抜けたり重複していないものを標準的な時計と判断します。時計の針が11と2（11:10）を指していることを確認します。針の長さは採点しません。時計が描けなかった場合や描くことを拒否した場合（異常）＝0ポイント
合計点：＿＿＿＿（0-5ポイント）	合計点＝言葉の記憶テストの得点＋時計描画テストの得点 Mini-Cog™が設定している3未満という判断基準点は認知症検査の判断基準点として認証を受けていますが，臨床上有意な認識機能障害を持つ患者の多くはこれより高い点数を獲得します。より高感度な判定を希望する場合は，追加の認知状態検査が必要とされることがあるため，4未満に設定することをお薦めします。

図　Mini-cog©

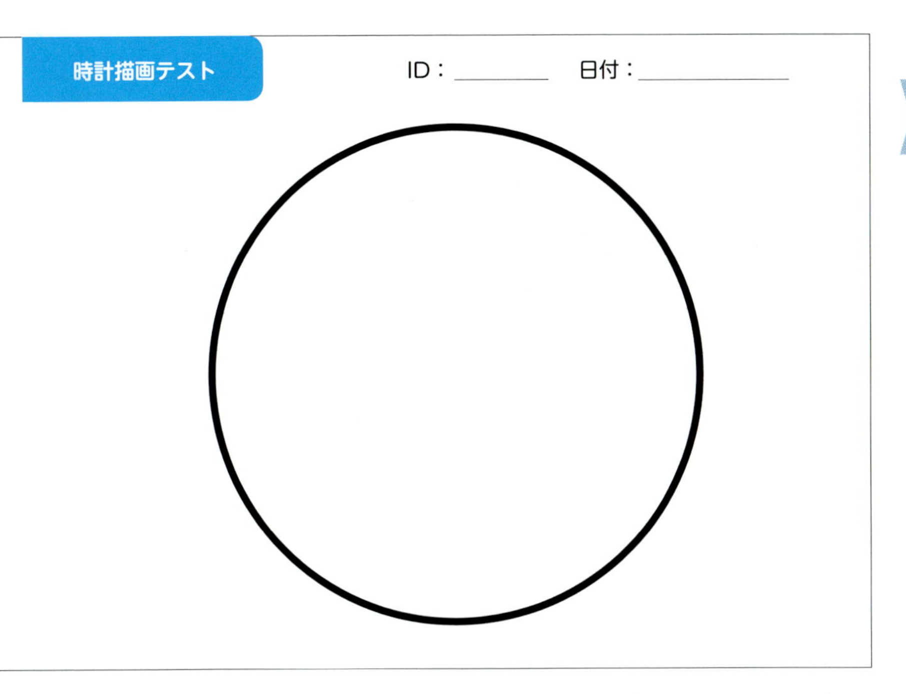

Assessment Method for the Intensive Care Unit（CAM-ICU，表2）や Intensive Care Delirium Screening Check list（ICDSC，表3）がよく用いられる[5)]。しかし，CAM-ICUにせよICDSCにせよ，せん妄の臨床診断にはならないという報告もあるため，せん妄の経過評価についてはそれぞれの施設での日常の臨床が最も大切である。なお，CAM-ICUの評価には鎮静スケールであるRichmond Agitation-Sedation Scale（RASS，表4）が必要である。

原因となる可能性のある薬剤

せん妄の原因となる可能性のある代表的な薬剤を表5に示す。抗精神病薬や睡眠薬などは脳神経系に直接影響するという観点から，原因薬剤として想像しやすい。しかし，それ以外の比較的身近な薬剤でもせん妄を引き起こす可能性があるので，注意が必要である。

特に集中治療領域で頻用される抗菌薬は，抗菌薬関連脳症としてせん妄を起こすことが知られている。なかでもセファロスポリン系は腎機能低下があると脳症を起こしやすく，せん妄へつながることがある。

表2　CAM-ICUフローチャート

<table>
<tr><td>1. 急性発症または変動性の経過</td><td>ある</td><td>なし</td></tr>
<tr><td colspan="3">A. 基準線からの精神状態の急性変化の根拠があるか？
　　　　　または
B. （異常な）行動が過去24時間の間に変動したか？　すなわち，移り変わる傾向があるか，あるいは鎮静スケール（例えばRASS），GCSまたは以前のせん妄評価の変動によって証明されるように，重症度が増減するか？</td></tr>
<tr><td>2. 注意力欠如</td><td>ある</td><td>なし</td></tr>
<tr><td colspan="3">注意力スクリーニングテスト（ASE）の聴覚か視覚のパートでスコア8点未満により示されるように，患者は注意力を集中させるのが困難だったか？</td></tr>
<tr><td>3. 無秩序な思考</td><td>ある</td><td>なし</td></tr>
<tr><td colspan="3">4つの質問のうちの2つ以上の誤った答えおよび/または指示に従うことができないことによって証明されるように無秩序あるいは首尾一貫しない思考の証拠があるか？</td></tr>
<tr><td colspan="3">質問（交互のセットAとセットB）
セットA
1. 石は水に浮くか？
2. 魚は海にいるか？
3. 1グラムは，2グラムより重いか？
4. 釘を打つのにハンマーを使用してもよいか？
セットB
1. 葉っぱは水に浮くか？
2. ゾウは海にいるか？
3. 2グラムは，1グラムより重いか？
4. 木を切るのにハンマーを使用してもいいか？
指示
1. 評価者は，患者の前で評価者自身の2本の指を上げて見せ，同じことをするよう指示する。
2. 今度は評価者自身の2本の指を下げた後，患者にもう片方の手で同じこと（2本の指を上げること）をするよう指示する。</td></tr>
<tr><td>4. 意識レベルの変化</td><td>ある</td><td>なし</td></tr>
<tr><td colspan="3">現在の意識レベルは清明以外の何か，例えば，用心深い，嗜眠性の，または昏迷であるか？（例えば評価時にRASSの0以外である）
意識明瞭：自発的に十分に周囲を認識し，また，適切に対話する。
用心深い/緊張状態：過度の警戒。
嗜眠性の：傾眠傾向であるが，容易に目覚めることができる，周囲のある要素には気付かない，あるいは自発的に適切に聞き手と対話しない。または，軽く刺激すると十分に認識し，適切に対話する。
昏迷：強く刺激した時に不完全に目覚める。または，力強く，繰り返し刺激した時のみ目覚め，刺激が中断するや否や昏迷患者は無反応の状態に戻る。</td></tr>
<tr><td>全体評価（所見1と所見2かつ所見3か所見4のいずれか）</td><td>はい</td><td>いいえ</td></tr>
</table>

CAM-ICUは，所見1＋所見2＋所見3または所見4を満たす場合にせん妄陽性と全体評価される。所見2：注意力欠如は，2種類の注意力スクリーニングテスト（ASE）のいずれか一方で評価される。

〈聴覚ASEの具体的評価方法〉

患者に「今から私があなたに10の一連の数字を読んで聞かせます。あなたが数字1を聞いた時は常に，私の手を握りしめることで示してください。」と説明し，たとえば「2・3・1・4・5・7・1・9・3・1」と，10の数字を通常の声のトーンと大きさ（ICUの雑音の中でも十分に聞こえる大きさ）で，1数字1秒の速度で読み上げ，スコア8点未満の場合（1のときに手を握ると1点，1以外で握らない場合も1点）は所見2陽性（注意力欠如がある）となる。

〈視覚ASEの具体的評価方法〉

視覚ASEに使用する絵は，Web上（http://www.icudelirium.org/delirium/monitoring.html）から無料でダウンロード可能である。Packet AとPacket Bは，それぞれがひとくくりの組であり，いずれか一方を用いて評価する。

ステップ1：5枚の絵を見せる。

　指示：次のことを患者に説明する。「＿＿＿さん，今から私があなたのよく知っているものの絵を見せます。何の絵を見たか尋ねるので，注意深く見て，各々の絵を記憶してください。」そしてPacket AまたはPacket B（繰り返し検査する場合は日替わりにする）のステップ1を見せる。ステップ1のPacket AまたはBのどちらか5つの絵をそれぞれ3秒間見せる。

ステップ2：10枚の絵を見せる。

　指示：次のことを患者に説明する。「今から私がいくつかの絵を見せます。そのいくつかはすでにあなたが見たもので，いくつかは新しいものです。前に見た絵であるかどうか，「はい」の場合には首をたてに振って（実際に示す），「いいえ」の場合には首を横に振って（実際に示す）教えてください。」そこで，どちらか（Packet AまたはBの先のステップ1で使った方のステップ2）の10の絵（5つは新しく，5つは繰り返し）をそれぞれ3秒間見せる。

スコア：このテストは，ステップ2における正しい「はい」または「いいえ」の答えの数をスコアとする。高齢患者への見え方を改善するために，絵を15cm×25cmの大きさにカラー印刷し，ラミネート加工する。眼鏡をかける患者の場合，視覚ASEを試みる時，彼/彼女が眼鏡を掛けていることを確認しなさい。

ASE；Attention Screening Examination，GCS；Glasgow Coma Scale，RASS；Richmond Agitation-Sedation Scale

〔日本集中治療医学会J-PADガイドライン作成委員会：日本版・集中治療室における成人重症患者に対する痛み・不穏・せん妄管理のための臨床ガイドライン．日集中医誌，21：539-579，2014より引用〕

表3　日本版ICDSC

項目	点数
1. 意識レベルの変化： (A) 反応がないか，(B) 何らかの反応を得るために強い刺激を必要とする場合は評価を妨げる重篤な意識障害を示す。もしほとんどの時間 (A) 昏睡あるいは (B) 昏迷状態である場合，ダッシュ (―) を入力し，それ以上評価は行わない。 (C) 傾眠あるいは，反応までに軽度ないし中等度の刺激が必要な場合は意識レベルの変化を意味し，1点である。 (D) 覚醒，あるいは容易に覚醒する睡眠状態は正常を意味し，0点である。 (E) 過覚醒は意識レベルの異常と捉え，1点である。	0, 1
2. 注意力欠如： 会話の理解や指示に従うことが困難。外からの刺激で容易に注意がそらされる。話題を変えることが困難。これらのいずれかがあれば1点。	0, 1
3. 失見当識： 時間，場所，人物の明らかな誤認，これらのうちいずれかがあれば1点。	0, 1
4. 幻覚，妄想，精神障害： 臨床症状として，幻覚あるいは幻覚から引き起こされていると思われる行動（例えば，空を掴むような動作）が明らかにある，現実検討能力の総合的な悪化，これらのうちいずれかがあれば1点。	0, 1
5. 精神運動的な興奮あるいは遅滞： 患者自身あるいはスタッフへの危険を予測するために追加の鎮静薬あるいは身体抑制が必要となるような過活動（例えば，静脈ラインを抜く，スタッフをたたく），活動の低下，あるいは臨床上明らかな精神運動遅滞（遅くなる），これらのうちいずれかがあれば1点。	0, 1
6. 不適切な会話あるいは情緒： 不適切な，整理されていない，あるいは一貫性のない会話，出来事や状況にそぐわない感情の表出。これらのうちいずれかがあれば1点。	0, 1
7. 睡眠・覚醒サイクルの障害： 4時間以下の睡眠。あるいは頻回な夜間覚醒（医療スタッフや大きな音で起きた場合の覚醒を含まない），ほとんど一日中眠っている，これらのうちいずれかがあれば1点。	0, 1
8. 症状の変動： 上記の徴候あるいは症状が24時間のなかで変化する（例えば，その勤務帯から別の勤務帯で異なる）場合は1点。	0, 1
合計点が4点以上であればせん妄と評価する。	

〔日本集中治療医学会J-PADガイドライン作成委員会：日本版・集中治療室における成人重症患者に対する痛み・不穏・せん妄管理のための臨床ガイドライン．日集中医誌，21：539-579，2014より引用〕

鑑別が必要な疾患

せん妄との鑑別が必要な疾患とそのポイントを表6に示す。脳に器質的病変を併発した場合は，新たな治療を要することもあるため医師への迅速な連絡や相談が求められる。

表4　RASS

スコア	用　語	説　明	
+4	好戦的な	明らかに好戦的な，暴力的な，スタッフに対する差し迫った危険	
+3	非常に興奮した	チューブ類またはカテーテル類を自己抜去；攻撃的な	
+2	興奮した	頻繁な非意図的な運動，人工呼吸器ファイティング	
+1	落ち着きのない	不安で絶えずそわそわしている，しかし動きは攻撃的でも活発でもない	
+0	意識清明な 落ち着いている		
−1	傾眠状態	完全に清明ではないが，呼びかけに10秒以上の開眼およびアイ・コンタクトで応答する	呼びかけ刺激
−2	軽い鎮静状態	呼びかけに10 秒未満のアイ・コンタクトで応答	呼びかけ刺激
−3	中等度鎮静	呼びかけに動きまたは開眼で応答するがアイ・コンタクトなし	呼びかけ刺激
−4	深い鎮静状態	呼びかけに無反応，しかし，身体刺激で動きまたは開眼	身体刺激
−5	昏睡	呼びかけにも身体刺激にも無反応	身体刺激

〔日本呼吸療法医学会人工呼吸中の鎮静ガイドライン作成委員会：人工呼吸中の鎮静のためのガイドライン．人工呼吸，24：146-167，2007より引用〕

表5　せん妄を起こす薬剤

薬理作用	薬剤名
鎮痛作用	NSAIDs，オピオイド
鎮静・催眠作用	ベンゾジアゼピン系
抗うつ作用	SSRI，三環系抗うつ薬
抗けいれん作用	カルバマゼピン，レベチラセタム，フェニトイン，バルプロ酸ナトリウム
抗コリン作用	アトロピン，ジフェンヒドラミン
抗菌作用	アシクロビル，アミノグリコシド系，セファロスポリン系，マクロライド系，ペニシリン系
ドパミンアゴニスト	アマンタジン，ブロモクリプチン，レボドパ
消化管機能改善作用	メトクロプラミド，ファモチジン
降圧作用	β遮断薬，利尿薬

NSAIDs：非ステロイド性抗炎症薬　SSRI：選択的セロトニン再取り込み阻害薬

薬剤性の場合の対処方法

一般的には，薬剤性せん妄の場合は原因となる薬剤の減量・中止により症状が改善する可能性があるため，早期に被疑薬を検証して中止することを考える。しかし本来，その薬剤が合目的的に処方されていたとすれば，せん妄を理

表6 せん妄と他の疾患との鑑別のポイント

病　態	特徴と鑑別のポイント
せん妄	・時間変化がある（夕方に悪化しやすい） ・急性発症である ・認知面では数字の数唱や逆唱が障害されやすい ・幻視や錯視の頻度が高い
アルツハイマー型認知症	・時間変化は少ない ・緩徐な発症である ・初期は正常で，場所の見当識障害は残りやすい
レビー小体型認知症	・幻視の内容がリアルで詳細に語られる
うつ病	・不眠や意欲低下が中心 ・意識障害はない
脳梗塞	・片側の運動麻痺など，他の脳神経系所見を伴う ・せん妄を随伴することもある
脳脊髄炎	・けいれんなどを伴うことがある ・炎症反応を認める ・せん妄を随伴することがある

由に一方的に投与を中止したことで，逆に原疾患の病態が増悪してしまう危険性もある。そのため薬剤性せん妄の場合は，まず病態をよく把握し，リハが順調に進められるように薬剤の的確化について考慮する。

以下では薬剤性せん妄への対処例として，脳卒中急性期における急性ストレス潰瘍の発症予防にファモチジン20mgを1日2回で静脈注射していた際に，せん妄を引き起こした場合について検討する。

1．被疑薬があり，減量・中止や他剤への変更が可能な場合

(1) 投与量の減量

ファモチジンは腎排泄型の薬剤で，静脈注射の場合は尿中排泄率58～97%となっている。患者の病態が侵襲による循環不全から急性腎障害となっている場合，添付文書どおりの投与量であっても過量投与になることがある。患者の検査結果から腎機能を評価して，患者の病態に合わせた投与量や投与タイミングの調節をする必要がある。本例の場合は，1回10mg 1日2回投与もしくは1回20mg 1日1回投与に減量することを検討する。

(2) 他剤への変更もしくは他剤の併用

せん妄発生の被疑薬から他剤への変更，もしくは他剤併用による被疑薬の減量については，ポイントがいくつかある。

①腎排泄から肝代謝の他剤への変更

本例の場合，ヒスタミンH_2受容体拮抗薬のファモチジンは腎排泄であるが，同系統のラフチジンは肝代謝である。ラフチジンでは，せん妄の危険性がまったくないわけではないが発生率は下がると考えられる。このように代謝経路に合わせた薬剤変更を検討することも大切である。

②作用機序の異なる他剤の併用による被疑薬の減量

本例の場合，急性ストレス潰瘍の発症予防が治療目的であるので，防御因子増強薬を併用しヒスタミンH_2受容体拮抗薬を減量するという方法も考えられる。具体的には，胃粘膜保護薬のレバミピドや，プロスタグランジン増加作用のあるテプレノンの併用などにより，ファモチジンを減量する。このように治療目的を明確にして，薬理作用の異なる薬剤を併用することで治療の継続を検討するという方法もある。

2. 被疑薬はわかっているが，減量・中止や他剤への変更が困難な場合

(1) せん妄に対する薬物療法

疾患の治療上，被疑薬を継続する場合はせん妄に対する薬物加療を行う方法がある。

①抗精神病薬

せん妄加療に対しては非定型抗精神病薬が処方されることが多い（表7）。幻視などのせん妄症状を軽減するといわれているが，わが国では適応外使用であること，また，副作用として日中の傾眠や錐体外路症状があることに注意が必要である。

②デクスメデトミジン

デクスメデトミジンがせん妄の発生予防に有用な可能性がある。心臓血管外科手術における麻酔で，デクスメデトミジンはプロポフォールと比較してせん妄発生率が有意に低いとの報告がある[6)]。すべての患者の鎮静に有効であるとのエビデンスはないが，せん妄の発生予防のための手段の一つとして検討することはできる。

表7 抗精神病薬の主な種類と特徴

一般名	主な商品名	初回投与量（目安）	特　徴	注意点
チアプリド	グラマリール®	25～50mg/回	せん妄の保険病名収載	効能は脳卒中後のせん妄による攻撃性や徘徊に対してで，術後急性期の適応はない
ハロペリドール	セレネース®	2.5～5mg/回	抗幻覚作用が強い 注射剤がある	錐体外路症状が多い 循環動態に影響を与えて，不整脈を起こす
リスペリドン	リスパダール®	0.5～2mg/回	幻覚を抑える 液剤やOD錠など剤形が豊富	腎排泄なので腎機能障害があると蓄積する 錐体外路症状が出やすい
クエチアピン	セロクエル®	25～50mg/回	鎮静効果が強い 錐体外路症状が出にくい	糖尿病患者・脂質異常症患者に使いにくい
オランザピン	ジプレキサ®	2.5～5mg/回	気分安定効果がある ザイディス®錠は内服しやすい	糖尿病患者・脂質異常症患者に使いにくい 半減期が長い（21～54時間）
ペロスピロン	ルーラン®	4～8mg/回	抗不安効果がある 半減期が短い 錐体外路症状が出にくい	空腹時投与だと吸収率が低下する
アリピプラゾール	エビリファイ®	3～6mg/回	剤形が豊富である 循環器系の影響が少ない 過鎮静になりにくい	半減期が長い（65～75時間） 投与早期に不安や焦燥をあおることがある

③ラメルテオン

ラメルテオンにはせん妄発生の予防効果の報告がある[7]。ラメルテオンはメラトニン受容体作動薬で，睡眠相のズレを調整する効果からせん妄への有効性が期待されている。今後のさらなる研究結果が期待される。

④その他の薬物療法

せん妄に対する加療で用いられる薬剤には，そのほかにもいくつかある。トラゾドンはセロトニン（5-HT_{2A}）受容体を遮断し，またセロトニン再取り込みを抑制することから，せん妄に有効であるとの報告がある。トラゾドン25mg/日 1日1回から開始して増減する。ミアンセリンは四環系抗うつ薬に分類され，不眠やうつ状態を呈する場合に用いられることがある。ミアンセリンはわが国では古くから用いられているが，国際的には一般的ではない。

スボレキサントはベンゾジアゼピン系とは異なる機序をもった睡眠薬で，せん妄の発生予防に有効であるとの報告がある。高齢者に投与する場合は少量（10mg/日 1日1回）から投与を開始する。また，漢方薬の抑肝散は，神経症や小児の夜泣きなどに用いられてきたが，術後せん妄にも有効であるとの報告がある。ただし，成分に甘草を含むため，投与の際は間質性肺炎や偽性アルドステロン症などの副作用の発生に注意が必要である。

(2) せん妄に対する非薬物的アプローチ

患者本人や家族と十分に相談のうえ現行治療を継続しながら，せん妄に対するケアを行い速やかな病状の回復を促進することも，せん妄に対するリハ薬剤での重要なアプローチである。本例の場合は，経鼻胃管からの経腸栄養投与の開始は胃粘膜保護となり，急性ストレス潰瘍の発症予防となる。

看護ケアとしての環境整備（音や明るさの調整，ライン類の整理），認知療法（見当識の確認，数唱や数列パズルの実施，名詞リストの記憶，ICU日記の作成など），リハ（早期離床，早期抜管など）については，せん妄発生予防として，近年，積極的に取り組まれるようになった。しかし，エビデンスは十分には確立されていない。そのため，さらなる取り組みの継続と今後の研究結果が期待される。

おわりに

高齢者は急性期ではもちろん回復期や生活期においても，わずかな身体変化によりせん妄を起こしやすい。せん妄に対する原因薬剤の見直しと調整は多職種で取り組み，早期に対応することが重要である。

参考文献

1）高木俊輔，他：意識障害，せん妄．臨床精神医学，44：267-276, 2015
2）Pandharipande PP, et al：Long-term cognitive impairment after critical illness. N Eng J Med, 369：1306-1316, 2013
3）Cuthbertson BH, et al：Quality of life in the five years after intensive care：a cohort

study. Crit Care, 14 : R6, 2014
4) Culley DJ, et al : Poor performance on a preoperative cognitive screening test predicts postoperative complications in older orthopedics surgical patients. Anesthesiology, 127 : 765-774, 2017
5) 日本集中治療医学会J-PADガイドライン作成委員会：日本版・集中治療室における成人重症患者に対する痛み・不穏・せん妄管理のための臨床ガイドライン．日集中医誌，21：539-579, 2014
6) Liu X, et al : Dexmedetomidine vs propofol sedation reduces delirium in patients after cardiac surgery: a meta-analysis with trial sequential analysis of randomized controlled trials. J Crit Care, 38 : 190-196, 2017
7) Hatta K, et al : Preventive effects of ramelteon on delirium: a randomized placebo-controlled trial. JAMA Psychiatry, 71 : 397-403, 2014

5 食欲低下

Point

- 食欲低下を来す背景は，疾患，薬剤，生活環境，心理的側面，加齢などさまざまである。
- 食べる場面，発症前の状況，発症からの経過と薬剤内容を吟味する。
- 口腔/嚥下，消化器，食物認知，精神神経，耐久性に影響する薬剤を鑑別する。
- 抗コリン作用薬，向精神薬，抗腫瘍薬，オピオイド，抗菌薬，非ステロイド性消炎鎮痛薬（NSAIDs）は，必ず吟味すべき薬剤である。
- 薬剤性食欲低下だけでなく，薬剤からみたリハや食欲低下改善薬剤も検討する。

はじめに

リハ薬剤は，機能の向上や維持に適切な薬剤調整をすること（リハからみた薬剤）と，薬剤に合わせた生活機能向上支援をすること（薬剤からみたリハ）である[1)]。臓器や心身・生活機能に障害をもつ人またはもつ可能性が高い人が，その対象となる。食欲低下は，栄養摂取不足を介して筋量や筋機能の低下，活動性の低下などを来し，臓器や心身・生活機能の向上にとって障壁となる。本項では，食欲低下に関連する薬剤の見極めのポイントを整理し，リハ薬剤における「リハからみた薬剤」，特に薬剤性食欲不振について概説する。

病　態

食欲低下は症状であり，食欲低下を来す病態はさまざまである（表1）。食欲不振は薬剤の副作用により引き起こされるほかに，原疾患（併存疾患）から生じるもの，生活環境の変化から生じるもの，心理的側面や加齢に関連するも

表1　食欲低下症状の背景

分　類	例
原疾患（併存疾患）	がん悪液質，慢性腎不全，認知症（認知機能障害），嘔気を伴う消化器疾患，甲状腺機能低下，薬物依存症，代謝異常を来す疾患　など
薬剤の副作用	味覚異常，口腔乾燥，嘔気，便秘，ポリファーマシー，意識障害，認知機能低下，意欲低下　など
生活環境	入院，転院，集団生活　など
心理的側面	スピリチュアルな問題，不安，焦燥　など
加　齢	加齢

のが考えられる。必ずしも食欲低下の原因を一つに同定・分離することはできないが，食欲不振の原因をアセスメントすることはリハ薬剤に不可欠なプロセスである。

リハからみた薬剤という視点で考える際には，投与されている薬剤と食欲低下の関連を検討する。食欲低下は口腔器官や消化管臓器の不調で引き起こされるだけでなく，食物認知に異常を来しうる中枢神経系の異常，耐久性/持続性の低下でも生じる。そのため，投与中薬剤のほとんどについて食欲低下症状との関連性を吟味しなければならない。

症状評価のポイント

食欲低下の原因が薬剤性なのかどうかを評価するためには，口腔と嚥下，消化器系異常の有無，食物認知機能低下の有無，精神神経症状の有無をみる（表2）。

口腔衛生状態の評価は，歯科でなくても評価可能なOral Health Assessment Tool[2]のようなツールを使えば，量的スケールで記録できる。明らかな口腔乾燥であれば視診のみで評価可能である。唾液分泌減少は，簡易的に反復唾液嚥下テスト（唾液嚥下を30秒間繰り返し，3回以上嚥下できるかどうかみる）で代用することもできる[3]。また，味覚異常があるかどうかを患者に聞き取ることや，義歯の適合や保清状況の確認も重要である。加えて，動作を緩慢にする作用のある薬剤が嚥下協調運動にも影響することから，食事場面や水飲みテスト，ゼリーなどを用いた食物テスト時の口腔・嚥下運動も評価する。

薬剤と消化器系異常の因果関係を客観的検査で同定するのは難しい。しかし，薬剤投与歴と症状出現までの食事摂取状況の変化を調査することで，因果

表2　薬剤性食欲低下をみるためのポイント

視　点	評価する内容
口腔/嚥下問題	口腔乾燥 唾液分泌 嚥下のスムーズさ 味覚異常 義歯適合と保清
消化器系異常	嘔気・下痢・便秘・腹痛の有無 薬剤服用歴と症状出現，変化の記録
食物認知	食べる意欲 食事中の食物認知 全般的認知機能
精神神経	意識レベル 注意力 発症前の状況
耐久性/持続性	食事中の疲労 座位時疲労 食事後半のムセ

関係を推定できることがある。患者への聞き取りと医療記録のレビューがアセスメントのカギである。

食物認知機能低下も客観的検査で同定することは難しいが，食事場面の観察で影響を推定することはできる。食べる意欲が低下しているのか，そもそも食物認知に重度の障害を呈しているのかを評価する。また，食べる意欲や食事中の食物認知を評価項目に含む多角的食支援ツール（KTバランスチャート）もある[4]。これは，患者の体調や食べる場面，生活場面を見ていれば，どのような職種でも評価できる使いやすいツールである。さらに，全般的認知機能を評価することもアセスメントの助けになる。信頼性と妥当性が検証済みの全般的認知機能評価ツールとして，ミニメンタルステート検査（Mini Mental State Examination；MMSE）[5]やCognitive Performance Scale（CPS）[6]などがある。

精神神経系への薬剤の影響をみるには情報と観察が重要である。意識レベルや注意力を低下させうる薬剤の服用歴と，食事場面または食事以外の日中の生活場面での意識レベルや注意力の観察を行う。同様の場面でのもともとの意識レベルや注意力についての情報が家族や介護者から得られると，評価の精度を高める手助けとなる。

食欲低下という医療者の判断には，（食べたいかもしれないが）疲労のため食べ続けられなかった患者も含まれるかもしれない。リハ薬剤の視点では，食事摂取を継続するために必要な耐久性/持続性に問題が出ていないかどうかを評価する。高齢者は若年成人に比べ，食事中に嚥下運動で疲労しやすいという報告がある[7]。疲労している状態に薬剤の影響がさらに加わり，食事摂取量に影響が出ているかもしれないため，食事場面の観察と耐久性/持続性を低下させるかもしれない薬剤の服用歴を調べる必要がある。

原因となる可能性のある薬剤

評価のポイントと同様に，観察すべき症状の5つの視点（口腔/嚥下問題，消化器系異常，食物認知，精神神経，耐久性/持続性）に分けて薬剤の影響を検討する（表3）。

表3　視点別の薬剤例

視　点	吟味すべき薬剤代表例
口腔/嚥下問題	抗コリン作用薬 利尿薬 筋弛緩薬 抗腫瘍薬
消化器系異常	抗腫瘍薬 オピオイド 抗コリン作用薬 アルツハイマー型認知症治療薬 向精神薬 強心薬 非ステロイド性消炎鎮痛薬 抗菌薬
食物認知	向精神薬 ヒスタミン受容体拮抗薬 オピオイド ステロイド せん妄を引き起こしうる薬剤
精神神経	向精神薬全般
耐久性/持続性	向精神薬全般 アドレナリン α_1 受容体作動薬 筋弛緩薬 甲状腺ホルモン薬/抗甲状腺薬 錐体外路症状を引き起こしうる薬剤

1 口腔/嚥下問題

抗コリン作用をもつ薬剤は口腔衛生や嚥下運動に影響する。唾液分泌を減少させ，味覚変化，嚥下運動の潤滑性，嚥下クリアランスを悪化させる。利尿作用をもつ薬剤も唾液量減少を介して同様に悪影響を及ぼす可能性がある。また，筋弛緩作用のある薬剤は，口腔/嚥下運動の緩慢を引き起こし，摂食量を低下させる。そのほか，いくつかの抗腫瘍薬は味覚異常を引き起こしやすいことも知られている。

2 消化器系異常

抗腫瘍薬の多くは食欲減退や消化管粘膜障害を引き起こし，嘔気や下痢の原因になる。オピオイドやμ受容体刺激作用をもつ類似薬剤は，中枢性嘔気と消化管蠕動抑制に伴う嘔気を生じやすい。また，抗コリン作用薬は消化管蠕動抑制により，消化管内容うっ滞を介して求心性に嘔吐中枢を刺激する可能性がある。逆に，アルツハイマー型認知症治療薬を代表とするコリンエステラーゼ阻害薬は，消化管蠕動興奮や収縮を来し，下痢や腹痛といった食欲低下の原因になる可能性がある。

向精神薬は消化管蠕動抑制や抗コリン作用，間接的なセロトニン（5-HT_3）受容体作用をもつものがあり，注意が必要である。強心薬のジギタリス製剤は血中濃度が上昇すると消化器症状（嘔吐や食欲低下）が出現しやすい。シクロオキシゲナーゼ阻害作用のある非ステロイド性消炎鎮痛薬（NSAIDs）は，プロスタグランジン合成低下を介して胃粘膜障害を引き起こしうる。また，抗菌薬は腸内細菌増殖阻害などにより下痢の原因となる。

3 食物認知

食物認知や食事場面での食べる意欲の低下には，認知機能を低下させる副作用をもつ薬剤や，意識レベルを悪化させる可能性がある薬剤が関わっていることがある。向精神薬が過度に作用すると，多くの場合で認知機能と意識レベルを悪化させる。また，薬剤性せん妄の誘発原因であることが多いヒスタミン受容体拮抗薬やオピオイド，ステロイドは，日内リズム障害を介して食事摂取量不足を招くおそれがある。

4 精神神経

食物認知に影響する薬剤と同様に，向精神薬は注意力低下を招く。食事場面での注意力低下は食事時間の延長，疲労などから食事摂取量不足の一因となる。日中の過度な鎮静は，食物認知以前の問題である。

5 耐久性/持続性

食事場面での耐久性低下は向精神薬やアドレナリンα_1受容体作動薬，筋弛緩薬，抗甲状腺薬の影響を考えなければならない。また，甲状腺ホルモン薬が不足しているときにも耐久性や持続性の低下がみられる。そのほか，錐体外路症状は食事動作の巧緻性と協調性を損なわせるため，錐体外路症状を引き起こしやすい向精神薬や一部のドパミン受容体遮断薬に起因した不随意運動が出ていないか観察する。

鑑別が必要な疾患

表1には食欲不振の原因となりうる要素をすでにあげた。そのなかで，原疾患（併存疾患）の影響で生じる食欲低下を示したが，鑑別疾患の代表的なものについて以下に述べる。

がんや慢性腎不全などの慢性炎症性代謝異常，悪液質を来すような疾患（表4）では，食欲低下症状が出現しやすい。また認知症が進行すると，食べることに関わる障害が出現しやすい。食物認知以外にも食事に必要な判断，食べる動作の実行など多段階過程での機能障害がみられるためである。さらに，摂食嚥下には視覚・聴覚・嗅覚・味覚・触覚・温痛覚などすべての感覚を動員するが，進行した認知症では感覚鈍麻がみられやすい。

消化器疾患は全般的に食欲低下の要因となりうる。消化管の粘膜障害，通過

表4 悪液質を引き起こす疾患

- 悪性腫瘍
- 慢性腎不全
- 慢性心不全
- 慢性閉塞性肺疾患
- 慢性肝不全
- 関節リウマチ
- 炎症性腸疾患
- 慢性感染症〔後天性免疫不全症候群（acquired immunodeficiency syndrome；AIDS），結核など〕
- 膠原病
- 慢性膵炎

障害，蠕動不全のほかに，肝胆膵疾患では腹痛や悪心，付随した腸管麻痺などによって食欲が低下する。そのほか，甲状腺機能低下の主症状として食欲低下がある。代謝恒常性に深く関与する甲状腺ホルモンが欠乏していると，体液貯留や消化管蠕動不全が引き起こされる。また，エネルギー代謝が低下することで全般的な気力や体力が減衰し食欲低下につながる。さらに，アルコールや向精神薬などの薬物依存症でも食欲低下はみられる。

大事な点は，これらの疾患があったからといって，必ずしも疾患単独で食欲低下が生じているとは限らないことである。併存疾患をもつ高齢者は薬剤服用数が多く，薬剤性食欲低下を併発しているかもしれない。

薬剤性の場合の対処方法

薬剤性食欲低下の可能性を排除できない場合，薬剤の休薬や減量・変更を考慮する。休薬などによって症状が消失，改善したときには診断に至ることができ，治療の一環にもなる。休薬などが許容できない場合，つまり疾患の治療でその薬剤が重要であり処方を変更できないときには，薬剤からみたリハの視点で関わる。食欲低下を改善するために患者を個別に全人的に評価し，ケアの工夫，活動量や生活環境の工夫などを行う。

おわりに

本項では，薬剤性の食欲低下とその鑑別，対処法について概説した。食欲低下は薬剤性だけとは限らない。また，非薬剤性食欲低下に対する薬物療法もリハ薬剤の一つの戦略である。食欲低下を改善できれば，栄養摂取量が増え，骨格筋量/筋力の向上，生活機能の向上が期待できる。食欲低下という症状をみた場合，リハ薬剤という考え方をフル活用していただきたい。

引用文献

1）Wakabayashi H：Rehabilitation pharmacotherapy：A combination of rehabilitation and pharmacotherapy. J Gen Fam Med, 19：43-44, 2018
2）Chalmers JM, et al：The oral health assessment tool--validity and reliability. Aust Dent J, 50：191-199, 2005

3) Persson E, et al : Repetitive Saliva Swallowing Test : Norms, Clinical Relevance and the Impact of Saliva Secretion. Dysphagia, 34 : 271-278, 2019
4) Maeda K, et al : Reliability and Validity of a Simplified Comprehensive Assessment Tool for Feeding Support : Kuchi-Kara Taberu Index. J Am Geriatr Soc, 64 : e248-e252, 2016
5) Folstein MF, et al : The Mini-Mental State Examination. Arch Gen Psychiatry, 40 : 812, 1983
6) Morris JN, et al : MDS Cognitive Performance Scale. J Gerontol, 49 : M174-182, 1994
7) Hiramatsu T, et al : Effect of aging on oral and swallowing function after meal consumption. Clin Interv Aging, 10 : 229-235, 2015

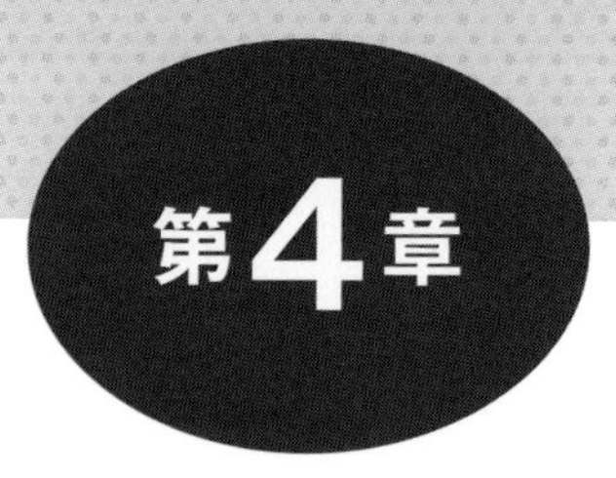

疾患・病態に応じたリハ薬剤の考え方

1 脳卒中

Point

- 脳卒中は運動器疾患などとともにリハの対象となることの多い疾患である。
- 脳卒中による麻痺や言語障害，認知障害に対して早期からのリハが勧められており，リハの目的には在宅復帰や社会復帰などがある。
- 脳卒中は，二次予防対策として抗血栓薬，生活習慣病改善薬などとともにてんかん，うつ，せん妄，認知症などの症状に応じた薬物治療が行われる。
- 脳卒中発症後はポリファーマシーになることが多いが，不適切処方とならないよう，個々の症例での見極めが重要となる。

はじめに

脳卒中は，脳梗塞や脳出血，くも膜下出血など脳血管障害の総称である。2014年度に公表された厚生労働省の患者調査では，脳血管疾患の総患者数は約118万人であり，その数には減少傾向が認められるものの依然として有病率の高い疾患である。医療の進展に伴い脳血管疾患における死亡率は低下傾向にある。しかし，脳虚血により非可逆的な神経細胞死や脳組織損傷を受けるため麻痺や言語障害，認知障害をもたらす。このため発症早期の診断および治療がその後の機能回復において重要である。

脳卒中は再発率が高く，その二次予防対策として薬物治療が施行される。脳卒中の病型により再発予防薬として抗血栓薬（抗血小板薬や抗凝固薬）が使用される。また，生活習慣病を基盤とした発症例も多く，再発予防には動脈硬化の進展抑制を図るため厳格な生活習慣病管理が必要となる。さらに，脳卒中の合併症にはてんかん，うつ，せん妄，認知症などの精神神経症状のほか，尿失禁や深部静脈血栓症，骨粗鬆症や疼痛といったさまざまな症状がみられ，この対策として薬物治療が行われる[1]。したがって，脳卒中患者ではポリファーマシーとなるケースが多くみられる。

一方，日常生活動作（activities of daily living；ADL）向上と社会復帰を図るためには，早期からの積極的なリハが勧められている。実際，脳卒中はリハの対象となる頻度の最も高い疾患である。リハにおいては栄養管理も重要である。脳卒中では嚥下障害が起こりやすく経口摂取が困難となる場合もみられるものの，必要十分な栄養供給がなされないとリハの成果は期待できず，リハおよび栄養管理が並行して適切に行われる必要がある[2]。適切なリハや栄養管理の実施に対して，薬剤使用がそれを阻む場合や扶助している場合も考えられる。本項では，脳卒中後の薬剤使用によるリハへの影響について述べる。

脳卒中患者に用いられる薬剤とリハへの影響

1．再発予防

(1) 非心原性脳梗塞

非心原性脳梗塞の再発予防にアスピリンとクロピドグレル，シロスタゾールといった抗血小板薬が用いられる。発症初期にはこれらの併用投与も行われる。抗血小板薬には，再発抑制効果というベネフィットとともに出血性合併症を惹起するというリスクがある。出血性合併症はリハの妨げになると考えられるため，その使用には十分な注意が必要である。抗血小板薬の併用投与については，弱い勧告ながらも脳梗塞発症後1年以上経過した場合，出血性合併症を増加させるため行わないよう勧められている[3]。したがって，薬歴などを確認し継続使用に注意を払うべきである。

また，アスピリン投与例では，消化管傷害の予防のためプロトンポンプ阻害薬（PPI）やヒスタミンH_2受容体拮抗薬を併用するケースもある。PPIなどの制酸薬の使用は肺炎リスクと関連することが報告されているため[4]，誤嚥性肺炎のリスクが高い脳卒中患者においては，これらの漫然投与は慎むべきであると考えられる。一方，ヒスタミンH_2受容体拮抗薬は，せん妄の発症リスクがあることから[5]，腎排泄型の多いヒスタミンH_2受容体拮抗薬投与例では腎機能に配慮した適切な投与量を遵守する必要があると考えられる。

シロスタゾールは，ホスホジエステラーゼ3阻害作用をもち血小板凝集抑制作用を示すが，血管内皮細胞の一酸化窒素産生増加作用や内皮細胞のアポトーシス抑制作用をもつなどして，動脈硬化に対して進行抑制的に働くことなどが報告されている[6]。また，シロスタゾールはサブスタンスPの放出作用があることから，脳卒中患者における誤嚥性肺炎の予防効果について検討されている。それによると，現状では検討症例数の不足から十分なエビデンスとは言い切れないものの，脳卒中患者における肺炎発生率を低下させたことが示唆されており，嚥下機能障害例では検討されてよい抗血小板薬であると考える[7]。

一方，頻脈や頭痛といった有害事象には留意するべきである。クロピドグレルやチクロピジンには重篤な有害事象として血栓性血小板減少性紫斑病や無顆粒球症があり，主に投与開始後2カ月以内に起こることから，厚生労働省より緊急安全性情報が発出されている。定期的な血液検査とともに副作用の初期症状である発熱や倦怠感，紫斑（出血斑）などの出血症状，食欲不振や意識障害などの症状出現について患者教育が必要である。

(2) 心原性脳梗塞

心原性脳梗塞に対してはワルファリンおよび直接経口抗凝固薬（DOAC）が用いられる。ワルファリンの使用にあたっては，ビタミンKの拮抗作用から納豆をはじめとする食物摂取に注意が必要である。また，脳梗塞患者の合併症には骨粗鬆症があり，オステオカルシンの骨形成促進作用に相反する作用をもつことから骨粗鬆症を助長することが危惧される。しかし，現在までにワルファリン使用で骨粗鬆症が明らかに増加したとの報告は散見する程度である。

DOACについては，主な薬剤排泄経路が腎臓であることから，年齢とともに腎機能の低下がみられる高齢者では過量投与に注意が必要である。DOAC投与時は腎機能や年齢，体重を考慮した薬剤選択や投与方法に注意が払われるべきである。

2. 高血圧症管理

脳卒中後の二次予防として降圧は重要であり，わが国の脳卒中治療ガイドラインでは，再発予防として少なくとも収縮期血圧140mmHg未満を目標とすることが勧められている。実際，PROGRESS試験では120mmHg程度まで降圧した群で脳梗塞や脳出血の再発率が低下したことが示されている[8]。その後行われた130/80mmHg未満を目標としたSPS3試験の積極降圧群では，降圧薬が平均で2.4種類使用されたことが示されている[9]。十分な降圧を得るためには多剤併用にならざるを得ない面もある。

再発予防に対してどの降圧薬がよいかについては十分なエビデンスはないのが現状である。そのなかで，サイアザイド系の利尿薬はカルシウムの再吸収作用より骨粗鬆症に有利に働く面があるものの，低カリウム血症を生じる可能性がある。その場合，筋線維壊死や高クレアチンキナーゼ血症を生じる場合があり，リハには不利に働く可能性があるため，電解質失調には注意が払われるべきである。

アンジオテンシン変換酵素（ACE）阻害薬は，ブラジキニンの分解抑制作用から誤嚥性肺炎の予防効果が報告されており，嚥下機能低下症例の降圧薬として有用性が考えられる[10]。また，アンジオテンシンが活性化するとTNF-αおよびIL-6の増加によるNF-κBの活性化やIGF-1やGLUT-4の抑制，ユビキチン・プロテアソーム経路活性化といった筋合成に負の面すなわちリハへの悪影響を及ぼす可能性がある。これを抑制するACE阻害薬やアンジオテンシンⅡ受容体拮抗薬（ARB）は，中枢神経系に対する食欲や身体活動の向上などの効果も相まって，筋面積増加や皮下脂肪抑制といった症状改善に寄与する可能性が考えられる。この点については今後の知見の集積が期待される[11]。

カルシウム拮抗薬は，歯肉増殖や下腿浮腫がみられる場合があり，患者観察が重要である。また，β遮断薬は現在，降圧薬の第一選択から外れた薬剤ではあるが，心不全や心房細動，狭心症などを合併している場合では使用される機会もある。また，脳卒中後の感情障害に使用されるケースもみられる。β遮断薬服用中にリハを行った場合，心拍数が上昇しにくく，生理学的な反射や反応性に乏しいことに注意が必要と思われる。

これらの降圧薬を用いた際，過度の降圧にも十分な注意が必要である。特に80歳以上の虚弱高齢者に対して降圧薬を3剤使用した場合は死亡率が上昇したことが報告されている[12]ことからも，他の生活習慣病一般にいえることであるが，80歳以上の超高齢者に対してどこまで生活習慣病を薬物治療で是正していくかについては今後の知見の集積が必要である。降圧薬全般で，めまいやふらつきといった有害事象による転倒のリスクがあり，易疲労感，頭重感，しびれ・脱力などの脳虚血あるいは神経症状の増悪が生じる場合があることから，降圧薬投与がリハに及ぼす影響には注意が必要である。

3. 脂質異常管理

脳卒中後の脂質異常もまた厳格な治療対象である。日本動脈硬化学会では冠動脈疾患の既往がある場合，LDL-コレステロール（LDL-C）は100mg/dL以下を到達努力目標としている。LDL-C低下作用の強いスタチンの使用例は多いものと思われる。スタチンの副作用としてはミオパチーや横紋筋融解症がよく知られている。これらの副作用があるため筋肉増強に対して悪影響を及ぼす薬剤と考えられるが，一方では，脂質異常をもつサルコペニアに対してスタチン投与患者ほど筋力改善効果が高かったことや[13]，スタチンによって骨折リスクが低減したことも報告されている[14]。スタチンについては炎症反応を抑制するなどの多面的薬理作用を有するとの報告も散見され[15]，リハに有効に働く面も考えられる。脂質異常に対してはスタチンにエゼチミブやイコサペンタエン酸（EPA）が併用される場合もあるが，それらがリハにとってどのような影響を及ぼすかについては今後の検討が必要である。

4. 糖尿病管理

糖尿病治療においては高血糖の是正とともに，先にあげた高血圧，脂質異常などを包括的に管理することが肝要である。これは，糖尿病のみを単独に改善してもベネフィットは限られていることが示されているためである。

糖尿病治療薬の成果については，脳梗塞または一過性脳虚血発作（transient ischemic attack；TIA）の既往があるインスリン抵抗性患者において，5年以内に脳卒中の再発や心筋梗塞（myocardial infarction；MI）の発症がみられるリスクが高い患者群に対するチアゾリジン系のピオグリタゾンによる再発予防効果が報告され[16]，また，ピオグリタゾンで脳卒中の再発リスクを有意に低下させたなどの成績が示されている[17]。一方，ピオグリタゾンについては，ナトリウム再吸収による浮腫や心不全の悪化，またPPAR-γの活性化による骨芽細胞の分化を抑制するといった薬理作用に基づく大腿骨・橈骨などの骨量減少が報告されている点に注意が必要である[18]。

ビグアナイド系のメトホルミンは，肝臓での糖放出抑制作用と骨格筋での糖の取り込み促進作用によりインスリン感受性を改善する。大規模臨床研究のUKPDSでは，メトホルミン投与が糖尿病関連死，心筋梗塞，脳卒中を減少させたことが報告されている[19]。ビグアナイド系は他剤に比べて体重増加を来しにくいといった特徴があり，主に肥満を合併した糖尿病患者に使用され，欧米の糖尿病ガイドラインでは第一選択薬となっている。2型糖尿病や心不全を伴うサルコペニアに対する使用も検討されており，骨格筋のAMPキナーゼに続くPI3K経路活性化およびインスリン非依存性のGLUT-4活性化によるアミノ酸の細胞内取り込みに対し促進的に作用すると考えられている[20]。また，インスリンを介さない薬理作用から，単独投与では低血糖を起こしづらく，脳卒中患者の糖尿病治療薬として魅力的であるが，これらの効果は低カロリー摂取と運動療法を凌駕するものではないとも報告されている[21]。

このほか，グリニド系やスルホニルウレア系などのインスリン放出促進作用をもつ薬剤では，低血糖症状に注意が必要である。特にスルホニルウレア系は代謝物にも活性があるため，高齢者や腎機能低下患者では薬効の持続によって低血糖の危険性が高い。ヘモグロビンA1cの低下作用が強いことから以前より繁用されてきた薬剤であるが，リハ患者においてはその継続使用について十分な吟味が必要と考える。

脳卒中後の合併症対策

脳卒中では神経細胞死や脳組織損傷により，麻痺や言語障害，認知障害などさまざまな障害がみられる。これらの症状に対して薬物療法が施行されることも多い。せん妄に対して抗精神病薬が投与されるほか，不眠症，てんかん発作などでも薬剤が投与される。これらの薬剤による使用上の注意は他項に譲るが，その他の症状管理に用いられる薬剤の注意点について述べる。

1．抑うつ

脳卒中治療ガイドライン2015において，女性，65歳以下，独居，再発，要介助状態施設入所などを背景因子として，脳卒中患者の33%にうつ状態の併発がみられるとしている。脳卒中後のうつはADLや認知機能の改善を阻害する要因となりうるため十分な評価が必要と考えられる。

軽症例では患者背景や病態の理解に努め，支持的精神療法と心理教育を行うこともある。一方，薬物治療では選択的セロトニン再取り込み阻害薬（SSRI），セロトニン・ノルアドレナリン再取り込み阻害薬（SNRI），ミルタザピンなどが忍容性の面から推奨されている。ミルタザピンを除いて即効性は期待できないため十分な説明を要する。また，SSRIやSNRIでは投与初期や増量期にアクチベーション症候群による不安，焦燥，不眠，敵意，衝動性，易刺激性，アカシジア，パニック発作，軽躁，躁状態などを呈することがあるため注意が必要である。そのほか，中等度以上のうつ病では三環系抗うつ薬が用いられる場合もある。三環系抗うつ薬は抗コリン作用が強く，便秘などの消化器症状とともに認知機能低下などにも注意する。

2. 骨粗鬆症

脳卒中では骨粗鬆症のリスクも増大する。骨粗鬆症は骨折のリスクを高め，骨折後は寝たきりになるといった悪循環に陥る。栄養摂取不良患者ではカルシウムやビタミンDの不足を疑い両者の投与を考慮する。何らかの理由でステロイドが使われている場合は，その投与量に応じて骨粗鬆症のリスクが増大するため注意が必要である。また，前述したように続発性の骨粗鬆症としてPPIや糖尿病治療薬のチアゾリジン系薬，抗うつ薬のSSRI，抗てんかん薬により骨粗鬆症のリスクが増大する一方，降圧薬のサイアザイド系薬や糖尿病治療薬のインクレチン製剤，スタチンは骨粗鬆症に対して何らかの利益があることが報告されている[22)]。

おわりに

本項では脳卒中発症後のリハ期に使用される薬剤について，薬剤によるリハへの影響を中心に述べた。急性期施設の在院日数が短縮されリハ病棟に収容される亜急性期ともいえるこの時期は，その後の在宅治療などへの橋渡しとなる大切な時期と考える。リハを行っているタイミングで，リハに悪影響を及ぼすことなく患者のADLが改善することで脳卒中患者の生活の質（quality of life；QOL）向上につながるものと考える。今後，リハに及ぼす薬剤の影響についてさらに詳細な検討が必要と考える。

引用文献

1）Langhorne P, et al：Medical complications after stroke：a multicenter study. Stroke, 31：1223-1229, 2000
2）若林秀隆：リハビリテーションと栄養管理．静脈経腸栄養，26：3-8, 2011
3）日本脳卒中学会 脳卒中治療ガイドライン作成委員会・編：脳卒中治療ガイドライン2015，協和企画，2015
4）Herzig SJ, et al：Acid-suppressive medication use in acute stroke and hospital-acquired pneumonia. Ann Neurol, 76：712-718, 2014

5) Edward R, et al : Delirium in hospitalized older adults. N Engl J Med, 377 : 1456-1466, 2017
6) 尾崎由基男：心血管疾患予防における抗血小板薬の内皮機能改善効果を探る．journal of vascular medicine，2：211-219，2006
7) Nakashima H, et al : Cilostazol for the prevention of pneumonia: a systematic review. Pneumonia, 10 : 3, 2018
8) Arima H, et al : Lower target blood pressures are safe and effective for the prevention of recurrent stroke: the PROGRESS trial. J Hypertens, 24 : 1201-1208, 2006
9) Benavente OR, et al : Blood-pressure targets in patients with recent lacunar stroke: the SPS3 randomised trial. Lancet, 382 : 507-515, 2013
10) Arai T, et al : ACE inhibitors and protection against pneumonia in elderly patients with stroke. Neurology, 64 : 573-574, 2005
11) Onder G, et al : Validated treatments and therapeutics prospectives regarding pharmacological products for sarcopenia. Journal of Nutrition, Health & Aging, 13 : 746-756, 2009
12) Benetos A, et al : Treatment with multiple blood pressure medications, achieved blood pressure, and mortality in older nursing home residents: The PARTAGE Study. JAMA Intern Med, 175 : 989-995, 2015
13) Onder G, et al : Validated treatments and therapeutics prospectives regarding pharmacological products for sarcopenia. Journal of Nutrition, Health & Aging, 13 : 746-756, 2009
14) An T, et al : Efficacy of statins for osteoporosis: a systematic review and meta-analysis. Osteoporos Int, 28 : 47-57, 2017
15) 塩田正之，他：スタチンのpleiotropic effectsとその分子機序．日薬理誌，128：161-166, 2006
16) Kernan WN, et al : Targeting pioglitazone hydrochloride therapy after stroke or transient ischemic attack according to pretreatment risk for stroke or myocardial infarction. JAMA Neurol, 74 : 1319-1327, 2017
17) George N, et al : Insulin resistance intervention after stroke trial of pioglitazone: Is this perhaps the end of the beginning?. Stroke, 47 : 1962-1964, 2016
18) Aubert RE, et al : Rosiglitazone and pioglitazone increase fracture risk in women and men with type 2 diabetes. Diabetes Obes Metab, 12 : 716-721, 2010
19) UK Prospective Diabetes Study (UKPDS) Group : UK Prospective Diabetes Study (UKPDS) Group, Effect of intensive blood-glucose control with metformin on complications in overweight patients with type 2 diabetes (UKPDS 34). Lancet, 352 : 854-865, 1998
20) Musi N, et al : Metformin increases AMP-activated protein kinase activity in skeletal muscle of subjects with type 2 diabetes. Diabetes, 51 : 2074-2081, 2002
21) Knowler WC, et al : Reduction in the incidence of type 2 diabetes with lifestyle intervention or metformin. N Engl J Med, 346 : 393-403, 2002
22) 野村和至，他：薬剤と骨粗鬆症（2）プロトンポンプ阻害薬およびその他の薬剤．THE BONE, 27：77-81，2013

2 心不全

Point

- 高齢化に伴い心不全患者が増加し，心不全リハの重要性が高まっている。
- 多職種での連携と早期リハの実践が大切である。
- 心不全患者の日常生活動作（ADL）や生活の質（QOL）の改善にリハ薬剤の考え方は必要である。
- 薬物治療も長期にわたることが多く，患者モニタリングが大切である。
- 地域において安心して生活していけるサポート体制の構築が課題である。

はじめに

わが国において高齢化が急激に進んでいる現在，約120万人もの心不全患者がいるといわれており[1]，今後さらに高齢者の心不全罹患率が高くなると予想されている[1),2)]。感染症に例えて「心不全パンデミック」[2]という言葉もあり，爆発的に心不全患者が増えてきていることを意味している。また，心不全患者では高齢化に伴い多くの合併症やサルコペニアやフレイルを有していることが多く，いずれも日常生活動作（activities of daily living；ADL）を低下させる。入院中に顕著にADLが低下するケースもまれではなく，在院日数の延長や生活の質（quality of life；QOL）の低下に直結する。そのため，早期からの心臓リハ[3]（図1）が注目されている。また，生命予後のみならず，再入院や身体機能低下の予防などの重要性が高まっている。心不全の治療において，リハと薬物療法に多職種で協力して取り組むことは非常に重要である。「リハからみた薬剤」や「薬剤からみたリハ」[4]の考え方に基づくことで，心臓リハの効果を最大限高めることができる。本項では，心不全のリハにおける主な治療薬と介入のポイントについて解説する。

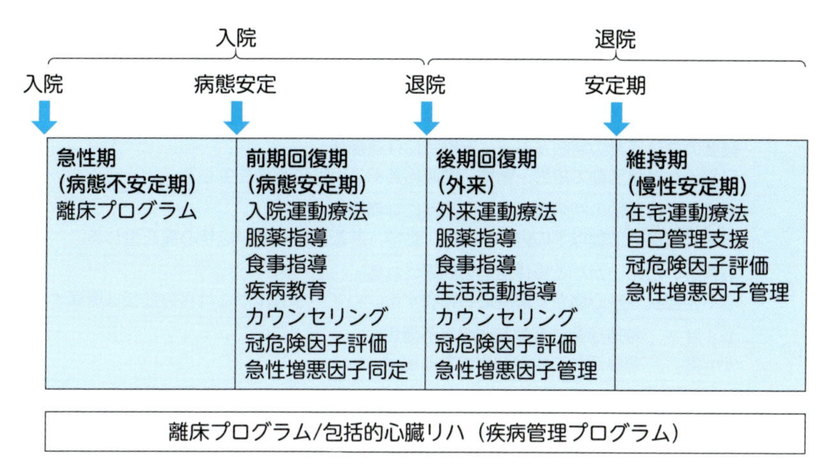

図1 心不全の心臓リハ標準プログラム

心不全の病態

心不全とは，心臓に器質的または機能的な異常が生じて心臓が正常に機能できていない状態である。急性心不全は，心臓に器質的および・あるいは機能的異常が生じて急速に心臓のポンプ機能の代償機転が破綻する。心室拡張末期圧の上昇や主要臓器への灌流不全を来し，それに基づく症状や徴候が急速に出現，あるいは悪化した病態であると急性・慢性心不全診療ガイドラインで定義されている[5]。

慢性心不全は，慢性の心筋障害により心臓のポンプ機能が低下する。末梢主要臓器の酸素需要量に見合うだけの血液量を絶対的に，また相対的に拍出できない状態である。肺・体静脈系または両系にうっ血を来し日常生活に障害を生じた病態であると，急性・慢性心不全診療ガイドラインで定められている[5]。また，うっ血性心不全患者で体重減少を伴う場合，心臓悪液質を認めることが多い。心臓悪液質はさまざまな要因が関係していると知られている。そのなかでも心不全患者では特に慢性の炎症が重要であり，生命予後は不良である。慢性心不全は運動耐容能の低下もみられるが，その他さまざまな機能の異常を引き起こすため，心臓の疾患ととらえるのではなく，全身の疾患としてとらえる必要がある。

重症度の評価には，ニューヨーク心臓協会（New York Heart Association；

表1　NYHA分類

Ⅰ度	心疾患はあるが身体活動に制限はない。 日常的な身体活動では著しい疲労，動悸，呼吸困難あるいは狭心痛を生じない。
Ⅱ度	軽度の身体活動の制限がある。安静時には無症状。 日常的な身体活動で疲労，動悸，呼吸困難あるいは狭心痛を生じる。
Ⅲ度	高度な身体活動の制限がある。安静時には無症状。 日常的な身体活動以下の労作で疲労，動悸，呼吸困難あるいは狭心痛を生じる。
Ⅳ度	心疾患のためいかなる身体活動も制限される。 心不全症状や狭心痛が安静時にも存在する。わずかな労作でこれらの症状は増悪する。
(付)	Ⅱs度　身体活動に軽度制限のある場合 Ⅱm度　身体活動に中度制限のある場合

〔Yancy CW, et al：2013 ACCF/AHA Guideline for the management of heart failure：a report of the American College of Cardiology Foundation/American Heart Association Task Force on practice guidelines. Circulation, 128：e240-e327, 2013より改変〕

表2　心不全の分類と症状

うっ血症状，所見	
左心不全	
症状：	呼吸困難，息切れ，頻呼吸，起座呼吸
所見：	湿性ラ音，喘鳴，ピンク色泡沫状痰，Ⅲ音やⅣ音の聴取
右心不全	
症状：	右季肋部痛，食思不振，腹満感，心窩部不快感，易疲労感
所見：	肝腫大，肝胆道系酵素の上昇，頸動脈怒張，右心不全が高度のときは肺うっ血所見が乏しい
低心拍出量による症状，所見	
症状：	意識障害，不穏，記銘力低下
所見：	冷汗，四肢冷感，チアノーゼ，低血圧，乏尿，身の置き場がない様相

〔日本循環器学会，他：日本循環器学会/日本心不全学会合同ガイドライン．急性・慢性心不全診療ガイドライン（2017年改訂版）より引用〕

NYHA）による心機能分類が広く用いられる（表1）。これは，評価にばらつきが生じやすいなどの短所があるものの，簡易的に労作時の自覚症状を評価でき，予後との相関が強いという特徴がある。自覚症状には，左心不全・右心不全・低心拍出量の症状がある。左心不全の初期症状としては，安静時には無症状であるが，労作時の息切れや動悸，易疲労感が出現し，重症化すると夜間や安静時にも症状が出てくる。左心不全の症状として心臓性浮腫は呼吸困難などを伴うことが多い（表2）。浮腫に伴う体重増加は数kgに達することがあり，利尿薬投与が必要となる。

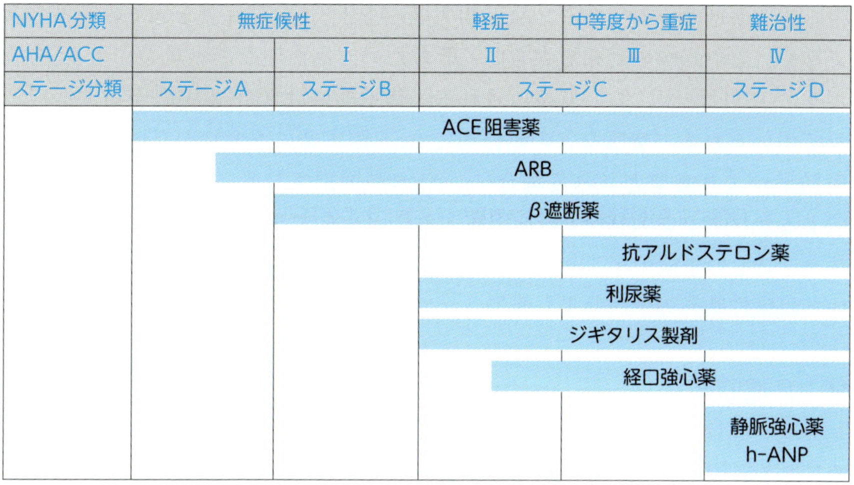

NYHA分類	無症候性		軽症	中等度から重症	難治性
AHA/ACC		I	II	III	IV
ステージ分類	ステージA	ステージB	ステージC		ステージD

ACE阻害薬
ARB
β遮断薬
抗アルドステロン薬
利尿薬
ジギタリス製剤
経口強心薬
静脈強心薬
h-ANP

図2　心不全の重症度からみた薬物治療指針

心不全の薬剤

リハが開始されている心不全患者の場合，すでに薬物治療が開始されていることが多く，治療内容について十分な理解が必要である。発症時の症状や身体所見，基礎心疾患，合併疾患などについては，電子カルテなどから確認し情報共有できる。心不全治療薬もその病態によりさまざまであるが，急性心不全は自覚症状の改善が優先される。治療では利尿薬・強心薬・硝酸などの血管拡張薬が用いられることが多く，入院では注射薬での管理となることが多い。図2に慢性心不全の薬物治療指針を示す。ここでは，慢性心不全の生命予後改善作用があり，服用が長期にわたるアンジオテンシン変換酵素（ACE）阻害薬/アンジオテンシンII受容体拮抗薬（ARB），β遮断薬，抗アルドステロン薬について述べる。

1. ACE阻害薬/ARB

レニン-アンジオテンシン-アルドステロン系（RAAS）阻害薬のなかでACE阻害薬/ARBは，心不全時に過剰に亢進しているRAASを阻害することで有効性を発揮する。生命予後効果について，多くの臨床研究で認められている。また，慢性心不全のどの病期においても効果が示されており，慢性心不全治療の中心的な薬剤の一つである。ACE阻害薬/ARBともに降圧薬としての効果のみでなく，心不全への効果も大きい。そのため，高血圧がない場合でもACE阻害薬/ARBは臨床において使用される。基本的にはACE阻害薬が第一選択として用いられる。空咳などの副作用でACE阻害薬に忍容性がない場合や，降圧効果がより必要とされる場合に，ARBが選択される。ACE阻害薬はACEによるサブスタンスPの分解を阻害する作用を有することから，上気道にサブスタンスPの集積が起こり，咳反射が亢進する。この作用により，高齢者において誤嚥性肺炎の予防効果も報告されている[6)]。

2. β遮断薬

β遮断薬は心保護作用を有しており，心不全における生命予後改善効果が認められる。交感神経系を抑制することで生命予後を改善する。心不全において心房細動を合併していることが多く，β遮断薬はレートコントロールにおいて第一選択と考えられる。β遮断薬は心拍数減少効果が他と比べて優れており，さらに心保護効果や抗不整脈薬としての効果も持ちあわせているからである。

β遮断薬には，αβ非選択性とβ_1選択性の薬剤が存在する。αβ非選択性の薬剤はβ_2受容体まで遮断するため，気管支喘息には禁忌となっている。β_1選択性の高い薬剤は，慢性閉塞性肺疾患（chronic obstructive pulmonary disease；COPD）などでも使用しやすい。また，患者個々の血圧と脈拍により，薬剤を選択する場合もある。血圧と脈拍が低い場合には，作用が緩やかなαβ非選択性薬剤を選択するとよい。β遮断薬は，その収縮抑制作用から効果が強すぎると心不全の増悪につながるため，用量調節では緩徐に増量することが大切である。

3. 抗アルドステロン薬

アルドステロンは左室肥大や線維化，予後に関連することが知られており，標準治療に加えて用いることの効果も明らかにされている[7),8)]。うっ血症状と血行動態を改善するため，体液貯留傾向のある症例に用いられる。中等度以上の慢性心不全の管理においては必要不可欠である。また，抗アルドステロン薬による高カリウム血症には注意が必要である。カリウム製剤や非ステロイド性消炎鎮痛薬（NSAIDs）との併用も避けることが望ましい。

介入のポイント

心不全のリハを実施する際のアウトカムは，①生命予後改善，②再入院予防，③身体機能低下予防である[3)]。リハ期間にかかわらず，心不全患者は増悪と寛解を繰り返すことが多い。心不全のリハを実施するうえでは，前述した治療薬の副作用のモニタリングを含めた患者モニタリングが大切である。薬剤の副作用で機能・活動・QOLの低下を認めた際には，早期の適切な対応が必要である。

患者モニタリング

1．倦怠感

リハを実施するうえで患者の倦怠感の把握は大切であり，薬剤で引き起こされることもある。倦怠感の訴えがあった際には肝機能障害に加えて，電解質異常も評価する。利尿薬の使用により電解質異常が起きている可能性もあるからである。電解質異常には，ループ系利尿薬や体液量の増加による低ナトリウム血症や，ループ系利尿薬によるカルシウム排出に伴う低カリウム血症がある。また，腎機能低下やカリウム保持性利尿薬・ACE阻害薬による高カリウム血症にも注意する。電解質異常は，致死性不整脈やその他の症状を引き起こす原因になるため，早期発見のために定期的なモニタリングが必要である。電解質異常の対応として，利尿薬の組み合わせの変更や不足している電解質の補充などを行う。

2．咳

一番見逃してはいけないのが，心不全悪化による心不全症状としての咳である。心不全患者が咳の症状を訴えた際には，ACE阻害薬の副作用と考えてしまうことも多いが，それ以外の原因も考慮する。ACE阻害薬の使用時には，20～30％に咳が認められる。咳の程度によるが，咳がリハ阻害因子や，QOLとリハ効果の低下の要因になる。ただし，ACE阻害薬の服用を継続することで，自然と症状が消えていくこともある。また，呼吸不全や咳を伴い，呼吸器疾患と間違われる可能性もある。β遮断薬を使用している場合には，選択的β_1遮断薬は併用注意，$\alpha\beta$遮断薬は喘息の悪化を引き起こすことから禁忌となっているため，注意して確認する。

3. ふらつき

ふらつきもリハの実施に影響する症状の一つである。心不全の治療薬には，血圧を下げる作用のある薬剤，血流を良くする薬剤，心拍数を下げる薬剤がある。薬剤の導入時にふらつきの訴えがある場合は，薬剤性の起立性低血圧の可能性を考慮する。ゆっくりと動作を行うことで症状を感じなくなることもあるが，血圧を中心としたバイタルサインを確認して，薬剤調整を検討する。不整脈や低血圧などで薬剤性が疑われる場合は，薬剤の調整なども含めて主治医と相談する。QT延長など危険性の高い不整脈の可能性があるからである。その他，時として脳血管障害などの重大な疾患が隠れている場合もある。

低栄養

心不全患者は，入退院を繰り返すうちに低栄養となりやすく，低体重の場合には機能予後や生命予後が不良である[9]。低栄養を早期に発見し介入できるようにするためにも，栄養評価が大切である。心不全患者は骨格筋の筋肉量とともに脂肪組織も減少することが多く，水分量は相対的に増加していることを念頭において評価する。心不全患者の循環動態が悪化することで腎臓からの尿量が減り，体液量が増加することで浮腫が起こる。浮腫が出現すると，体重が増加する。浮腫は患者が自覚しやすい症状の一つである。

また，超高齢社会を迎えた現在，フレイルやサルコペニアとの関連も指摘されている[10]。息苦しさなどから動かなくなり，そこに筋力低下や低栄養，心臓悪液質を伴い，フレイルやサルコペニアになりやすい。以前からフレイルで栄養状態が悪い心不全患者は，症状が改善しにくい。腎機能低下が浮腫の原因になることもある。フレイルやサルコペニアの予防には，心不全の初期から適切な対応をとることが重要である。リハ栄養の視点から，個々の患者の活動量，栄養状態，全身状態に合わせた栄養介入が求められる。

心不全手帳による自己管理

慢性心不全患者に指導を行う際には，心不全手帳を活用するとよい。日本心不全学会が作成した心不全手帳やその他，製薬会社が提供している慢性心不全手帳などがある。リハの効果を最大限に発揮するためには多職種で患者情報を共有することが大切である。このようなツールを活用することが，心不全治療薬の副作用の早期発見につながる。その内容は，血圧管理や体重管理がしやすいように作られており，日常生活の注意点までも含まれている。服薬状況の確認欄や症状のチェック欄もあり，入院時から退院後のフォローまでシームレスに活用できる。薬剤は一度導入すると，継続服用が必要な場合が多いため，患者意識を高めることによるアドヒアランスの向上や患者を取り巻く環境を考慮した管理などに役立てたい。

おわりに

高齢心不全患者は，多くの問題を抱えるようになってきている。適切なリハや薬物治療などの管理により，予後や生活の質の改善が期待される。そのためには，患者や患者家族をも巻き込んだ多職種での介入とサポートが重要である。

各医療職は，患者の訴えを傾聴し，十分な効果が期待できるように職能を発揮することで有害事象を少なくできる。例えば薬剤師には，服薬アドヒアランス，ポリファーマシー，腎機能低下に関する投与量，相互作用のチェックなどの薬学的な管理の提供が要求される。今後は心不全患者が地域で安心して生活していける，多職種でのサポート体制の構築が課題である。

引用文献

1) Okura Y, et al：Impending epidemic：future projection of heart failure in Japan to the year 2055. Circ J, 72：489-491, 2008
2) Shimokawa H, et al：Heart failure as a general pandemic in Asia. Eur J Heart Fail, 17：884-892, 2015
3) 日本心臓リハビリテーション学会 心臓リハビリテーション標準プログラム策定部会：心不全の心臓リハビリテーション標準プログラム（2017年版），2017
4) Wakabayashi H：Rehabilitation pharmacotherapy：A combination of rehabilitation and pharmacotherapy. J Gen Fam Med, 19：43-44, 2018
5) 日本循環器学会，他：日本循環器学会/日本心不全学会合同ガイドライン．急性・慢性心不全診療ガイドライン（2017年改訂版）
6) Okaishi K, et al：Reduction of risk of pneumonia associated with use of angiotensin I converting enzyme inhibitors in elderly inpatients. Am J Hypertens, 12：778-783, 1999

7) Swedberg K, et al : Hormones regulating cardiovascular function in patients with severe congestive heart failure and their relation to mortality. CONSENSUS Trial Study Group. Circulation, 82 : 1730-1736, 1990
8) Rossi GP, et al : Remodeling of the left ventricle in primary aldosteronism due to Conn's adenoma. Circulation, 95 : 1471-1478, 1997
9) Wakabayashi H, et al : Impact of body mass index on activities of daily living in inpatients with acute heart failure. J Nutr Health, 23 : 151-156, 2019
10) Narumi T, et al : Sarcopenia evaluated by fat-free mass index is an important prognostic factor in patients with chronic heart failure. Eur J Intern Med, 26 : 118-122, 2015

3 運動器疾患

Point

- 手術などの侵襲的医療を受ける患者は，高齢化や重症化が進み，周術期医療の安全確保にはこれまでにも増して細心の注意が求められる。
- せん妄のような危険因子のうち修正できない因子は別として，薬剤性せん妄に対する取り組みは必要である。
- リハビリを行うための活動量に応じたエネルギーを投与するために，薬剤由来の食欲不振の原因を考える必要がある。
- 転倒のリスクを考え，特に慎重な投与を要する薬物として，ベンゾジアゼピン系睡眠薬・抗不安薬，非ベンゾジアゼピン系睡眠薬，降圧薬（特にα遮断薬）がある。

はじめに

手術などの侵襲的医療を受ける患者は，高齢化や重症化が進み，医療の安全確保にはこれまでにも増して細心の注意が求められる。医師，看護師，薬剤師，臨床工学技士，歯科医師，理学療法士，管理栄養士，メディカルソーシャルワーカーなど，多職種がお互いの専門性を活かしながら情報共有して，チームとして患者を支援するシステムが重要である。リハと薬剤を一緒に考えることで，リハの効果を最大限発揮することが可能となる。

本項では，運動器疾患の代表例として，大腿骨近位部骨折を取り上げ，急性期，回復期，生活期とそれぞれのステージにおけるリハ目線からの関わりについて考えてみたい。

大腿骨近位部骨折の疫学

大腿骨近位部骨折は，高齢者に多い骨折である。骨折部位により頸部骨折と

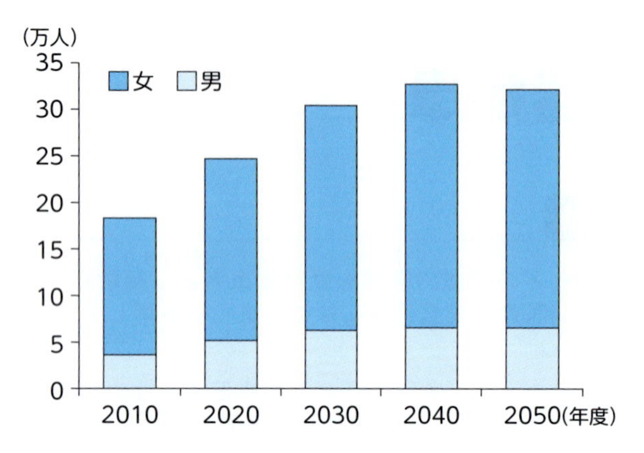

図1　大腿骨頸部/転子部骨折推計発生数

〔日本整形外科学会，日本骨折治療学会・監，日本整形外科学会診療ガイドライン委員会，大腿骨頚部/転子部骨折診療ガイドライン策定委員会・編：大腿骨頚部/転子部骨折診療ガイドライン 改訂第2版，p26，2011，南江堂より許諾を得て転載〕

転子部骨折に分類される。いずれの骨折も手術方法が異なるものの，骨折後は内科的合併症や全身状態などから手術不適応の場合以外は，できる限り早期の手術が推奨されている。

大腿骨近位部骨折の年間発生数は，2012年度全国調査によると約17.5万人とされ，高齢化に伴い年々増加の傾向にある[1)]。2002年における全国調査の年齢群別発生率が変化しないと仮定すると，2020年には約25万人，2030年には約30万人，2042年には約32万人の大腿骨近位部骨折が発生すると推計される[2)]（図1）。骨折発生には，骨粗鬆症による骨強度低下だけでなく，筋肉減少による転倒リスク上昇や，加齢性筋肉減少症（サルコペニア）が影響している[3)]。危険因子の内訳では，転倒[4)]が最も多く，喫煙，抗精神病薬の使用[5)]，低体重[6)]なども報告されている。また，糖尿病の合併[7)]，腎機能の低下[8)]，視力障害[9)]も大腿骨近位部骨折の危険因子とされている。

大腿骨近位部骨折患者の入院からの流れ

大腿骨近位部骨折患者の入院からの流れを表1に示す。入院後は手術に向けて，服用している薬剤の情報を持参薬やお薬手帳から入手して，中止するべき薬剤情報を主治医に伝える必要がある。早期手術が適応となるので，抗血栓

表1 大腿骨近位部骨折患者の流れ

急性期			回復期	生活期
入院～術前	手術	術後～2週間	入院基準： 発症後2カ月以内， 上限90日	
薬剤管理				
持込み薬確認		服薬指導 ポリファーマシー対策	服薬指導 ポリファーマシー対策	服薬指導 ポリファーマシー対策
処置と評価				
弾性ストッキング 間欠的空気圧迫法(IPC) X線撮影 採血 ADL（FIM） 認知機能 嚥下機能 栄養	X線撮影	弾性ストッキング 間欠的空気圧迫法(IPC*) X線撮影 採血 *：IPCは離床まで	X線撮影 採血 ADL（FIM） 認知機能 嚥下機能 栄養	
治療				
疼痛管理	骨接合術 人工骨頭置換術	疼痛管理	骨粗鬆症治療	骨粗鬆症治療
合併症予防				
深部静脈血栓症(DVT) 褥瘡 誤嚥性肺炎 感染 出血 脱水 せん妄		深部静脈血栓症(DVT) 褥瘡 誤嚥性肺炎 感染 出血 脱水 せん妄		
安静度とリハビリ				
ベッド上	ベッド上	座位・車椅子 筋力・可動域・歩行訓練	筋力・可動域・歩行訓練	通所リハビリテーション ロコモ体操など

〔横浜市立大学附属市民総合医療センターリハビリテーション科　若林秀隆監修〕

薬，降圧薬，糖尿病治療薬などの情報は特に重要である。ベンゾジアゼピン系薬剤が使用されている場合は，可能な限り中止または変更する。ベンゾジアゼピン系薬剤は高齢者において感受性が高まり，代謝・排泄も遅延するため副作用が現れやすく，せん妄のリスクがある。長期間服用していた場合は，中断により離脱せん妄を引き起こすことがあるため注意が必要である。

また，手術に使用される抗菌薬をはじめとする薬剤のアレルギー確認も重要な事項である。高齢者の体液組成は，健康成人に対して脱水の傾向がみられ，アルブミン（ALB）値が正常範囲となるため，低栄養を見落としがちである。脱水症状によって転倒や認知機能の低下などさまざまなリスクを負いやすくなることも覚えておきたい。また，口渇中枢の機能低下や認知症で口渇を訴えられない場合を考慮することも大切な事項である。

手術後は，膀胱留置カテーテル，末梢静脈点滴ルート，ドレーン，間欠式空気圧迫法（intermittent pneumatic compression；IPC）による身体拘束感や，手術で使用した麻酔薬，術後の貧血，低酸素状態，疼痛，環境や状況の変化などでせん妄を来しやすくなっている[10)]。せん妄により状況把握ができず，カテーテルやドレーンを自己抜去してしまった場合には，大量出血や再手術となるかもしれない。また，せん妄が出現すると，その後のリハや食事に影響し離床やリハが進まないケースを経験する。せん妄は，死亡や入院期間の延長，認知機能低下のリスクとなる[11)]。

大腿骨近位部骨折患者において，手術後は34％に嚥下障害を認めるとの報告がある[12)]。その原因としてサルコペニアが考えられるが，薬剤性の可能性も検討する必要がある。嚥下障害が存在すると誤嚥，誤嚥性肺炎，栄養失調および脱水などにつながっていく。

運動器疾患のなかでも大腿骨近位部骨折などの整形外科的手術の場合は，運動機能や生活を取り戻すために術後合併症予防に努め，速やかに離床を進めることとなる。

リハの障害とその対策

1．術後せん妄の予防と治療

せん妄の危険因子のうち修正できない因子は別として，修正できる要因に関しては可能な限り対応すべきである（表2）。特に薬剤師は，薬剤性せん妄の対応に取り組みたい。まずは原因となる薬剤の中止があげられる。中止が困難な場合は，代替可能な薬剤に変更する。例えば，入院に伴うさまざまな環境の変化や，骨折・手術による疼痛または深部静脈血栓症（deep vein thrombosis；DVT）予防の目的で使用される弾性ストッキングなどの影響で十分に睡眠が

表2 せん妄の危険因子

修正できる因子	修正できない因子
• 薬剤 －ベンゾジアゼピン系などのGABA作用薬剤 －オピオイド －抗コリン作用を有する薬剤 • 持続あるいは間欠的鎮静 • 活動性の低下 • 急性物質中毒 • 身体拘束 • 水分・電解質バランス • 低栄養状態 • 代謝内分泌障害 • 酸素化不足 • 睡眠覚醒リズム障害 • 疼痛コントロール不良	• 高齢者 • もともとある認知機能障害 • 身体疾患重症度 • 精神疾患の存在

〔日本総合病院精神医学会せん妄指針改訂班・編：せん妄の臨床指針；せん妄の治療指針 第2版．星和書店，2015より引用〕

とれないと訴えるケースを経験することがある。睡眠薬を使用するのであれば，ベンゾジアゼピン受容体作動薬よりも，作用機序の異なるメラトニン受容体作動薬のラメルテオンやオレキシン受容体阻害作用をもつスボレキサントのほうが副作用の発生が少ない可能性がある。また，上部消化管出血予防では，認知機能低下のリスクも併せて考慮し，ヒスタミンH_2受容体拮抗薬よりプロトンポンプ阻害薬（PPI）への変更を行う[13)]。

2. リハを妨げる薬剤

リハを行うには，患者の活動量に応じたエネルギーが投与されていることが大切である。まず食に関する事項から説明する。食べられない原因として疼痛コントロールの不良が考えられるので，痛みを取るために十分な薬剤の投与を行う。疼痛管理には，非ステロイド性抗炎症薬（NSAIDs）が使用されるが，消化管の有害事象の予防を考慮し，選択的COX-2阻害薬のセレコキシブの使用を検討してもよい。トラマドール/アセトアミノフェン配合錠が使用されている場合は，41.4％で悪心の報告[14)]があるので，メトクロプラミドの併用を考慮する。ただし，錐体外路症状の出現には十分な観察が必要である。また，デュロキセチンが使用される場合もあるが，デュロキセチンでは傾眠20.1％，

表3　認知機能を低下させる薬剤

抗精神病薬：リスペリドン，オランザピン，クエチアピン など
睡眠薬：トリアゾラム，ゾピクロン，ゾルピデム など
抗うつ薬：アミトリプチリン，イミプラミン など
第一世代ヒスタミンH_1受容体拮抗薬：クロルフェニラミン など
ヒスタミンH_2受容体拮抗薬：ファモチジン，ラニチジン など

悪心10.2%の報告がある[15]。

味覚障害も食べられない原因となる。必須微量元素である亜鉛の欠乏はアルカリホスファターゼの産生に影響し，味覚の受容に影響する。味のもととなる物質は，唾液に溶けて味蕾に到達するので，口渇や唾液の減少を引き起こす抗コリン作用をもつ薬剤も味覚障害の原因となる。薬剤自体が苦味をもっていたり，ゾピクロンのように成分自体が唾液に分泌され味覚に影響する場合もある。また，抗コリン作用をもつ薬剤は，鼻腔通路の潤滑性を低下させ，嗅覚にも悪影響を及ぼす場合がある[16]。そのほか，ドパミン受容体を遮断する抗精神病薬，制吐薬や筋弛緩作用のある薬剤，抗コリン作用をもつ薬剤は嚥下機能を低下させることがある。嚥下機能の低下は，脱水，低栄養，生活の質（quality of life；QOL）の低下，誤嚥性肺炎などさまざまな悪影響を及ぼす。

認知機能を低下させる薬もリハに影響を及ぼす。表3に該当すると思われる薬剤を示す。

3. 転倒の対策と二次予防

大腿骨頸部/転子部骨折を生じた患者は，対側の大腿骨頸部/転子部骨折のリスクが明らかに高いことから，骨粗鬆症治療や転倒予防対策を講じることが望ましい。3,900例の初回大腿骨頸部/転子部骨折患者の16年間の調査において，反対側の骨折の発生リスクは，初回骨折リスクの6倍（女性），9倍（男性）に上昇したとの報告がある[17]。

転倒リスクを考えた場合，特に慎重な投与を要する薬物として，ジアゼパム，トリアゾラム，エチゾラムなどのベンゾジアゼピン系睡眠薬・抗不安薬，ゾピクロン，ゾルピデムなどの非ベンゾジアゼピン系睡眠薬がある。これらの薬剤は可能な限り使用を控え，使用する場合は漫然と投与せず，最低必要量でできるだけ短期間とすべきである。

(1) 降圧薬

降圧薬の投与も転倒リスクが上昇する因子である[18]。新規投与時はもちろんであるが，降圧薬の増量時にも配慮すべきと考えられる。さらに，α遮断薬は初回投与時や増量時に起立性低血圧によるめまい，動悸，失神の報告もあり，高齢者には使用を控え，やむをえず使用する場合には少量より開始する必要がある。また，排尿困難時にα遮断薬が用いられている場合もあるので注意が必要である。

(2) プレガバリン，SERM

神経障害性疼痛に使用されるプレガバリンは，めまい20％以上，傾眠20％以上の報告があり，高齢者の転倒に対して注意喚起がされているほか，視覚障害も報告されている[19),20]。また，骨粗鬆症の治療に用いられる選択的エストロゲン受容体調節薬（selective estrogen receptor modulator；SERM）も視力低下・霧視などの視力障害が報告されている[21),22]。

(3) 薬剤性筋肉障害

薬剤性筋肉障害は，早期発見により回復しうる筋疾患である。プラバスタチンに代表されるHMG-CoA還元酵素阻害薬の副作用として，横紋筋融解症がある。通常は筋肉痛や筋力低下を呈しクレアチンキナーゼ（CK）の上昇を伴うが，CKの上昇を伴わない場合も報告されている[23]。

(4) 骨折と骨粗鬆症

骨量減少に関して，ループ利尿薬が投与されている高齢者は骨量が減少することが報告されている[24]。ピオグリタゾン，ロシグリタゾンなどのチアゾリジン薬は骨吸収を促進させ，服用女性において骨折のリスクを2.23倍に上昇させたとの報告がある[25]。

骨折発生は骨粗鬆症による骨強度低下が問題となる。骨粗鬆症は骨吸収促進と骨形成低下による骨量減少と考えられている。ここで，骨粗鬆症に関する主な薬物治療を述べてみたい。カルシウムは骨の構成成分であり，必要不可欠な栄養素である。カルシウムの摂取が不足すると，副甲状腺ホルモンの分泌亢進を介した骨代謝回転の亢進により骨吸収が促進され，骨量が減少する。カルシウム摂取不足が骨粗鬆症の病態に影響を与えている場合（胃腸管切除，神経性食思不振症など）はカルシウム製剤の効果が期待できる。

エストロゲンは閉経者の骨粗鬆症予防に有用である。エストラジオール（経口）はRTCにて1.0mgのエストラジオールを含む製剤および40μgのレボノルゲストレルとの配合剤を2年間投与した結果，椎体骨密度はそれぞれ7.75%，10.2%上昇したと報告がある[26]。

活性型ビタミンD製剤は，一部の臨床試験においてプラセボに対して有意な腰椎骨密度の維持ないしは上昇が報告されている[27),28]。また，エルデカルシトールは，活性型ビタミンD_3製剤の特徴であるカルシウム代謝改善および骨代謝改善作用をより強力にもたせたカルシトリオールの誘導体である。

ビスホスホネート系薬剤は，骨組織に特異的に分布し破骨細胞に取り込まれ，そして破骨細胞をアポトーシスに導く。また，破骨細胞の骨への吸着面である波状縁に変性を来し，破骨細胞の分化を抑制する。経口剤には，毎日投与，週1回投与，月1回投与の製剤があり，経口が困難な例や服用薬剤数が多い場合には注射剤の治療が考慮される。ビスホスホネート系薬剤は服用後30分は横にならず，水以外の飲食物は避ける必要がある。なかでもカルシウムは吸収を妨げるので，なるべく間隔を空けて摂取する必要がある。重大な副作用として，顎骨壊死・顎骨骨髄炎が報告されている。報告された症例の多くが抜歯などの顎骨に対する侵襲的な歯科処置や局所感染に関連して発現している。そのリスク因子としては，悪性腫瘍，化学療法，血管新生阻害薬，コルチコステロイド治療，放射線療法，口腔の不衛生，歯科処置の既往などが知られている。

上記で提示した治療薬は，いずれも骨密度の上昇効果・椎体骨折の抑制は報告されているものの，一部のビスホスホネート系薬剤を除くと大腿骨近位部骨折を抑制するとの報告までには至っていない[29]。

骨粗鬆症では副腎由来アンドロゲン値の低下[30),31),32]がみられる。この副腎由来アンドロゲン値と骨密度やビタミンD値に正の相関が認められている[33]ことから，アンドロゲンには骨粗鬆症治療薬としての可能性があると推測されている。アンドロゲンから男性化作用を除いた蛋白同化ホルモン薬は骨形成を促進する[34]可能性があり，ビタミンDの活性化を介して小腸からのカルシウム吸収を促進する[35]可能性もある。さらに，筋肉量を増加させ筋力を高めることによって，間接的に骨密度を上昇させる作用も考えられる。しかし，使用にあたっては陰核肥大や声の男性化，肝機能障害などの副作用があることにも注意する必要がある。

おわりに

フレイル高齢者や障害者の機能，活動，参加，QOLを最大限高めることがリハ薬剤の考え方である。大腿骨近位部骨折などを含む運動器疾患の患者は，受傷前は歩行や食事などの日常生活動作（activities of daily living；ADL）が保たれていたはずである。「今日は体調が悪いからリハができない」と訴える患者がいたら，薬剤に関連する食欲不振，筋肉障害，錐体外路障害，末梢神経障害，その他の神経障害，精神障害などを疑いチェックする必要があると考える。また，既往症の治療として薬剤が継続される場合は，ポリファーマシー対策を考慮する機会とし，副作用を考慮したリハを実施することが求められる。

リハと薬剤に関する情報を多職種で共有することで，よりいっそうチームとして患者を支援するシステムが充実するはずである。

引用文献

1) Orimo H, et al：Hip fracture incidence in Japan：Estimates of new patients in 2012 and 25-year trends. Osteoporosis Int, 27：1777-1784, 2016
2) 国立社会保障・人口問題研究所・編：日本の将来推計人口―平成18（2006）～67（2055）年―，厚生統計協会，2007
3) 国立長寿医療研究センター：平成24年度業務実績の評価結果，厚生労働省独立行政法人評価委員会，2013年8月27日
4) Vestergaard P, et al：Fracture risk associated with smoking：a meta-analysis. J Intern Med, 254：572-583, 2003
5) Takkouche B, et al：Psychotropic medications and the risk of fracture：a meta-analysis. Drug Saf, 30：171-184, 2007
6) Dargent-Molina P, et al：Use of clinical risk factors in elderly women with low bone mineral density to identify women at higher risk of hip fracture：the EPIDOS Prospective Study. Osteoporos Int, 13：593-599, 2002
7) Ottenbacher KJ, et al：Diabetes mellitus as a risk factor for hip fracture in Mexican American older adults. J Gerontol A Biol Sci Med Sci, 57：648-653, 2002
8) Ensrud KE, et al：Renal function and risk of hip and vertebral fractures in older women. Arch Intern Med, 167：133-139, 2007
9) Ivers RQ, et al：Visual risk factors for hip fracture in older people. J Am Geriatr Soc, 51：356-363, 2003
10) 日本総合病院精神医学会せん妄指針改訂班・編：せん妄の臨床指針；せん妄の治療指針 第2版，星和書店，2015
11) Salluh JI, et al：Outcome of delirium in critically ill patients systematic review and meta-analysis. BMJ, 350：h2538, 2015
12) Love AL：Oropharyngeal dysphagia in an elderly postoperative hip fracture population：a prospective cohort study. Age Ageing, 42：782-785, 2013
13) 日本老年医学会・編：高齢者の安全な薬物療法ガイドライン．メジカルビュー社，2015

14) ヤンセンファーマ：トラムセット配合錠，インタビューフォーム（2017年7月改訂，第9版）
15) 日本イーライリリー，塩野義：サインバルタカプセル，インタビューフォーム（2017年1月改訂，第11版）
16) Lynette CL, Peter JR：薬と摂食嚥下障害 作用機序と臨床応用ガイド，医歯薬出版，pp189-191，2007
17) Schroder HM, et al：Occurrence and incidence of the second hip fracture. Clin Orthop Relat Res, 289：166-169, 1993
18) Butt DA, et al：The risk of falls on initiation of anti hypertensive drugs in the elderly. Osteoporos Int, 24：2649-2657, 2013
19) ファイザー，エーザイ：リリカカプセルOD錠，インタビューフォーム（2018年4月改訂，第12版）
20) ファイザー，エーザイ：リリカカプセル適正使用のお願い "高齢者における「めまい，傾眠，意識消失」について"，2012年7月（https://www.pmda.go.jp/files/000144302.pdf）
21) Martino S, et al：Safety assessment of raloxifene over eight years in a clinical trial setting. Curr Med Res Opin. Sep, 21：1441-1452, 2005
22) Layton D, et al：Safety profile of raloxifene as used in general practice in England: results of a prescription-event monitoring study. Osteoporos Int, 16：490-500, 2005
23) Baker SK, et al：Statin-associated neuromyotoxicity. Drugs Today (Barc), 41：267-293, 2005
24) Lim LS, et al：Loop diuretic use and increased rates of hip bone loss in older men: the Osteopotic Fractures in Men Study. Arch Intern Med, 168：735-740, 2008
25) Loke YK, et al：Long-term use of thiazolidinediones and fructures in type2 diabetes: a meta-analysis. CMAJ, 180：32-39, 2009
26) Mizunuma H, et al：Dose effects of oral estradiol on bone mineral density in Japanese women with osteoporosis. Climacteric, 13：72-83, 2010
27) Gallagher JC, et al：Combination treatment with estrogen and calcitriol in the prevention of age-related bone loss. J Clin Endocrinol Metab, 86：3618-3628, 2001
28) Shikari M, et al：Effects of 2 years' treatment of osteoporosis with 1 alpha-hydroxy vitamin D3 on bone mineral density and incidence of fracture：a placebo-controlled, double-blind prospective study. Endocr J, 43：211-220, 1996
29) 骨粗鬆症の予防と治療ガイドライン作成委員会・編：骨粗鬆症の予防と治療ガイドライン2015年版，日本骨粗鬆症学会，2015
30) Ohta H, et al：Influence of oophorectomy on serum levels of sex steroids and bone metabolism and assessment of bone mineral density in lumbar trabecular bone by QCT-C value. J Bone Miner Res, 7：659-665, 1992
31) Marshall DH, et al：Plasma androstenedione and oestrone levels in normal and osteoporotic postmenopausal women. Br Med J, 2：1177-1179, 1977
32) Wild RA, et al：Adrenal androgens, sex-hormone binding globulin and bone density in osteoporotic menopausal women: is there a relationship?. Maturitas, 9：55-61, 1987
33) Taelman P, et al：Persistence of increased bone resorption and possible role of dehydroepiandrosterone as a bone metabolism determinant in osteoporotic women in late post-menopause. Maturitas, 11：65-73, 1989
34) Need AG, et al：Effects of nandrolone decanoate on forearm mineral density and calcium metabolism in osteoporotic postmenopausal women. Calcif Tissue Int, 41：7-10, 1987
35) Nordin BE, et al：The relation between calcium absorption, serum dehydroepiandrosterone, and vertebral mineral density in postmenopausal women. J Clin Endocrinol Metab, 60：651-657, 1985

4 フレイル

Point

- リハ領域におけるフレイルの高齢患者は複数の慢性疾患を抱え，多剤併用となることが多いため，リハ薬剤の影響を考慮しながら薬剤管理を行う必要がある。
- 口腔内に有害事象を発生させる薬剤は多く，口腔乾燥，味覚異常，歯肉肥厚，そして嚥下障害などはオーラルフレイルにつながる可能性があり，注意が必要である。
- フレイル高齢者のポリファーマシーへの介入は死亡リスクの観点からも必要であり，フレイルの国際的なコンセンサスにおいてもポリファーマシーの削減が重要であるとされている。
- 医原性フレイルや処方カスケードの予防を行ううえで，リハ薬剤の副作用モニタリングは不可欠であり，継続的に日常生活動作（ADL）を確認しながらリハの効果と照らし合わせて患者をモニターすることが重要である。

はじめに

フレイル（Frailty）とは，加齢に伴うさまざまな機能変化や高齢期に生理的予備能が低下することでストレスに対する脆弱性が亢進し，生活機能障害，要介護状態，死亡などの転帰に陥りやすい状態とされている（「フレイルに関する日本老年医学会からのステートメント」より）。言い換えれば不可逆性の強い障害になる一歩手前の状態であり，フレイルの段階での適切な介入が，高齢者の生活機能の維持・向上につながり，要介護期間を短縮すると考えられる。フレイルは高齢者の生命・機能予後の推定に影響するため，多くの診療科で重要な概念となっており，さまざまなステージの高齢者へ介入しなければならない医療従事者にはフレイルに対する理解が求められる。また，リハ領域ではフレイルの高齢患者が多いため，リハ薬剤の影響を考慮しなければならない。

フレイルの概念

前述したようにフレイルとは，不可逆性の強い要介護状態の前段階であり，その概念には，しかるべき介入により再び健常な状態に戻るという可逆性が含まれている（図1）[1]。また，サルコペニアのような身体的問題のみならず，うつ状態や認知機能障害などの精神・心理的な問題や，独居や経済的困窮などの社会的問題を包含している。

フレイルには，①身体的，②精神・心理的，③社会的の3つの要素があり，この要素が相互に関連しあい，どれか1つが悪化しても要介護の状態になる危険性がある。したがって，フレイルを多角的に評価し，その要因を治療方針や治療の遂行に反映していくことが課題となる。そのため，患者の経済的状況やコミュニケーション能力，ライフスタイルなど社会的機能を考慮しながら包括的に介入しなければならない。

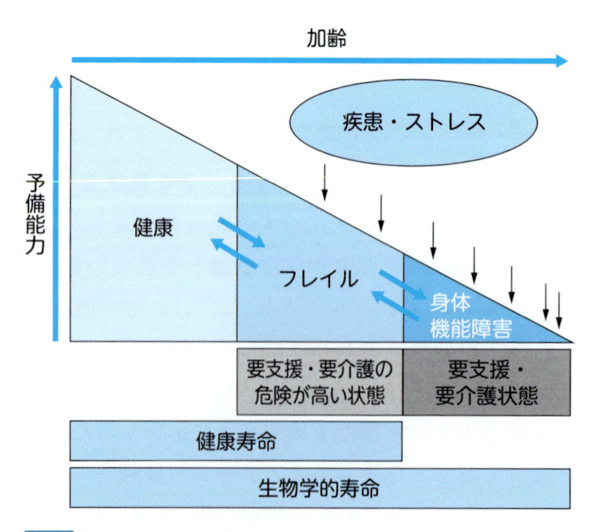

図1 フレイルモデル

〔葛谷雅文：老年医学におけるSarcopenia & Frailtyの重要性. 日本老年医学会雑誌，46：279-285, 2009より改変〕

フレイルの判定基準

フレイルの判定基準については，十分に確立している状況には至っておらず，統一したコンセンサスは得られていない。

わが国においては2006年より，フレイルとなる高齢者を早期に発見して支援するため基本チェックリストを用いた介護予防を行っている[2)]。基本チェックリストは介護保険の認定を受けていない高齢者を対象として，要介護状態に陥るハイリスクの高齢者をスクリーニングするための自己記入式の総合機能評価である。この基本チェックリストはフレイルの身体的，精神・心理的，社会的側面を含めて評価する優れたツールであるが，日本独自のものであり，そのままの形では国際比較には適さない。

現在，国際的に最も広く受け入れられているフレイルの判定基準はCardiovascular Health Study（CHS）における指標である（表1）。これは，①体重減少，②筋力（握力）の低下，③易疲労感，④歩行速度の低下，⑤日常生活活動量の減少の5項目のうち3項目が当てはまればフレイルとして診断し，1～2項目が当てはまる場合はフレイルの前段階であるプレフレイルとして定義づけがなされた[3)]。しかし，これは簡便ではあるものの，身体的側面に偏っており，認知機能が加味されていないという難点がある。さらに，歩行速度低下や筋力低下など，Asian Working Group for Sarcopenia（AWGS）が定めたサルコペニアの定義[4)]とも重複し，サルコペニアと診断された高齢者はフレイルである確率が高いということも念頭に置かなければならない。

表1　フレイルの判定基準（J-CHS基準*）

項　目	評価基準
体重	6カ月で2～3kg以上の体重減少
筋力	握力：男性26kg未満，女性18kg未満
易疲労感	（ここ2週間）わけもなく疲れたような感じがする
歩行速度	1.0m/秒未満
日常生活活動量	①軽い運動・体操をしていますか？ ②定期的な運動・スポーツをしていますか？ 上記2つのいずれも「していない」と回答

〈該当項目数〉
0項目：健常
1～2項目：プレフレイル
3項目以上：フレイル

＊：日本版CHS基準

〔Satake S, et al：Prevalence of frailty among community-dwellers and outpatients in Japan as defined by the Japanese version of the Cardiovascular Health Study criteria. Geriatr Gerontol Int, 17：2629-2634, 2017より改変〕

フレイルの原因とオーラルフレイル

フレイルは，加齢に伴う心身の変化と社会的・環境的な要因が合わさることにより起こるといわれており，そこにはさまざまな要因が関与している。また，フレイルの評価指標の5項目が互いに影響しあい，負のサイクルであるフレイルサイクルを形成することでフレイルが悪化していくと考えられている(図2)[3)]。このフレイルサイクルの中核にあたるのがサルコペニアと低栄養であり，これらがトリガーとなりフレイルが増悪すると考えられている。なかでも低栄養はその後のフレイル，サルコペニアにつながり，フレイルサイクルに陥る第1段階であるため，栄養改善などを図るうえで，食事内容とともに適切な栄養摂取の阻害要因となる口腔機能の低下や嚥下機能の低下には十分な注意が必要となる。

口腔機能の低下と身体的フレイルやサルコペニア，死亡の関連性を示した大規模高齢者フレイル予防研究が柏スタディである。柏スタディはわが国で行われた前向きコホート研究で，フレイルに関し多面的に調査・解析しており，口腔機能の軽微な低下や食の偏りなどを含むフレイルの一つであるオーラルフレ

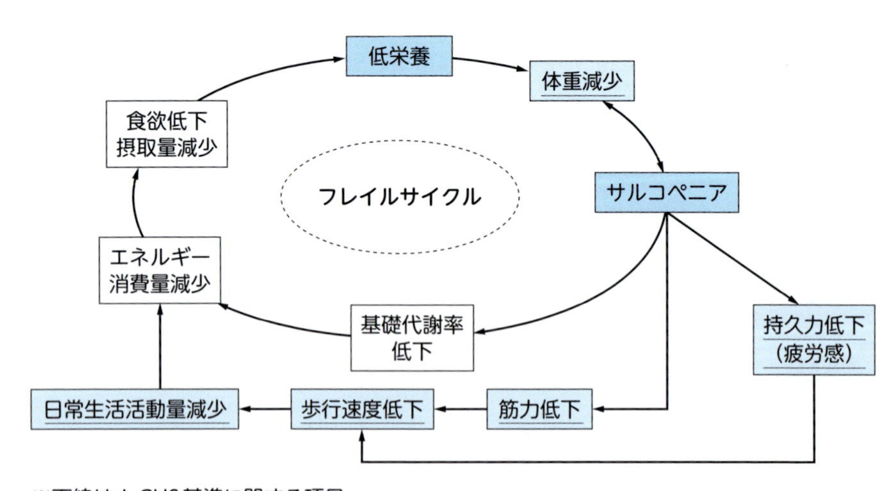

※下線はJ-CHS基準に関する項目

図2　フレイルサイクル

〔Fried LP, et al：Frailty in older adults; evidence for a phenotype. J Gerontol A Biol Sci Med Sci, 56：M146-156, 2001より改変〕

イルについての結果を示している。それによると45カ月間の追跡調査の結果，口腔機能6項目（咀嚼能力，口腔巧緻性，舌圧，主観的咀嚼能力低下，むせ，残存歯数20未満）のうち3項目以上該当するオーラルフレイル（該当者16%）では，身体的フレイル発症（2.4倍），サルコペニア発症（2.2倍），死亡率（2.2倍）のいずれも有意に上昇したと報告されている[5]。口腔内に有害事象を発生させる薬剤は多く，口腔乾燥，味覚異常，歯肉肥厚，そして嚥下障害などはオーラルフレイルにつながる可能性があり，注意が必要である（表2）。

フレイルとポリファーマシー

フレイルとポリファーマシーは密接に関連するといわれており，ポリファーマシーのフレイル患者における入院中の薬物有害事象の発現頻度は33%と報告されている[8]。フレイル高齢者において薬物有害事象は遭遇しやすい医療上の問題であり，ポリファーマシーを解決することが医原性フレイルの予防につながるといえる。

フレイル高齢者におけるポリファーマシーの割合に関しては，65歳以上の1,718名を対象としたコホート研究があり，ポリファーマシー（5剤以上）の割合は，健常者（974名）18%，プレフレイル（672名）35%，フレイル（72名）54%と報告されている[9]。また，ポリファーマシーとフレイルの発生率との関連性を調査した研究がある[10]。北米での8年間にわたるコホート研究において，4,402名（研究開始時の平均年齢60歳）のうち361名が新規にフレイルとなり，発生率は23（95%CI 14-32）/1,000人/年であった。そのなかで服用薬剤数0～3剤の参加者と比較して，服用薬剤数4～6剤の参加者では2倍，服用薬剤数7剤以上の参加者では6倍高くなると報告されており，長期的なポリファーマシーがフレイルに影響を与えることが示されている。さらにBeatrizらの報告では，ポリファーマシー（5剤以上）の患者におけるフレイルと死亡の関係を調査している[11]。773名の参加者（平均年齢78.5歳）のうちフレイルかつポリファーマシーの患者が118名（15.3%），プレフレイルかつポリファーマシーの患者が157名（20.3%）であり，それぞれ非フレイル・非ポリファーマシー患者と比較して死亡リスクが5.3倍（95%CI 2.3-12.5），5.8倍（95%CI 1.9-17.5）高いことが示されている。

以上のように，近年のポリファーマシーとフレイルに関する研究から，フレ

表2 副作用としてオーラルフレイルに影響を及ぼす可能性のある薬剤

副作用	薬効分類，種類			代表的な薬剤
口腔乾燥	中枢神経用薬		抗精神病薬	クロルプロマジン，ハロペリドール，アリピプラゾール，クエチアピン，リスペリドン
			抗うつ薬	フルボキサミン，セルトラリン，ミルナシプラン，トラゾドン，アモキサピン，クロミプラミン
			抗不安薬	ブロマゼパム，ジアゼパム，エチゾラム
			パーキンソン病治療薬	レボドパ，プラミペキソール，アマンタジン
	循環器官用薬	利尿薬	サイアザイド系利尿薬	トリクロルメチアジド，ヒドロクロロチアジド
			ループ利尿薬	フロセミド，アゾセミド，トラセミド
			カリウム保持性利尿薬	スピロノラクトン
			バソプレシンV_2受容体拮抗薬	トルバプタン
			炭酸脱水酵素阻害薬	アセタゾラミド
		血圧降下薬	カルシウム拮抗薬	ニフェジピン，ジルチアゼム，ベラパミル
			アンジオテンシン変換酵素（ACE）阻害薬	エナラプリル，リシノプリル，テモカプリル
			アンジオテンシンⅡ受容体拮抗薬（ARB）	バルサルタン，ロサルタンカリウム，カンデサルタンシレキセチル
			α遮断薬	ドキサゾシン，ウラピジル
			β遮断薬	アテノロール，プロプラノロール，メトプロロール
		抗不整脈薬		ピルシカイニド，フレカイニド，ジソピラミド
	消化性潰瘍用薬		ヒスタミンH_2受容体拮抗薬	ファモチジン，ラフチジン
			プロトンポンプ阻害薬(PPI)	ランソプラゾール，ラベプラゾール
	抗コリン薬			アトロピン，ブチルスコポラミン，オキシブチニン
	抗ヒスタミン薬			エピナスチン，フェキソフェナジン，エバスチン，クロルフェニラミン
味覚異常	中枢神経用薬		抗精神病薬	アリピプラゾール，クエチアピン，リスペリドン
			抗うつ薬	フルボキサミン，パロキセチン，セルトラリン
			催眠鎮静薬	ゾルピデム，ブロチゾラム，エスゾピクロン
			抗てんかん薬	ゾニサミド，カルバマゼピン，トピラマート
			パーキンソン病治療薬	レボドパ，セレギリン
	循環器官用薬	利尿薬		フロセミド，トルバプタン
		血圧降下薬	アンジオテンシン変換酵素（ACE）阻害薬	エナラプリル，リシノプリル，テモカプリル
			アンジオテンシンⅡ受容体拮抗薬（ARB）	バルサルタン，ロサルタンカリウム，カンデサルタンシレキセチル
		抗不整脈薬		メキシレチン，フレカイニド，ソタロール，アミオダロン

（次頁へ続く）

副作用	薬効分類，種類		代表的な薬剤
味覚異常	消化性潰瘍用薬	ヒスタミンH_2受容体拮抗薬	ファモチジン
		プロトンポンプ阻害薬（PPI）	ランソプラゾール，ラベプラゾール
	抗悪性腫瘍薬		ソラフェニブ，レゴラフェニブ，アビラテロン
	がん疼痛治療薬		オキシコドン
	糖尿病治療薬		グリメピリド，メトホルミン，ボグリボース，アカルボース
	抗菌薬		ミノサイクリン，アモキシシリン，アジスロマイシン，レボフロキサシン
歯肉肥厚	抗てんかん薬		フェニトイン，バルプロ酸ナトリウム
	カルシウム拮抗薬		ニフェジピン，ジルチアゼム，ベラパミル
	免疫抑制薬		シクロスポリン
嚥下障害	中枢神経用薬	抗精神病薬	アリピプラゾール，オランザピン，クエチアピン，リスペリドン，ハロペリドール
		抗てんかん薬	ゾニサミド，クロバザム，クロナゼパム，トピラマート
		アルツハイマー型認知症治療薬	ドネペジル
	がん疼痛治療薬		オキシコドン

〔川口充，他：薬物治療と口腔内障害．日本薬理学雑誌，127：447-453，2006，
秋本和宏，他：薬物による口腔乾燥症とその対処法．老年歯学，19：178-183，2004より改変〕

イル高齢者に対するポリファーマシーへの介入は，死亡リスクの観点からも必要であり，フレイルの国際的なコンセンサスにおいてもポリファーマシーの削減が重要であるとされる[12]。一方で，フレイル患者のポリファーマシー介入に関する前向きの調査研究はいまのところ確認できていない。薬剤の安易な削減は避けなければならず，国際生活機能分類（International Classification of Functioning, Disability and Health；ICF）で評価を行ったうえで，フレイル高齢者の機能，活動，参加，生活の質（quality of life；QOL）そしてリハの効果を最大限高められるような薬物治療を行う必要がある。そのためにはポリファーマシーを意識し，日頃から多職種連携に取り組むことが大切であるといえる。

注意するべき薬剤

薬剤のなかには，その副作用によりフレイルを引き起こしうるものがある。特にPIMs（potentially inappropriate medications）とよばれるポリファーマ

シーに存在する潜在的不適切処方があり，PIMsを早期に発見して介入することで薬剤有害事象の発生や過量投与などに伴う救急入院の抑制を図る取り組みが報告されている。

PIMsを高齢者のポリファーマシーのなかから検出するスクリーニングツールを病院や在宅分野に適用した研究は数多く存在する。海外では代表的なPIMsスクリーニングツールとしてBeers criteria[13]やSTOPP/START criteria[14]が活用され，その有用性が報告されているが，わが国においても日本老年医学会より「高齢者の安全な薬物療法ガイドライン2015」[15]（以下，GL）が発表された。このGLは75歳以上，あるいは75歳未満でもフレイルや要介護状態の高齢者が対象となっており，服用薬剤数の減少と薬剤有害事象の回避を目的に策定されている。GLに掲載されている薬剤のうち，筋肉障害，骨障害，転倒，錐体外路症状，末梢などの神経障害，精神障害などリハに影響を及ぼすと考えられる副作用を有する薬剤を表3に示す。これらの薬剤を服用しリハを行っているフレイル高齢者に関しては，十分にその副作用のチェックを行い，さらにFIM（Functional Independence Measure）やBarthel Indexなどを用いて継続的にADLを確認し，リハの効果と照らしあわせて患者のモニターを行うことが重要である。

また，リハ薬剤の副作用に注意しなければならない理由の一つとして処方カスケードの問題がある。高齢者の場合は若年者と比べ副作用の原因薬剤の特定が困難なケースが多いが，リハ薬剤の副作用においても定型的な症状より非定型的な症状の発現が多いため，不定愁訴などと混同される場面が少なくない。そのため，副作用を新たな疾患や症状と誤認識し，薬の追加処方を繰り返すケースがある。処方カスケードとは，このように副作用が新たな処方を生み，その服用がまた新たな副作用や症状の悪化を招くことを指す[16]。処方カスケードは副作用を疑わない限り発見することが困難なため，処方を追加する前に副作用を疑うことが重要である。

医原性フレイルや処方カスケードの予防を行ううえで，リハに影響を与える副作用のモニタリングは不可欠であるといえる。

介入のポイント

リハ薬剤の観点から，フレイル高齢者への介入は副作用回避とポリファーマ

表3　副作用がリハに影響を及ぼす可能性のある薬剤

薬　剤	リハの障害となりうる副作用
抗精神病薬 ・**定型**：ハロペリドール，クロルプロマジン，レボメプロマジン　など ・**非定型**：リスペリドン，オランザピン，クエチアピン　など	錐体外路症状，過鎮静，認知機能低下
睡眠薬・抗不安薬 ・**ベンゾジアゼピン系**：ジアゼパム，トリアゾラム，エチゾラム　など ・**非ベンゾジアゼピン系**：ゾピクロン，ゾルピデム，エスゾピクロン　など	過鎮静，認知機能低下，せん妄，転倒・骨折，運動機能低下
三環系抗うつ薬 アミトリプチリン，イミプラミンなど	認知機能低下，せん妄，起立性低血圧
パーキンソン病治療薬（抗コリン薬） トリヘキシフェニジル，ビペリデン	認知機能低下，せん妄，過鎮静
α遮断薬 テラゾシン，プラゾシン，ウラピジル　など	起立性低血圧，転倒
ヒスタミンH_1受容体拮抗薬 クロルフェニラミン，ジフェンヒドラミン　など	認知機能低下，せん妄のリスク
ヒスタミンH_2受容体拮抗薬 ファモチジン，ラニチジン　など	認知機能低下，せん妄のリスク
制吐薬 メトクロプラミド，プロクロルペラジン　など	パーキンソン症状の出現・悪化
過活動膀胱治療薬 オキシブチニン	認知機能低下，せん妄のリスク

シーに対する減薬が主となるであろう。リハの効率を上昇させる薬剤選択も近い将来行われる可能性は高いが，現時点でのエビデンスは少なく，今後の研究，報告に期待される。

1．副作用回避への介入

高齢者では，副作用の初期症状の訴えが少ない症例や初期症状をとらえることが困難な症例，さらに原疾患やその合併症の症状と副作用の症状が判別しにくいケースがあるため，常に副作用発現の有無を念頭に置いて聴取を行うことが重要である。

また，薬剤の副作用によっても高齢者の予備能が低下し，脆弱性が亢進することがあるため，副作用を契機としたフレイルにも注意しなければならない。

プレフレイルやフレイル高齢者は早期の発見が重要なカギを握るため，フレイルの兆候をつかむことを意識して高齢者に対応する必要がある。

2. ポリファーマシーへの介入

ポリファーマシーに至る原因の一つに，患者の訴える症状に対して処方の見直しが行われないまま薬剤が追加されることが考えられる。不要な薬剤を増やすことは医原性フレイルにつながる要因となるため，適切な病態評価を行い，処方解析することが大切である。さらに高齢者が入院した場合は，入院の契機となった疾患とは別の原因でフレイルとなる可能性があるため，入院中は常にそのリスクを考慮して薬剤の必要性を検討しなければならない。ただし，過度の介入はアンダーユースを引き起こすことがあるため，減薬後には経過のモニタリングが不可欠である。

おわりに

フレイル高齢者は複数の慢性疾患を抱え，そのため多剤併用となることが多い。したがって，複数の薬剤の投与下でリハを行っており，「リハは薬物療法下の患者に対して実施される」ということを認識する必要がある。そして，リハ薬剤とリハはそれぞれ独立して作用するのではく，両者は互いに影響しあうということを常に意識し，質の高いリハの提供を心がけなければならない。

引用文献

1) 葛谷雅文：老年医学におけるSarcopenia ＆ Frailtyの重要性．日本老年医学会雑誌，46：279-285, 2009
2) 鈴木隆雄：介護予防のための生活機能評価に関するマニュアル（改訂版）（http://www.mhlw.go.jp/topics/2009/05/dl/tp0501-1c_0001.pdf）
3) Fried LP, et al：Frailty in older adults; evidence for a phenotype. J Gerontol A Biol Sci Med Sci, 56：M146-156, 2001
4) Chen LK, et al：Sarcopenia in Asia; consensus report of the Asian working group for sarcopenia. J Am Med Dir Assoc, 15：95-101, 2014
5) Tanaka T, et al：Oral frailty as a risk factor for physical frailty and mortality in community-dwelling elderly. J Gerontol A Biol Sci Med Sci, 73：1661-1667, 2017
6) 川口充，他：薬物治療と口腔内障害．日本薬理学雑誌，127：447-453, 2006
7) 秋本和宏，他：薬物による口腔乾燥症とその対処法．老年歯学，19：178-183, 2004
8) Hanlon JT, et al：Incidence and predictors of all and preventable adverse drug reactions in frail elderly persons after hospital stay. J Gerontol A Biol Sci Med Sci,

61 : 511-515, 2006
9) Peklar J, et al : Sedative load and frailty among community-dwelling population aged ≥65 years. J Am Med Dir Assoc, 16 : 282-289, 2015
10) Veronese N, et al : Polypharmacy Is associated with higher frailty risk in older people ; An 8-Year Longitudinal Cohort Study. J Am Med Dir Assoc, 18 : 624-628, 2017
11) Beatriz B, et al : Frailty, polypharmacy, and health outcomes in older adults: The Frailty and Dependence in Albacete Study. J Am Med Dir Assoc, 19, 46-52, 2017
12) Morley JE, et al : Frailty consensus ; a call to action. J Am Med Dir Assoc, 14 : 392-397, 2013
13) American Geriatrics Society 2015 Updated Beers Criteria for Potentially Inappropriate Medication Use in Older Adults. J Am Geriatr Soc, 63, 2227-2246, 2015
14) Gallagher P, et al : STOPP (Screening Tool of Older Person's Prescriptions) and START (Screening Tool to Alert doctors to Right Treatment). Consensus validation. Int J Clin Pharmacol Ther, 46 : 72-83, 2008
15) 日本老年医学会・編：高齢者の安全な薬物療法ガイドライン，メジカルビュー社，2015
16) Rochon PA, et al : Optimising drug treatment for elderly people ; the prescribing cascade. BMJ, 315 : 1096-1099, 1997

5 サルコペニア

Point

- サルコペニアは要因によって，加齢のみが要因の一次性サルコペニアと活動・栄養・疾患が要因の二次性サルコペニアに分類される。
- 医原性サルコペニアの要因の一つに薬剤性がある。
- サルコペニアの要因ごとのリハ薬剤の実践には，リハ栄養ケアプロセスが有用である。

はじめに

“サルコ”は肉・筋肉，“ペニア”は減少・消失を意味するギリシャ語である。1989年，Rosenbergにより加齢に伴う骨格筋減少症として提唱された。現在では，骨格筋量の低下とともに握力や歩行速度低下など身体機能の側面も包括する概念として知られている[1)]。骨格筋は，成人の身体中の重量の約40%を占める最大臓器の一つであり，関節運動を協調させた円滑な動きや姿勢の維持に関与する。一般的には，70歳までに20歳代に比較して骨格筋面積は25～30%，筋力は30～40%減少し，筋肉は50歳以降毎年1～2%程度減少するといわれている。

握力や脚力だけではなく，摂食嚥下に関連する骨格筋群のサルコペニアによる嚥下障害は，サルコペニアの摂食嚥下障害として知られている[2)]。また，骨格筋は熱産生による体温調節やグルコース，アミノ酸の代謝およびタンパク質やエネルギーの貯蔵庫として生命維持活動に重要な役割を果たしている。日常生活動作（activities of daily living；ADL）や生活の質（quality of life；QOL）の低下を招くサルコペニアは，2016年にはICD-10に疾患として登録され，その対策は医学的に重要である。

サルコペニアの要因

サルコペニアは要因によって，加齢のみが要因の一次性サルコペニアと活動・栄養・疾患が要因の二次性サルコペニアに分類される（図1）。ただし，要因を何か1つに特定できることもあれば，明確な要因が特定できない場合もある。若年成人でも起こることはあるが，特に高齢者の場合は，加齢やもともとの体質，生活環境，生活習慣，慢性疾患などが複雑に絡みあい，老年症候群の一つとして捉えられている。

1．加　齢

加齢によりタンパク質分解量がタンパク質合成量を上回り，重度化するとサルコペニアの状態となる。タンパク質の合成には，成長ホルモン（growth hormone；GH），インスリン様成長因子（insulin-like growth factor-1；IGF-1），テストステロンなどの内分泌系が関与している。GHは，全身の標的臓器に作用するが，肝臓でIGF-1を産生させ，IGF-1が刺激されることにより，筋管細

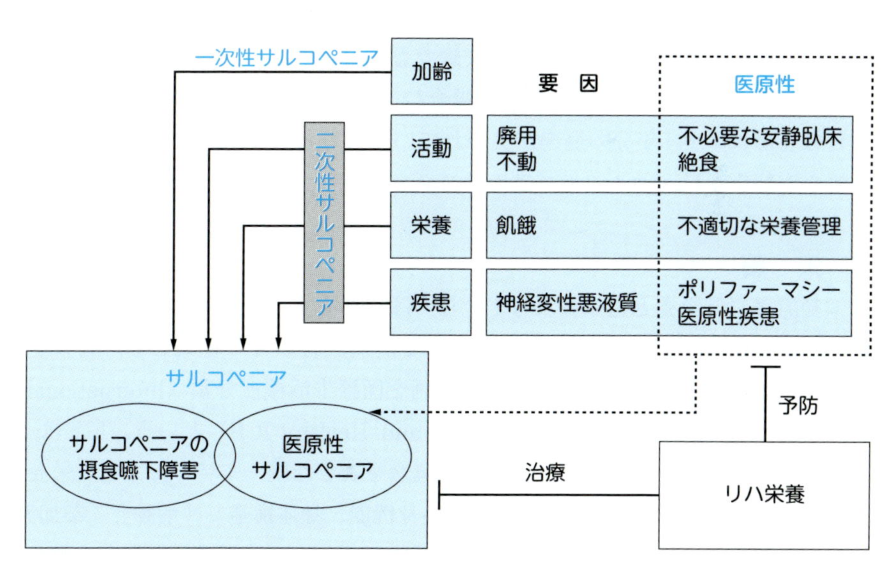

図1　サルコペニアの要因

〔Nagano A, et al：Rehabilitation nutrition for iatrogenic sarcopenia and sarcopenic dysphagia. J Nutr Health Aging, 23：256-265, 2019より引用〕

胞の肥大は誘導される。加齢に伴いGH分泌は10年ごとに約14%ずつ低下するといわれている。それに伴いIGF-1分泌も低下する[3]。IGF-1は運動（レジスタンス運動や有酸素運動）によって分泌量が増加する。運動習慣を有している高齢者ではIGF-1が多いことが知られている。一方，タンパク質分解では，筋線維のアポトーシスの増加，炎症性サイトカインの上昇，フリーラジカルの蓄積による酸化ストレスの増加，筋細胞におけるミトコンドリア機能の変化，α運動ニューロンの衰えが示唆されている。

2. 活　動

活動の長期的な低下はサルコペニアのリスク因子となる。寝たきりや不活発な生活スタイル，生活失調や無重力状態がその要因となる。若年者の場合は，安静にしていた期間があったとしても，筋肉量の低下や筋力低下は一時的なものに過ぎず，元の日常生活が送れるようになる。しかし，高齢者では，活動や疾患，栄養に関連するきっかけが何か1つでも起こると身体機能や精神機能の低下につながり，QOLが低下して元の生活に戻れないことが少なくない。加齢によって機能低下を起こすスピードが速いうえ，機能低下が起こってから対策を行っても，なかなか元の状態へと戻りにくい。そのため，フレイル高齢者や障害者では，軽度の侵襲や短期間安静でも廃用症候群を認めやすい。廃用によって筋肉量は1日約0.5%減少し，場合により0.3〜4.2%減少する[4]。わずか数日の安静により1年分の筋肉が失われていく計算となる。医療機関における不要な安静指示は，サルコペニアのリスクを高める。

3. 栄　養

栄養障害（低栄養と過栄養双方を含む）は心身機能・活動・参加に影響を与える[5]。WHO憲章の健康定義では，健康と疾病を合わせて個人とし，個人を取り巻く生活機能や背景因子からなる評価を国際生活機能分類（International Classification of Functioning, Disability and Health；ICF）という。ICFは，人が人らしく生活するうえで必要な構成概念を表した統一モデルである。栄養は，生活機能に分類される3つの側面「心身機能・身体構造」，「活動」，「参加」に影響を与える。低栄養では，体重減少だけではなく，疲労感・無気力・興奮性など心身機能の低下が生じる可能性を考慮する。また，過栄養である場合のサルコペニア肥満は，心疾患や糖尿病などの重症度や死亡率，ADL低下に対して，肥満およびサルコペニアが単独で存在するよりも悪影響を与える[6]。慢性腎臓病（chronic kidney disease；CKD），がん，脳卒中，心疾患，慢性閉塞性肺疾患（chronic obstructive pulmonary disease；COPD）の病態で，太っているほうが生存予後が良いとされる肥満パラドックスにおいても，サルコペニア肥満では予後が悪化する。

4. 疾　患

疾患によるサルコペニアでは，急性疾患や炎症（手術，外傷，急性感染症）などの侵襲や悪液質が問題となる。悪液質は，慢性消耗性疾患（慢性心不全，CKD，COPD，慢性炎症，敗血症，がん）によって引き起こされ，脂肪量の減少の有無にかかわらず，筋肉量の減少を特徴とする複合的代謝異常症候群である。臨床症状として，成人では体重減少，小児では成長障害がみられる。また，食思不振，炎症，インスリン抵抗性，筋タンパク分解を高頻度に認める。悪液質は飢餓，加齢による筋肉の減少，うつ病，吸収障害や甲状腺機能亢進とは異なる病態で，疾患罹患率を増加させる[7]。悪液質とサルコペニアは，病態が共通している点も多く，原因を区別することは難しい。しかし，悪液質では炎症性サイトカインが筋萎縮と食思不振に強く影響していることが特徴的であるのに対し，加齢によるサルコペニアのみでは，食思不振や脂肪量の減少は生じないことが多い。

医原性サルコペニア

リハ栄養のゴールの一つに医原性サルコペニアの予防がある[8]（図1）。

フレイル高齢者や障害者は，多くがサルコペニアを合併している。サルコペニアの有病率は，60歳以上では8～40%と報告されており，年齢に比例して上昇する。欧州の研究者を中心としたEWGSOP（European Working Group on Sarcopenia in Older People）の診断基準を用いたサルコペニア研究のレビュー論文では，地域在住高齢者の1～29%，長期ケア施設の14～33%，急性期病院の10%[9]，回復期リハ病棟の50%，長期介護を有する入院高齢者100%[10]でサルコペニアを認めた（図2）。超高齢社会を迎えたわが国では，サルコペニアの罹患率は高くなることが予想される。医療・介護の現場で，医原性サルコペニアの予防に努めることが重要となる。

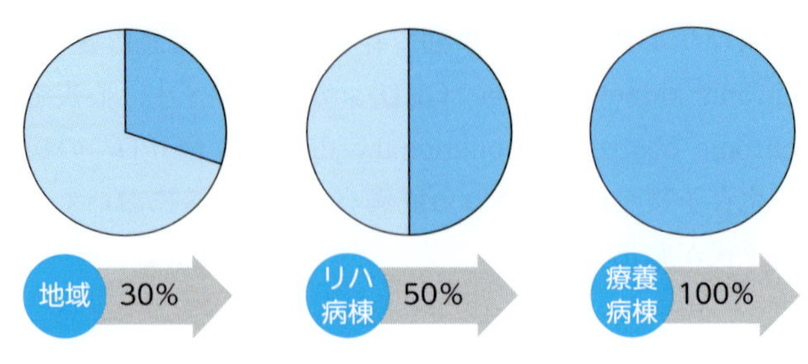

図2　サルコペニアの有病率

〔サルコペニア診療ガイドライン作成委員会・編：サルコペニア診療ガイドライン2017年版，ライフサイエンス出版，2017
Nagano A, et al：Rehabilitation Nutrition for Iatrogenic Sarcopenia and Sarcopenic Dysphagia. J Nutr Health Aging：1-10, 2018
Yamanouchi A, et al：Severely Decreased Muscle Mass among Older Patients Hospitalized in a Long-Term Care Ward in Japan. J nutr sci vitaminol, 62：229-234, 2016を参考に作成〕

サルコペニアの診断

サルコペニアの診断基準は，欧州の研究者を中心としたEWGSOPから2010年に発表され，その後，日本人を含むアジアの疫学データをもとにしたAWGS（Asian Working Group for Sarcopenia）の定義[11)]やその他研究グループからも提唱されている。AWGSのアルゴリズムでは，歩行速度低下（0.8m/秒以下），握力低下（男性26kg未満，女性18kg未満）の一方あるいは両方を認めた場合に，さらに骨格筋量（skeletal muscle mass index；SMI，骨格筋指数）で判定する。SMIは，DXA（dual-energy X-ray absorptiometry，X線骨密度測定装置）法では男性7.0kg/m^2，女性5.4kg/m^{2}未満，BIA（bioelectrical impedance analysis，生体インピーダンス解析）法では男性7.0kg/m^2，女性5.7kg/m^{2}未満を認めた場合，サルコペニアと診断する。DXA法やBIA法の判定が困難な場合は，下腿周囲長が男性34cm未満，女性33cm未満でサルコペニアが疑われる[12)]。

注意するべき薬剤

薬剤は，サルコペニアのタンパク質の分解と合成のバランスを変えることのできるいくつかのメカニズムとの相互作用が予想される[13)]。ポリファーマシーとなることで，各薬剤の作用・副作用が医原性サルコペニアの要因となる

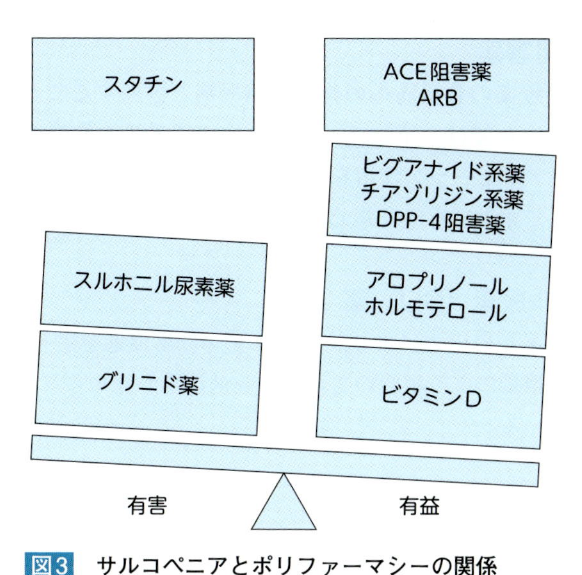

図3 サルコペニアとポリファーマシーの関係

〔Wakabayashi H：Rehabilitation nutrition in general and family medicine. J Gen Fam Med, 18：153-154, 2017より引用〕

(図3)。以下に，サルコペニアに関連する薬剤の例を示す。

1. ビタミンD

サルコペニアやフレイルに関する多くの研究が報告されている。3年間のフォローアップ研究では，ビタミンD低値は重篤な筋肉虚弱と筋肉量・筋力の低下と関連した。ビタミンD補給は，25nmol/Lを超える成人の筋力には大きな影響は与えない。高齢者では，ビタミンD低値が約50%にみられ，ビタミンD値を評価することが推奨される。

2. アンジオテンシン変換酵素（ACE）阻害薬

有益とされる3つの作用機序が考えられている。第一にあげられるのがインスリン感受性で，グリコーゲンの貯蔵および骨格筋におけるグルコースの取り込みを増加させる。第二に，加齢に伴い増加するサイトカインの阻害作用を示し，骨格筋の異化作用を抑制する。第三に，IL-6の阻害を通して栄養状態を好ましい状態へ導く。高齢者130人を対象とした二重盲検試験では，ペリンドプリルを20週服用した群で，6分間歩行距離が有意に改善した。

3. DPP-4阻害薬

経口糖尿病治療薬の骨格筋への作用を糖尿病と区別することは不可能に近い。最近のレビューでは，インスリン抵抗性の感受性や筋酸素摂取量を改善し，筋肥大や抗アポトーシス作用を有する。比較的最近の薬ではあるが，サルコペニアに対して非常に有望な薬である。

4. スルホニル尿素（SU）薬

カリウムチャネルの阻害により，インスリン分泌促進を生じる。*in vitro*の研究では，治療用量による細胞のアポトーシス誘導が認められ，筋萎縮の可能性が示唆されている。

5. スタチン

スタチンによる筋肉への副作用はかなり一般的であり，薬物離脱の主な原因となる患者は約29%に上る。この筋毒性により，筋肉痛，筋肉衰弱，クレアチンキナーゼの上昇から横紋筋融解症にまで至る症候群がみられる。通常，用量の減少や治療の中止により解決できる。

6. 抗精神病薬

クエチアピン，リスペリドン，ハロペリドールなどの抗精神病薬は，後天性脳損傷でよくみられる症状である激越や精神疾患の治療に使用される。その有害事象に対しては抗コリン作用薬，ベンズトロピンおよびプロプラノロールなどの薬剤で治療することができるが，処方カスケードの可能性を高める。抗コリン作用薬は，認知機能低下（食欲低下，廃用性筋萎縮），唾液分泌低下（味覚・食欲低下），嚥下機能低下（摂食量低下），消化管運動抑制（便秘などによる腹満感から食欲低下），骨格筋の神経筋接合部機能の低下などあらゆる面でサルコペニアの要因となる。

介入のポイント

リハ薬剤の概念[14]では，WHO憲章の健康定義に基づき，健康と疾患を連続した状態ととらえ，流動的となる個人の状態をICFにより評価する。ICFの「健康状態」は国際疾病分類（以下，ICD-11）で分類され，ICFとICD-11は

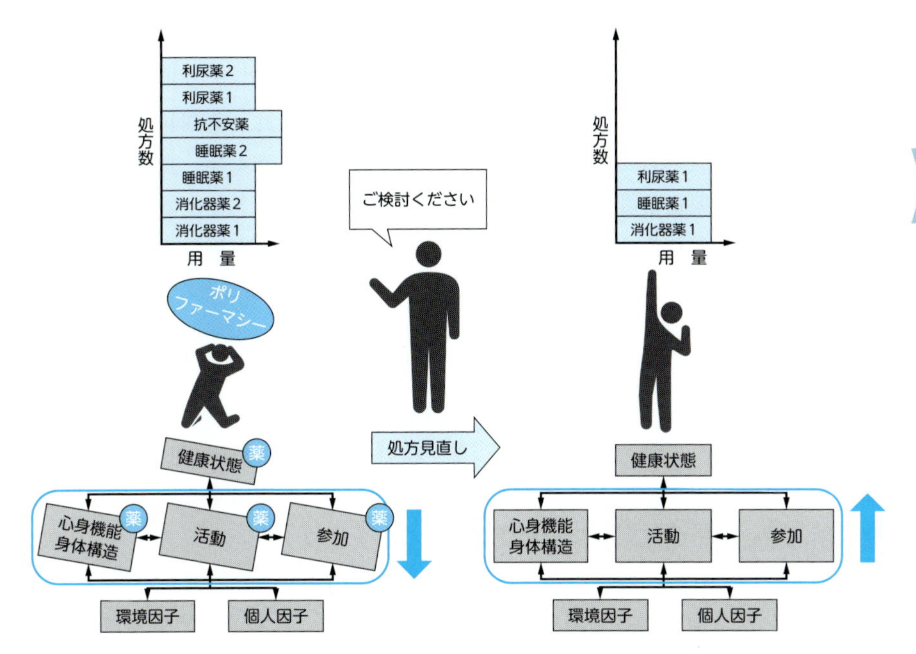

図4 国際生活機能分類（ICF）と薬剤の関係および理想的介入

相互補完的に利用することが推奨されている。ICD-11には薬剤関連の多くのコードが分類されているため[15]，ICFの一領域である「健康状態」には薬剤が関連し，影響を及ぼすことが予想される。薬剤は急性期，地域包括ケア，回復期，慢性期の各入院医療や在宅医療のすべてのステージに存在する。医療，介護の現場で薬剤の観点から医原性サルコペニアを予防，回避することが求められる（図4）。個々の薬剤の主作用だけでなく，ADLの向上やQOLの獲得を目的としたリハ薬剤の視点が求められる。

リハ薬剤の介入は，サルコペニアの要因を明らかにしたうえで，リハ栄養を主体とするリハ栄養ケアプロセスの手法が有効である[16]。

要因による対策

1. 加 齢

ポリファーマシーはサルコペニアのリスクとなる。地域住民60～84歳を対象とした横断研究では，多剤を5剤以上としたポリファーマシーとサルコペニアのオッズ比は2.24であった[17]。高齢者の薬物有害事象は，アレルギー症状や薬剤性腎障害・肝障害としてよりも老年症候群として現れ，薬剤起因性老年症候群とよばれる。ふらつき・転倒，抑うつ，記憶障害，せん妄，食欲不振，便秘，排尿障害・尿失禁などが代表的である[18]。薬剤起因性老年症候群の多くは高齢者によくみられる症状で，薬剤性と気づきにくく発見が遅れる可能性がある。ポリファーマシーの処方に対しては定期的に再評価することが求められる。

2. 活　動

活動に影響を与える薬剤は，鎮静と意欲向上のバランスを考慮する。鎮痛薬，神経刺激薬，抗精神病薬，抗うつ薬，抗けいれん薬，睡眠薬，抗てんかん薬などがリハの現場で処方される[19]。例えば，睡眠薬を使用する場合は，低用量，断続的かつ可能な限り最短期間で行うことを推奨する。高齢者における初期の研究では，肝臓における初回通過効果の減少により，長時間作用型ベンゾジアゼピン系薬剤の有害事象のリスクが報告された。また，最近の研究では，短時間作用型でも同様にリスクの増大が報告されている。睡眠薬として使用される薬剤には，依存性の高いものもあり，処方の減量時には中止困難が懸念されるため，薬物療法の前に睡眠環境因子を整えることが優先となる。処方が必要となる場合はリハカンファレンスなど，セラピストが参加する多職種連携会議で情報収集しながら定期的に処方を評価する。

3. 栄　養

栄養は，筋肉の維持や運動による増加にも必要であり，リハ栄養の考え方が有用である[20]。廃用症候群の入院患者では88〜91%に低栄養を認めており，高齢者では低栄養が問題となる。栄養に影響する薬剤としては，摂食[21]や排泄[18]に関連する薬剤を考慮する。摂食嚥下の機能低下の原因の一つに薬剤があり，摂食嚥下の5期（先行期，準備期，口腔期，咽頭期，食道期）に分けてその原因を検討する。

先行期には，意識レベルを低下させる薬剤（抗不安薬，抗精神病薬，抗うつ薬，抗てんかん薬，ヒスタミン受容体拮抗薬）に，準備期には特に，唾液分泌を低下させる薬剤〔抗コリン作用薬，ヒスタミン受容体拮抗薬，利尿薬（これらは咀嚼して食塊を形成するのを妨げる)〕や味覚障害を引き起こす薬剤に，口腔期には，舌や下顎の筋力を低下させるような薬剤（筋弛緩薬，抗不安薬）や錐体外路症状を引き起こす薬剤に，咽頭期には，嚥下反射に必要な協調性を低下させるような薬剤（ベンゾジアゼピン系薬剤）に，食道期には，食道粘膜に潰瘍を起こすような薬剤〔非ステロイド性消炎鎮痛薬（NSAIDs），骨粗鬆症治療薬〕に注意が必要である。

また，排尿障害・尿失禁は，排尿調節筋の萎縮によるサルコペニアの代表的なアウトカムであり，便秘に伴う食欲低下も栄養摂取不足によるサルコペニアの原因となる。栄養サポートチーム（nutrition support team；NST）回診のような栄養に特化した多職種連携会議により，栄養に関連する薬剤について考察する。

4. 疾　患

急性症状・炎症や悪液質では，基礎にある病態の治癒や寛解を目指した積極的な薬物療法も必要である。悪液質の定義は，原疾患（慢性心不全，CKD，COPD，慢性炎症，敗血症，がん）があり，12カ月以内に5%以上の体重減少と併せて①筋肉低下，②疲労感，③食思不振，④除脂肪体重低値，⑤生化学データ異常値の5項目中3項目が該当した場合とされている。悪液質への薬物療法は確立されておらず，炎症性サイトカインによる筋萎縮と食欲不振への対症療法によりQOLの向上に努める。悪液質に有効であるとされる薬剤としては，n-3脂肪酸やエイコサペンタエン酸などの不飽和脂肪酸，Lカルニチン，プロゲステロン，インスリン，グレリンなどが報告されている。

おわりに

薬剤は，サルコペニアの要因である加齢，活動，栄養，疾患のすべてに関連し，特に医療・介護の現場では複数の要因を認めることが多い。複雑に関連するリハ薬剤を解明し，その情報を多職種で共有することが，治療を歴然たるものにする。「薬が先に来る思考」から「暮らしが先に来る思考」[22]へシフトチェンジし，フレイル高齢者や障害者がより良い生活を送れるように，医原性サルコペニアへの包括的な対応が望まれる。

引用文献

1）サルコペニア診療ガイドライン作成委員会・編：サルコペニア診療ガイドライン2017年版，ラ

イフサイエンス出版，2017
2) 森隆志：サルコペニアの摂食嚥下障害．日本静脈経腸栄養学会雑誌，31：949-954, 2016
3) 佐久間邦弘：サルコペニアとは．悪液質とサルコペニア リハビリテーション栄養アプローチ（荒金英樹，若林秀隆・編著），医歯薬出版，pp11-17，2014
4) Wall BT, et al：Nutritional strategies to attenuate muscle disuse atrophy. Nutr Rev, 71：195-208, 2013
5) 西岡心太：管理栄養士はリハ栄養において何ができるのか？―NST48のいまとこれから．リハビリテーション栄養UPDATE 医原性サルコペニアの廃絶をめざして（吉村芳弘，若林秀隆・編），医歯薬出版，pp166-171，2017
6) 二井麻里亜：肥満（サルコペニア肥満）患者の医原性サルコペニア対策．リハビリテーション栄養UPDATE 医原性サルコペニアの廃絶をめざして（吉村芳弘，若林秀隆・編），医歯薬出版，pp123-129，2017
7) 森直治，東口高志：悪液質とは．悪液質とサルコペニア リハビリテーション栄養アプローチ（荒金英樹，若林秀隆・編著），医歯薬出版，pp2-10，2014
8) Nagano A, et al：Rehabilitation nutrition for latrogenic sarcopenia and sarcopenic dysphagia. J Nutr Health Aging, 23：256-265, 2019
9) Cruz-Jentoft AJ, et al：Prevalence of and interventions for sarcopenia in ageing adults；a systematic review. Report of the International Sarcopenia Initiative (EWGSOP and IWGS). Age Ageing, 43：748-759, 2014
10) Yamanouchi A, et al：severely decreased muscle mass among older patients hospitalized in a long-term care ward in Japan. J nutr sci vitaminol, 62：229-234, 2016
11) Chen LK, et al：Sarcopenia in Asia；consensus report of the Asian Working Group for Sarcopenia. JAMDA, 15：95-101, 2014
12) Kawakami R, et al：Calf circumference as a surrogate marker of muscle mass for diagnosing sarcopenia in Japanese men and women. Geriatr Gerontol Int, 15：969-976, 2015
13) Campins L, et al：Oral drugs related with muscle wasting and sarcopenia. A review. Pharmacology, 99：1-8, 2017
14) 若林秀隆，他：リハビリテーション薬剤のコンセプトと展望．リハビリテーション栄養学会誌，2：106-112, 2018
15) Selb M, et al：ICD-11：A comprehensive picture of health, an update on the ICD-ICF joint use initiative. Journal of rehabilitation medicine, 47：2-8, 2015
16) Wakabayashi H：Rehabilitation nutrition in general and family medicine. J Gen Fam Med, 18：153-154, 2017
17) König M, et al：Polypharmacy as a risk factor for clinically relevant sarcopenia：Results from the Berlin Aging Study Ⅱ. J Gerontol Series A, 73：117-122, 2017
18) 秋下雅弘：サルコペニアとポリファーマシー：薬剤性サルコペニア．リハ栄養からアプローチするサルコペニアバイブル（若林秀隆，葛谷雅文・編者），日本医事新報社，pp107-111，2017
19) Geller AI, et al：Polypharmacy and the role of physical medicine and rehabilitation. PM & R, 4：198-219, 2012
20) 若林秀隆：リハビリテーション栄養とサルコペニア．外科と代謝・栄養，50：43-49, 2016
21) 東敬一朗：薬剤性の摂食嚥下障害―味覚障害も含めて．高齢者の摂食嚥下サポート 老嚥・オーラルフレイル・サルコペニア・認知症（若林秀隆・編著），新興医学出版社，pp55-60，2016
22) 増田修三：薬剤師の視点から．静脈経腸栄養，27：895-901, 2012

6 ポリファーマシー

Point

- ポリファーマシーは，単に服用する薬剤数が多いことではなく，それに関連した薬物有害事象のリスク増加，服薬過誤，服薬アドヒアランス低下などの問題につながる状態である
- 罹患している疾患数が多いこと（multimorbidity）によって，それぞれの診療科で処方される薬剤が積算されるためポリファーマシーが増加する。
- 処方された薬剤による薬物有害事象（ADE）の対策として新たな処方が追加されること，すなわち処方カスケードもポリファーマシーの原因となる。
- ポリファーマシーへの介入は，ADEの可能性が考えられる疾患の発症が確認された場合に検討する。
- ポリファーマシーへの介入で最も必要なものは患者との信頼関係である。患者との信頼関係なしに減薬すると，患者に大きなショックを与えることもあるので注意を要する。

はじめに

わが国では，世界に先駆けて2007年に超高齢社会を迎え，労働人口の減少や高齢者の増加による医療費の増大をはじめとしたさまざまな問題が発生している。医療費のなかでも大きな割合を占めている薬剤の使用が関心を集め，ポリファーマシーも注目されるようになってきた。薬効の裏側には必ず有害事象があり，多剤を併用することによりそれらの有害事象が増大するおそれがある。また，有害事象により，本来リハで回復できるはずの患者が十分なリハの恩恵を受けられない可能性も考えられる。昨今，ポリファーマシーの概念は定着しつつあるが，ポリファーマシー対策に取り組んでいる医療機関はまだ多いとはいえず，積極的な介入が必要と考えられる。本項ではポリファーマシーの考え方やリハとの関係，ポリファーマシーへの介入方法について考えていきたい。

ポリファーマシーとは

ポリファーマシー（polypharmacy）はポリ（poly）＋ファーマシー（pharmacy）から構成される造語で，多剤併用や多剤処方を表すが，単に服用する薬剤数が多いことではなく，それに関連した薬物有害事象のリスク増加，服薬過誤，服薬アドヒアランス低下などの問題につながる状態と定義されている。わが国では以前より精神科疾患を中心とした多剤併用が問題視され，昨今の医療費の増大問題への対策としてジェネリック医薬品の利用促進とともに取り上げられている。2016年度の診療報酬改定では，処方薬剤を減薬することで算定可能な薬剤総合評価調整加算と薬剤総合評価調整管理料が新設されたことにより，特に注目を浴びている。ポリファーマシーは医療経済へ悪影響を及ぼすだけではない。薬物有害事象（adverse drug events；ADE）や，アドヒアランスの不良，潜在的な不適切処方（potentially inappropriate medications；PIMs），薬剤起因性老年症候群，合併症や死亡率の上昇[1]など，さまざまな問題の原因となる。

では，具体的には何剤以上使用するとポリファーマシーといえるのか？ ポリファーマシーが具体的にどの程度の多剤併用を指すのかという普遍的な定義は定まっていないのが現状である[2]。しかしKojimaらの報告によると，入院患者においては6剤以上が特に有害事象の発生増加に関連している[3]（図1）。また，診療所の通院患者においては5剤以上服用している患者で転倒発生のリ

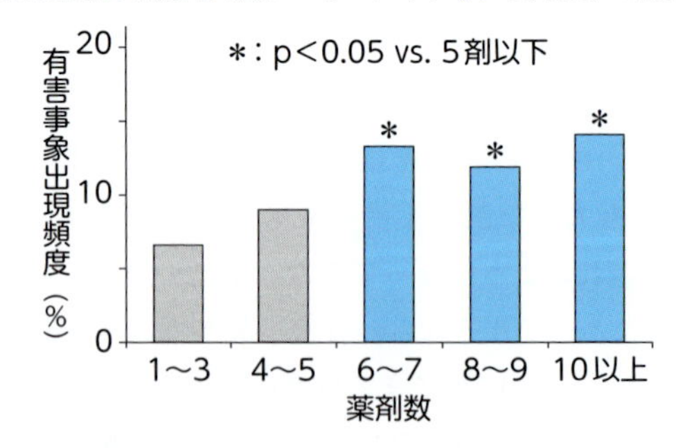

図1 薬剤数と薬物有害事象出現頻度

〔Kojima T, et al：High risk of adverse drug reactions in elderly patients taking six or more drugs：analysis of inpatient database. Geriatrics & gerontology international, 12：761-762, 2012より引用〕

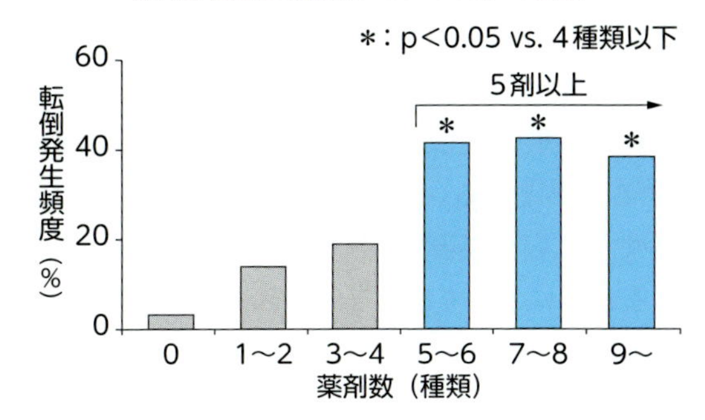

図2 薬剤数と転倒発生頻度

〔Kojima T, et al：Polypharmacy as a risk for fall occurrence in geriatric outpatients. Geriatrics & gerontology international, 12：425-430, 2012より引用〕

スクが上昇するとの報告（図2）もある[4)]。このほか，5剤以上を使用した場合，フレイル（虚弱）や機能低下，死亡，転倒のリスクが高まるという報告[5)]もあるため，5剤以上の使用がポリファーマシーの目安となる。

ただし，5剤以上の使用をすべてポリファーマシーとしてしまうのは問題がある。つまり5剤という数はあくまで目安である。たとえ5剤以上使用していたとしてもそれらの薬剤がすべて患者にとって必要で，ADEが特になくアドヒアランスも良好である場合，それはポリファーマシーとはいえない。むしろ，必要以上に減薬することはリスクが高いと考えられる。一方で，5剤未満であってもADEが考えられる場合や，アドヒアランスの不良につながっているなど，薬剤によって何らかの不都合が生じている場合はポリファーマシーととらえる必要があるだろう。

ポリファーマシーの原因

ポリファーマシーの原因の一つとして，罹患している疾患数が多いということ（multimorbidity）があげられる。英国住民の6人に1人はmultimorbidityであるとの報告[6)]もある。また，平均年齢82.8歳の70人を調査した研究において，61%が3つ以上の疾患を有し，26%が5つ以上の疾患を有していたとの報告[7)]がある。multimorbidityの頻度は年齢とともに上昇するとの報告[8)]もあり，高齢者の多いわが国においても同様の問題が発生していると考えられる。それぞれの疾患に対応する専門医が，疾患ごとのガイドラインどおりに複数薬剤を処方した場合，ポリファーマシーとなるのは明白である。例えば6つの疾患がある場合，それぞれの疾患に対し2剤が処方されれば足し算的に処方薬が積み重なり12剤服用することとなる。また，処方医が1人増加するとADEの発生リスクが30%上昇するという報告[9]もある。これらを考慮すると医療機関にフリーアクセスできる日本においては，それぞれの疾患に対応する専門医を受診することが多いため，ポリファーマシーは特に発生しやすいと考えられる。

また，処方された薬剤によるADEの対策として新たな処方が追加される，処方カスケードも多くみられる。例えば，疼痛に対して処方された非ステロイド性消炎鎮痛薬（NSAIDs）によって副作用の高血圧が発現し，高血圧に対して降圧薬のアンジオテンシン変換酵素（ACE）阻害薬が処方されたとする。そうすると，さらにその副作用の咳嗽への対策として鎮咳薬が処方されるというように，ADEを新規薬剤の追加で対処し続ける悪循環のことを処方カスケードという。処方カスケードを原因として発生するポリファーマシーは，処方の見直しで解消していくことが不可欠である。そのためには，かかりつけ医やかかりつけ薬剤師が，患者の入院時においては主治医と病棟薬剤師が協働して処方状況の全体像を把握する必要がある。

ポリファーマシーの問題点

ポリファーマシーの問題点としてまずあげられるのはADEである。高齢者の入院の1/6はADEによるもので，さらに75歳以上の高齢者の1/3にADEが認められるとの報告[9]もあるなど，特に高齢者ではかなりの数のADEが発生している。リハの効果を最大限に発揮するためには，適切なリハと栄養管理のどちらも行う必要がある。必要栄養量が摂取できないとリハの効果は期待できない。よってリハ薬剤においては，リハと栄養摂取に悪影響を及ぼす薬剤を抽出する必要がある。リハへの悪影響が考えられるADEとしては，ふらつき，転倒，認知機能障害，せん妄などがあげられ，栄養摂取に影響を及ぼすADEとしては食欲低下や口内炎，唾液の減少による嚥下障害，味覚異常などがあげられる。これらのADE発現が考えられる薬剤を可能な限り減量・中止する必要がある。特に高齢者では，上記の症状やその他の体調変化があった場合に

ADEを疑う必要がある[10)]。

また，ポリファーマシー状態ではPIMsの占める割合が増えるとの報告[11)]がある。PIMsについてはポリファーマシーと同様に，入院リスクを高めるとの報告[12)]や，ADEを増加させるとの報告[13)]もある。このことからPIMsのリストであるBeers Criteria[14)]やSTOPP（screening tool of older people's prescriptions）criteria[15)]を活用し，治療効果とともに，発現している可能性のあるADEを考慮して処方変更を検討する必要がある。

ポリファーマシーを考慮する際，過剰な処方を確認することが重要であるが，アンダーユース（underuse）と呼ばれる過少処方（本来処方されるべき薬剤が処方されていない状態）も考慮する必要がある。Higashiらは372人の虚弱な高齢者の処方薬データの解析により，50％の患者がアンダーユースの状態だったと報告している[16)]。また，処方数が多いとアンダーユースも増えるという報告[17)]もある。よって，アンダーユースが起こりにくいと考えられがちな服用薬剤数の多い患者に対しても，アンダーユースの評価が必要である。

介入の方法

ポリファーマシーへの介入は，診療報酬ありきの数合わせで処方薬を減らすのではなく，ADEの可能性が考えられる疾患の発症が確認された場合に検討する。アドヒアランスを考慮した場合，服用回数の減少や，配合剤や貼付剤への変更は有効である。しかし，基本的にはADEの回避を目的として，表1に示したポイントに基づいて優先順位をつけるなどして，服用薬剤を再考することが勧められる。

高齢者では，ポリファーマシーによりもたらされる薬剤起因性老年症候群の発現に注意を要する。その原因となる薬剤を表2に示す。薬剤起因性老年症候群のうち，ふらつき・転倒，認知機能障害，せん妄，食欲低下などのADEは，

表1　各薬剤の適応を再考するポイント

- 予防薬のエビデンスは高齢者でも妥当か？
- 対症療法は有効か？
- 薬物療法以外の手段は？
- 治療の優先順位は？
  →個々の病態と生活機能，患者の意思，嗜好などを考慮して判断

表2 薬剤起因性老年症候群と主な原因薬剤

兆　候	薬　剤
ふらつき・転倒	降圧薬（特に中枢性降圧薬，α遮断薬，β遮断薬），睡眠薬，抗不安薬，三環系抗うつ薬，抗てんかん薬，フェノチアジン系抗精神病薬，トリヘキシフェニジル，ヒスタミンH_1/H_2受容体拮抗薬
抑うつ	中枢性降圧薬，β遮断薬，ヒスタミンH_2受容体拮抗薬，抗不安薬，抗精神病薬
認知機能障害	降圧薬（中枢性降圧薬，α遮断薬，β遮断薬），睡眠薬，抗不安薬（ベンゾジアゼピン系），三環系抗うつ薬，抗てんかん薬，フェノチアジン系抗精神病薬，パーキンソン病治療薬，ヒスタミンH_1/H_2受容体拮抗薬
せん妄	パーキンソン病治療薬，睡眠薬，抗不安薬，三環系抗うつ薬，ヒスタミンH_1/H_2受容体拮抗薬，降圧薬（中枢性降圧薬，α遮断薬，β遮断薬），抗不整脈薬（リドカイン，メキシレチン），気管支拡張薬（テオフィリン，アミノフィリン），副腎皮質ステロイド
食欲低下	非ステロイド性抗炎症薬（NSAIDs），アスピリン，緩下剤，抗菌薬，ビスホスホネート系薬，抗不安薬，抗精神病薬，トリヘキシフェニジル
便秘	睡眠薬，抗不安薬（ベンゾジアゼピン系），三環系抗うつ薬，膀胱鎮痙薬，腸管鎮痙薬（ブチルスコポラミン，プロパンテリン），ヒスタミンH_2受容体拮抗薬，α-グルコシダーゼ阻害薬，フェノチアジン系抗精神病薬，トリヘキシフェニジル
排尿障害・尿失禁	三環系抗うつ薬，腸管鎮痙薬（ブチルスコポラミン，プロパンテリン），膀胱鎮痙薬，ヒスタミンH_2受容体拮抗薬，睡眠薬・抗不安薬（ベンゾジアゼピン系），フェノチアジン系抗精神病薬，トリヘキシフェニジル，α遮断薬，利尿薬

〔秋下雅弘：高齢者のポリファーマシー 多剤併用を整理する「知恵」と「コツ」，南山堂，2016より引用〕

特にリハへ悪影響をもたらすものと考えられるため，原因薬剤を可能な限り減量・中止する必要がある。中止が困難な場合においても，より安全性の高い薬剤への変更を検討する。

高齢者はさまざまな生理機能が低下している場合が多い。そのため，心拍出量や腎機能，肝機能，消化機能の低下により薬物動態が健常者と大きく異なり，血中濃度の上昇によって副作用が増大することが予想される。腎機能や肝機能の低下時には禁忌となる薬剤や，減量など慎重投与の必要性のある薬剤も多く存在するため，服用薬剤によるADEの有無を確認すると同時に，それらの減量や中止を検討する。

高齢者でADEを起こしやすい薬剤や，期待される薬効に比べADEのリスクが高い薬剤は，高齢者には慎重に投与すべきである。これらの薬剤についてのスクリーニングツールはいくつか存在する。Beers Criteriaは1991年にPIMsのリストとして発表されたもので，最新版が2015年に公開されている[14]。また，STOPP/START（screening tool to alert to right treatment）criteriaは

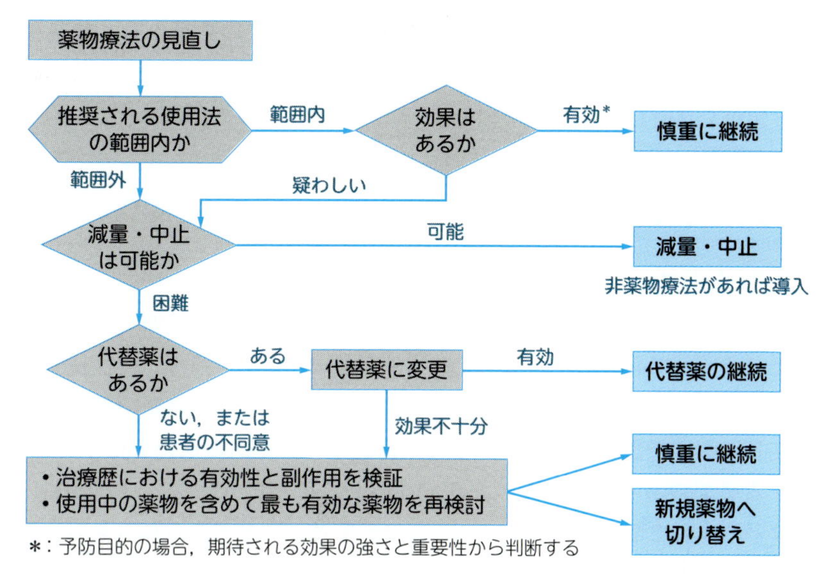

図3　薬物療法の適正化のためのフローチャート
〔日本老年医学会・編：高齢者の安全な薬物療法ガイドライン2015，メジカルビュー社，2015より引用〕

欧州で2008年に発表されたものである。最新版のバージョン2[15]ではSTOPPとして80のPIMsのリストと，34の使用すべき処方が掲載されている。そのなかではPIMsだけでなく，アンダーユースの回避にも言及されている。

日本でも「高齢者の安全な薬物療法ガイドライン」が発表されており，最新版[19]は2015年に出された。STOPP/START criteriaと同様に，特に慎重な投与を要する薬剤と開始を考慮すべき薬剤の2つのリストで構成されている。しかしFrankenthalらの報告[20]によると，使用薬剤数やコストは介入群のほうが通常薬物療法群に比べて有意に減少したが，転倒回数や入院回数，生活の質（quality of life；QOL）は両者で明確な差はみられなかった。また，Hollandらは，60歳以上の高齢者を対象として薬物療法の最適化を実施したが，患者予後は改善しなかったと報告している[21]。このほかVerdoornらの調査[22]では，薬物関連の問題の81％はSTOPP/START criteriaに関連していない内容であった。このことは，ポリファーマシーやPIMsに対して，各基準を用いて機械的に減薬を行うだけでは，患者の予後改善にはつながらないことを示している。

これらのことから，実際に処方薬剤の中止や追加を提案・実施していく際は，図3のフローチャート[19]に沿って，現在の服用薬剤それぞれについて，継続または変更の必要があるかどうかを検討する。検討の結果から，減量や中止，より安全性の高い薬剤やより効果の高い薬剤への変更，非薬物療法への変更が可能かを判断していく。

介入のポイント

1．入院決定時，入院当日

ポリファーマシー対策において最初のポイントであり，急性期病棟でも介入可能なポイントでもある。回復期リハ病棟や地域包括ケア病棟，慢性期病棟においても他院からの転院時には同様の介入ポイントとなる。外来で患者の入院が決定した際に持参薬を確認し，手術や出血リスクのある検査を行う場合は，中止する必要のある薬剤の有無を確認する。この際にADEの有無やPIMsの存在などについて情報収集し，リハに悪影響を及ぼすと考えられる薬剤を追加してリストアップし，主治医に薬剤の中止や減量を提案する。また，入院時に持参薬の内容を確認する際，院内採用薬への切り替えを提案する。そして，入院決定時と同様に，ADEの有無やPIMsの存在を確認するほか，現在服用していない薬剤のうち継続の必要がない薬剤をリストアップする。これらの情報をもとに主治医に薬剤の中止や減量を提案していく。

2．薬剤管理指導，病棟薬剤業務実施時

病棟では，医師，薬剤師，看護師，管理栄養士，セラピストなど多職種で患者情報を共有しながら，処方された薬剤について副作用の確認や効果判定を行っている。副作用の可能性がある薬剤についてはリストアップし，主治医に薬剤の中止や減量を提案していく。急性期病棟では在院日数が短いことや急性期症状の安定化が図れていないことなどからポリファーマシーへの介入は難しい。しかし，回復期リハ病棟や地域包括ケア病棟，慢性期病棟では，症状が安定している傾向が高く，在院日数も急性期と比べ長期となるため，患者との信頼関係が構築できている場合も多い。このような場合は，ポリファーマシーに対しても，介入後のモニタリングが可能であり，効率的に取り組むことができる。特に回復期リハ病棟や地域包括ケア病棟でリハの効果を高めることや在宅における薬剤管理が重要である。

リハや栄養に悪影響を及ぼすと考えられる薬剤のリストアップやアドヒアラ

ンス向上のための服用方法の工夫などの提案が必要であるため，薬剤師の介入は必須といえる。東名厚木病院（以下，当院）においては急性期病棟と同様に，地域包括ケア病棟に薬剤師を平日日勤の時間帯に1名配置し，ポリファーマシー対策を含めて処方の適正化に取り組んでいる。

3. 退院時

患者のアドヒアランスや在宅における環境を考慮し，服用方法や介護者の管理を簡便にすることが重要である。例えば，剤形の変更や一包化調剤などを検討し，服薬が継続可能な投与回数や服用方法を薬効とともにバランス良く考慮し，主治医に提案していく必要がある。また，入院期間中に取り組んだポリファーマシー対策について，退院後に受診予定のかかりつけ医やかかりつけ薬剤師と情報共有することも重要である。情報共有が行われない場合，入院中に中止されたり減量されたりした処方が以前のものに戻ることも多い。このため退院時には，中止・減量した理由をお薬手帳や薬剤情報提供書，退院時共同指導などで伝達することが必要となる。当院においても薬剤情報提供書を通じて，かかりつけ薬剤師にポリファーマシー対策の情報を伝える取り組みを行っている。2018年度診療報酬改定では薬剤総合評価調整加算が地域包括ケア病棟においても算定可能となったため，薬剤師のさらなる積極的な介入が求められる。

おわりに

ポリファーマシーへの介入で最も必要なものは患者との信頼関係であると考える。服薬により安心感を得ていた患者が，薬剤が中止されることを「主治医から見放された」とネガティブにとらえることは少なくない。患者との信頼関係なしに減薬すると，患者に大きなショックを与えることもある。患者との信頼関係を構築していくと同時に，服薬指導の際には「服用してはいけない薬」，「服用しても意味のない薬」などの表現を避ける必要があると考える。例えば「このお薬は変えてもよい時期ですね」，「このお薬は卒業できそうですね」など，ポジティブな表現を心がけることが重要である。

引用文献

1）Hajjar ER, et al : Polypharmacy in elderly patients. The American journal of geriatric pharmacotherapy, 5 : 345-351, 2007

2) Duerden M, et al：Polypharmacy and medicines optimisation. Making it safe and sound, King's Fund, 2013
3) Kojima T, et al：High risk of adverse drug reactions in elderly patients taking six or more drugs：analysis of inpatient database. Geriatrics & gerontology international, 12：761-762, 2012
4) Kojima T, et al：Polypharmacy as a risk for fall occurrence in geriatric outpatients. Geriatrics & gerontology international, 12：425-430, 2012
5) Gnjidic D, et al：Polypharmacy cutoff and outcomes：five or more medicines were used to identify community-dwelling older men at risk of different adverse outcomes. Journal of clinical epidemiology, 65：989-995, 2012
6) Salisbury C, et al：Epidemiology and impact of multimorbidity in primary care：a retrospective cohort study. Br J Gen Pract, 61：e12-e21, 2011
7) Garfinkel D, et al：Feasibility study of a systematic approach for discontinuation of multiple medications in older adults：addressing polypharmacy. Archives of internal medicine, 170：1648-1654, 2010
8) Violan C, et al：Prevalence, determinants and patterns of multimorbidity in primary care：a systematic review of observational studies. PLoS One, 9：e102149, 2014
9) Pretorius RW, et al：Reducing the risk of adverse drug events in older adults. Am Fam Physician, 87：331-336, 2013
10) Ghusn H：Polypharmacy：What clinicians need to know while caring for an elder. J Med Liban, 60：207-213, 2012
11) Dhall J, et al：Use of potentially inappropriate drugs in nursing homes. Pharmacotherapy, 22：88-96, 2002
12) Lu WH, et al：Effect of polypharmacy, potentially inappropriate medications and anticholinergic burden on clinical outcomes：a retrospective cohort study. CMAJ, 187：E130-137, 2015
13) Hedna K, et al：Potentially inappropriate prescribing and adverse drug reactions in the elderly：a population-based study. European journal of clinical pharmacology, 71：1525-1533, 2015
14) Radcliff S, et al：American Geriatrics Society 2015 updated beers criteria for potentially inappropriate medication use in older adults. Journal of the American Geriatrics Society, 63：2227-2246, 2015
15) O'mahony D, et al：STOPP/START criteria for potentially inappropriate prescribing in older people：version 2. Age and ageing, 44：213-218, 2015
16) Higashi T, et al：The quality of pharmacologic care for vulnerable older patients. Annals of Internal Medicine, 140：714-720, 2004
17) Kuijpers M, et al：Relationship between polypharmacy and underprescribing. British journal of clinical pharmacology, 65：130-133, 2008
18) 秋下雅弘：高齢者のポリファーマシー 多剤併用を整理する「知恵」と「コツ」, 南山堂, 2016
19) 日本老年医学会・編：高齢者の安全な薬物療法ガイドライン2015, メジカルビュー社, 2015
20) Frankenthal D, et al：Intervention with the screening tool of older persons potentially inappropriate prescriptions/screening tool to alert doctors to right treatment criteria in elderly residents of a chronic geriatric facility：a randomized clinical trial. J Am Geriatr Soc, 62：1658-1665, 2014
21) Holland R, et al：Does pharmacist-led medication review help to reduce hospital admissions and deaths in older people? A systematic review and meta-analysis. Br J Clin Pharmacol, 65：303-316, 2008
22) Verdoorn S, et al：Majority of drug-related problems identified during medication review are not associated with STOPP/START criteria. European journal of clinical pharmacology, 71：1255-1262, 2015

7 生活機能（食事，排泄，睡眠）

Point

- 「食事，排泄，睡眠」に関する日常会話のような質問と回答から得られる情報は，QOLやADLに直結するため，リハ薬剤評価にとって非常に重要と考えられる。
- すべての症状について，病態の悪化だけではなく薬剤性の有害事象や心理・環境因子の問題などを通して全人的かつ多面的に評価と考察をすることが重要である。
- この考え方は，在宅訪問，外来投薬，回復期や慢性期の病棟，そして施設での服薬指導時など多くの場面で使用できる。

はじめに

リハの語源はラテン語で，re（再び）＋habilis（適した），すなわち「再び適した状態になること」である。世界保健機関（World Health Organization；WHO）による「リハの定義」も併せて考えれば，真のリハとは「その人らしい人生の再構築」といえる。リハを全人的評価するとき，国際生活機能分類（international classification of functioning, disability and health；ICF）を用いる。疾患や身体機能だけを評価するのではなく，環境因子や個人因子を踏まえた生活機能全般の評価を通し，人生の全体像を把握することが重要となる[1)]。

筆者の場合，服薬指導時に「食事，排泄，睡眠」に関する質問[2)]をするようにしている。この3項目は，人の命のある限り全員が例外なく毎日行っていることであり，しかもそこに問題があると，生活の質（quality of life；QOL）や日常生活動作（activities of daily living；ADL）のレベル低下に直結するものだからである。

このことは在宅訪問時には特に重要だと感じる。在宅療養患者の病状は大半が安定しているので，薬効説明や副作用チェックばかりだと毎回同じ会話になる。しかし「食事，排泄，睡眠」に関する質問を毎回行っていくと，自然な会話のなかで状態を把握できる。問題がなければそれでよいのであり，問題がないことを薬歴に書き残しておく。回答内容で引っかかる部分があれば，薬剤との因果関係を考察する。しかし，薬剤にだけ原因があると考えず身体，心理，環境面（生活機能，背景因子）からも考察する。

この考え方は在宅訪問時だけではなく，外来投薬，回復期や慢性期の病棟，そして施設での服薬指導時にも当てはまる。本項では，どのような質問をして，どのような答えが返ってきたとき，どう評価しているのかを紹介したい。

なお，本項の記載内容はエビデンスレベルや発生確率の高いものだけをあげているのではない。ガイドラインに示されるアルゴリズムを記したものでもない。あくまでも「考え方」であることを踏まえてお読みいただきたい。

食事に関する質問と介入

質問：食欲はありますか？　美味しく食べられていますか？

「食欲がある」，「美味しい」という返答であればよいのだが，「食欲がない」，「美味しくない」という返答であれば，その理由を探る質問を重ね，そこで得られた情報から考察する。

回答例

食べたくない，食べようと思わない，気持ち悪い，吐き気がする，味がわからない，美味しくない，胃が痛い，胸が焼ける，喉が焼ける，酸っぱいものがこみ上げる，口が苦い，食事が認識できない，お箸やスプーンが上手に使えない，飲み込めない

1．病　態

主に消化管に影響を及ぼす疾患として消化性潰瘍，食道障害（食道穿孔，狭窄，炎症，潰瘍，びらん），胃食道逆流症（gastroesophageal reflux disease；GERD），麻痺性イレウス，偽膜性大腸炎，過敏性腸症候群などがあげられる。そのほかに妊娠，全身感染症，薬物毒性，糖尿病性ケトアシドーシス，がん，頭蓋内圧亢進，疼痛，髄膜炎，頭蓋外傷，腫瘍，拒食症（神経性無食欲症），抑うつ，統合失調症，認知症，パーキンソン病など，さまざまな病態が食欲不振につながる。

2. 注意するべき薬剤

アスピリン，ステロイド，非ステロイド性消炎鎮痛薬（NSAIDs），オピオイドによる胃痛，吐き気などの消化器症状，抗コリン作用をもつ薬剤による口渇，口渇がもとの味覚異常，そして抗精神病薬による嚥下障害といった薬理学的に説明が明確な副次反応は必須チェック項目である。酸化マグネシウムは，腎機能低下状態で悪心や嘔吐を伴うことがある。また，ゾピクロンによる口中苦味は服用直後だけでなく，翌朝にも発現することがあるので必ずチェックする。そのほか，レバミピドなど粉砕するとひどい苦味が出る薬剤も把握しておく。

カルシウム拮抗薬やニトロ製剤は胃酸逆流症状を増悪させることがある。これらが下部食道括約筋（lower esophageal sphincter；LES）を弛緩させ，胃酸逆流を防いでいる機能を低下させるためである[3)]。

また，食欲低下ばかりに注目せず，オランザピンやクエチアピンなど過食や血糖上昇を招く薬剤を服用中の場合は，体重や血糖値の変化を継続チェックする必要がある。

3. 介入のポイント

薬剤以外の原因として，アルコール，喫煙，刺激物，カフェイン，脂肪食などの過度な摂取が消化器症状の悪化につながることがある。また，姿勢も関係する。腹部を圧迫する姿勢は胃酸の逆流を助長するので，GERDの方にはそのような姿勢を長く続けないように指導する。

身体因子だけでなく個人因子や環境因子にも目を向ける。死別や別離などの大きな喪失感などの心理因子，そして劣悪な住宅環境や不慣れな場所への転居などによるストレスは，抑うつや食欲低下に直結する可能性が高い。ストレスにより過食を招く場合もある。

摂食・嚥下機能の低下も食欲不振につながる。パーキンソン症状や脳梗塞後遺症での嚥下機能の低下は解説するまでもない。摂食期（食物を見て，食べたいと思うところから，口に運び，噛み，喉の奥へ食物を送り込む段階）を想像してみたとき，抑うつによる食欲の低下もあれば，手指機能や握力の低下により食事を摂りづらい状況もある。唾液分泌や舌機能に低下があれば，噛んで食塊を作り喉の奥へ送り込むことが難しくなる。

また，食卓の不備や不衛生，温湿度管理の問題（夏暑く，冬寒く，降雨で高湿度），炊事場の不備などの環境因子も食事全体に大きく影響する。つまりはすべての症状について，病態の悪化だけではなく薬剤性の有害事象や心理・環境因子の問題などを通して全人的かつ多面的に評価と考察をすることが重要なのである。これがICFで人の全体像をとらえるということである。

排泄に関する質問と介入

質問：便通はいかがですか？　尿の回数はどうですか？

排泄領域では，主に尿と便を対象にチェックする。汗も排泄ではあるが，ここでは触れない。便秘や下痢に関しては患者自らが訴えてくれることが多いが，頻尿や尿失禁に関しては，こちらが質問しなければ申し出ない方が多い。しかし，本当は悩んでおられる方もいらっしゃるし，頻尿や尿もれを気にして外出を控えるなど，個々のQOLにも大きな影響を与えていることは多い。プライバシーに配慮しつつ，定期的に質問し課題の有無を把握しておく。

問題がない場合は，薬歴に「排便：毎日あり。普通便」，「排尿：1日6回程度，失禁，残尿感なし」など具体的に何がどう良かったのかを残しておくと，問題が発生したときに比較できる。頻尿，尿閉，便秘，下痢などの返答があれば，その状態を招く原因を疾患だけではなく薬剤に関しても考察する。

1．排尿障害がある場合

回答例

回数が多い，残尿感がある，出づらい，急に行きたくなる，尿もれがある，間に合わない，尿が着色している，尿臭が気になる

(1) 病　態

頻尿，尿意切迫，尿失禁，残尿感，尿閉，排尿障害は，前立腺肥大，前立腺がん，過活動膀胱などで引き起こされることが多い。尿の色で診断を下すことは現代ではないが，当人や家族が尿の色から異変に気づくことはある。赤～赤褐色尿は膀胱炎，腎疾患，ワイン・コーラ色は溶血性貧血，黄褐色～茶褐色尿は胆，肝の疾患で起こることがある。また，尿臭が鼻をつくようなにおいであれば糖尿病，りんごと脂の混じったようなにおいであれば高尿酸血症や尿路感染症を疑う。

いずれの症状でも薬剤が原因のことがあるので服用歴との因果関係は必ずチェックする。

(2) 注意するべき薬剤

抗コリン薬やヒスタミン受容体拮抗薬により尿道抵抗が大きくなり，尿排出力を上回ると尿閉が起こる。もともと重度の神経因性膀胱や前立腺肥大のある方は特にその危険性が高い[4]。総合感冒薬で高頻度の報告がある。

頻尿を招く薬剤としては，利尿薬やテオフィリンなどが代表としてあげられる。

(3) 介入のポイント

①身体因子

排尿記録，残尿測定，血清クレアチニン測定，超音波などをもとに下部尿路症状を評価し，蓄尿症状，排尿中そして排尿後症状を網羅的に評価し，状態に応じて対応する。

蓄尿症状が主で尿意切迫感がある頻尿の場合，生活指導や水分・カフェインの摂取制限が先決となる。薬物治療ではソリフェナシン，イミダフェナシン，フェソテロジンやミラベグロンが推奨される。

夜間頻尿の場合，睡眠障害も伴っていることがある。排尿記録と睡眠記録をもとにアドバイスする。食事指導や適度な運動など生活面のアドバイスが必要となる。睡眠の改善とともに夜間頻尿が解消されることもある。一方で，尿意切迫感のない昼間の頻尿の場合は，心因性頻尿が推測されるため，専門医受診を勧める。

尿失禁がある場合，腹圧性か切迫性かその混合性なのかを明らかにする。女性の場合，半数は腹圧性といわれている。治療は薬物療法だけではなく行動療法も行う。やはり具体的なアドバイスと治療方針の確立が重要なので，専門医の紹介や受診勧奨を行っていきたい。

②心理・環境因子

変形性膝関節症，関節リウマチ，脳梗塞後遺症，さまざまな神経難病，体性痛を伴う疾患のある方々は，トイレへの移動や移乗がつらいため排泄を我慢する傾向にある。部屋からトイレへの移動時の段差や，手すりが付いていない，そしてトイレの中にも手すりがない，あるいは位置が不適切，さらにポータブルトイレの高さが合わないなどの環境も我慢する原因になる。

居住環境に問題がある場合，住宅改修やポータブルトイレのレンタル・購入などの介護保険サービスをうまく使いながら快適な環境を整えていくことは非常に重要となる。ケアマネジャー，福祉住環境コーディネーターらとの連携が求められる。認知症の方の排泄に関しては，訴えがなくても決まった時間にトイレに誘導することも有用な手段である。

また，尿パッドやオムツ類は多種多様な商品が出ている。その方に最も適した商品の選択も重要である。

2. 排便障害がある場合

回答例

3～4日出ない，硬くて出ない，コロコロ便，残便感がある，頻回に出る，水様便，下痢と便秘を繰り返す

(1) 病　態

①頻回の便や下痢と便秘の繰り返し

過敏性腸症候群（irritable bowel syndrome；IBS）は大腸や小腸の疾患がないにもかかわらず，腹部症状（痛みや膨満感）や便通異常（下痢や便秘）を繰り返している状態を指す。若い世代に多いといわれているが，中年期以降もみられることはある。原因は，消化管運動，内臓知覚過敏，遺伝，環境要因，感染症後遺症，心理社会的障害などがいわれている。治療としてはストレスや心理状態を考慮して，薬物療法と精神療法を組み合わせることが一般的である。

頻回の下痢や出血を伴うものとしては潰瘍性大腸炎，クローン病，虚血性大腸炎，大腸がんなども可能性として考えられる。

②残便感，3～4日に1回の便

慢性便秘症，腸閉塞，麻痺性イレウス，直腸・S状結腸・大腸のがん，大腸ポリープ，ストレスなどを疑う。

③便の着色

上部消化管（食道，胃，十二指腸，小腸）で出血や病変があれば，黒色タール便になることが多い。胆道が閉塞して胆汁が出なければ，便が着色しないため白くなる。小児ではロタウイルス感染も疑う。胆汁分泌不全（小児に多い），抗菌薬による善玉菌減少で緑色を呈することがある。

赤色を伴う便は下部消化管出血が原因となる。虚血性大腸炎，大腸憩室出血，大腸がんなどの疾患，直腸付近の出血，肛門の炎症や裂孔が原因となる。即座に専門医の受診を勧める。

(2) 注意するべき薬剤

三環系抗うつ薬をはじめとして，抗コリン作用をもつ薬剤，ポリスチレンスルホン酸カルシウム，抗がん薬そして医療用麻薬などが便秘の原因となることが多い。また，カルシウム拮抗薬は消化管運動を抑制し，便秘の原因になることが知られている。

下痢に関しては，便秘治療薬の使用過多が原因となる。特に，大腸刺激性便秘薬であるセンノシドの毎日の服用により下痢が恒常化しているケースがあれば，定期処方は緩下薬とし，センノシドは頓服に変更する提案をしたい[5)]。

(3) 介入のポイント

①身体因子

水分摂取量，食事内容，日中活動状況，生活環境の確認が先決となる。水分摂取量や食事内容に問題があれば便秘や下痢につながるということを伝え，正しい状態に導く。日中活動性を高めることも便通の正常化につながる。ブリストル便形状スケール（図）を用いた形状チェックも有用である。医師は診断に，薬剤師は薬の効果や副作用チェックに役立てられる。

②心理・環境因子

排尿障害で記述した内容と同じことが排便でも当てはまる。

睡眠に関する質問と介入

質問：夜はよく眠れていますか？

最初の質問は「夜はよく眠れていますか？」とシンプルに聞いてみる。良眠であればよいが，不眠の訴えがある場合は，不眠タイプを把握しつつ，環境因子，心理因子，身体因子，そして使用薬剤をもとに不眠の原因を探る。

回答例

寝付けない，途中で目が覚める，早朝に目が覚める，熟睡できない

タイプ	性状	
タイプ1	独立した固い塊 ナッツ（豆）様	
タイプ2	ソーセージ様だが塊状	
タイプ3	ソーセージ様だが表面にヒビ	
タイプ4	ソーセージ様・蛇様 スムーズで軟らかい	
タイプ5	断面が明瞭で柔らかい小塊	
タイプ6	調和がとれていないふわふわとした断片 泥状便	
タイプ7	水様で，固形成分がない 完全な液体	

図 ブリストル便形状スケール

1. 病 態

抑うつ，睡眠時無呼吸症候群，夜間頻尿，不安感，身体の痛み，ムズムズ足症候群（レストレスレッグス症候群），身体のかゆみなどが原因となることが多い。

不眠のタイプは主に4つに分類される。これらの混合型の場合も多い。そして，それぞれの症状に対する睡眠薬の選択は標準的には表のようになるが，近年ではベンゾジアゼピン系睡眠薬の安易な使用は避ける傾向にある。さまざまな角度から原因を探り，その対策を講じることが先決である[6]。

2. 注意するべき薬剤

薬剤が原因である不眠を「薬原性不眠」とよぶ。テオフィリン，カフェイン，ステロイドは覚醒作用をもつため不眠を招くことがある。また，選択的セロト

表 症状に応じた睡眠薬の選択

不眠タイプ	症　状	睡眠薬
入眠困難	床に就いてもなかなか眠りにつけない	超短時間型〜短時間型
中途覚醒	夜中に何度も目が覚め，その後眠れない	短時間型〜中・長時間型
早朝覚醒	普段より早く目が覚めてしまい，その後眠れない	
熟眠障害	眠りが浅くて，睡眠時間の割に熟睡した感じがない	

ニン再取り込み阻害薬（SSRI）やセロトニン・ノルアドレナリン再取り込み阻害薬（SNRI）もセロトニン賦活により覚醒がみられることがある。

3. 介入のポイント

（1）身体因子

昼寝の習慣があり夜間不眠を訴える方には昼寝をやめていただくなど，生活習慣を把握したうえでのアドバイスをまず行う。そして，睡眠時無呼吸症候群，夜間頻尿，身体の痛み，ムズムズ足症候群（レストレスレッグス症候群），身体のかゆみなど，病態が影響している場合はそれらの治療を並行して行う。

（2）心理因子

抑うつや不安感などの心理因子は不眠につながる。死別や別離などの大きな喪失感が発端になることもある。当然だが，薬だけでは解決しない場合も多い。

（3）環境因子

睡眠環境が整っているかチェックする。騒音，部屋の明るさ，暑さ，寒さは不眠につながる。快適な温度の部屋で，電気やテレビは消し，ゆったりとした気持ちで布団に入るよう指導する。

（4）服薬時間とその後の行動

服薬時刻が早すぎる，服薬後に片付けをする，テレビを観る，消灯せず過ごすなどにより，睡眠薬の効果が減少する場合もある。正しい服薬時刻と行動を指導する。

おわりに

繰り返しになるが，リハは「その人らしい人生の再構築」である。そのためには，薬や病態だけを見るのではなく，暮らしそのものも見てほしい。暮らしを見て，薬を考察するのである。筆者はこれを「暮らしが先に来る思考回路」とよんでいる。この思考回路をもち，QOLの根幹を構成する「食事，排泄，睡眠」を継続的に「身体，心理，環境そして薬剤」の4因子を通して評価・考察していけば，必ずやリハの助けになる。まさに「リハ薬剤」である。

引用文献

1）大川弥生：生活機能とは何か—ICF：国際生活機能分類の理解と活用—，東京大学出版，pp1-11，2007
2）日本薬剤師会・編：生活機能と薬からみる体調チェック・フローチャート 解説と活用 第2版，じほう，2011
3）Hughes J, et al：Do calcium antagonists contribute to gastro-oesophageal reflux disease and concomitant noncardiac chest pain?. British Journal of Clinical Pharmacology, 64：83-89, 2007
4）Yamaguchi O, et al：Solifenacin as add-on therapy for overactive bladder symptoms in men treated for lower urinary tract symptoms—ASSIST, randomized controlled study. Urology, 78：126-33, 2011
5）日本消化器病学会関連研究会 慢性便秘の診断・治療研究会・編：慢性便秘症診療ガイドライン2017，南江堂，2017
6）厚生労働科学研究・障害者対策総合研究事業「睡眠薬の適正使用及び減量・中止のための診療ガイドラインに関する研究班」および日本睡眠学会・睡眠薬使用ガイドライン作成ワーキンググループ・編：睡眠薬の適正な使用と休薬のための診療ガイドライン—出口を見据えた不眠医療マニュアル—，2013

こんなときどうする? Q&A

Q.1 倦怠感があり，足に力が入りません。

Q.2 手が震えて，細かい作業ができません。

Q.3 表情が硬く，
着替えや食事が遅くなった感じがします。

Q.4 舌が腫れて，ヒリヒリした痛みを訴えています。

Q.5 食事がおいしく感じません。

Q.6 食欲がない患者さんがいます。

Q.7 薬がうまく飲めていないみたいです。

Q.8 最近，目が霞んで字がよく見えません。
足下も見にくく不安があります。

Q.9 下痢が続くので，
リハが計画通りに進みません。

Q.10 機能訓練室に行くことを拒否されます。

※今回紹介した各Qに対するAは代表的な回答例です。同じような症状でも原因や対応が異なる場合があります。

Q.1 倦怠感があり，足に力が入りません。

A.1 低カリウム血症やステロイドミオパチーの可能性があります。

原 因

低カリウム血症になると，筋力の低下，けいれんや麻痺が生じることがあります。原因となる薬剤には，カリウム排泄が増えるものとカリウム吸収が減るものがあります。

消化管からのカリウム排泄を増加させるものとして緩下薬（センノシド）などがあります。また，尿中へのカリウム排泄を増加させるものとしてループ利尿薬（フロセミド），アミノグリコシド系抗菌薬（カナマイシン），甘草を含む漢方薬（芍薬甘草湯）などがあります。

そのほか，血液中から細胞にカリウムを取り込むインスリン製剤などがあります。低カリウム血症は原因薬剤の服用を始めてから数週間で発現することがあります。

また，ステロイド（プレドニゾロン）を長期間服用していると，ステロイドミオパチーとよばれる上腕・大腿部などの筋力低下が発現することがあります。40～60mg/日以上服用していると，発症に個人差はありますが，2週間以内に筋力低下はみられなくても脱力が誘発され，1カ月以上の使用で筋力低下が生じてきます。なお，10mg/日以下の服用や吸入ステロイドでの発現はまれとされています。

上記薬剤を使用する主な疾患

高血圧，浮腫，糖尿病，気管支喘息，免疫疾患，便秘症など

対 応

低カリウム血症とステロイドミオパチーのどちらの場合でも，原因薬剤の減量または中止を検討します。多くの場合，減量・中止をすることで筋力は回復します。

どうしても薬剤を中止することができない場合は，代替薬に切り替えます。例えば，利尿薬ではカリウム保持性の利尿薬（スピロノラクトン）に変更することもあります。しかし，ステロイドは使用目的や使用量によっては急に中止することが難しい場合があります。その場合は，同等力価量の他のステロイド

に変更すると症状の軽減を認めることがあります。

ただし，カリウムの摂取量が十分であり，かつ原因となる薬剤を中止したのに低カリウム血症の症状が改善しないこともあります。その場合は，カリウムの吸収や排泄の問題を改善する必要があります。

備　考

漢方薬に含まれる甘草が1日量2.5g以上になると低カリウム血症は起こりやすくなるといわれています。

医療用漢方製剤148品目のなかで甘草が含まれている製剤は109品目あります。甘草が多く含まれている製剤を服用中の方に注意することも大切ですが，複数の漢方薬を同時に服用している方に対しても注意は必要です。

低カリウム血症の診断は血液検査に基づいて行われます。症状は，筋力低下のほかに不整脈や多尿なども同時にみられることがあります。また，低カリウム血症に伴う筋力低下は，他の原因で起こる筋力低下と比べて肩・上腕・腰・大腿などの四肢近位筋脱力が下肢優位に急性もしくは亜急性で出現することがあります。しかし，筋力低下は非対称性，散在性，遠位優位の場合もあるので注意する必要があります。

ミオパチーではクレアチンキナーゼ（CK）が上昇する場合が多いのですが，ステロイドミオパチーの場合はCKが正常値であることが多く，尿中クレアチンは上昇していることが多いです。このような検査値変動がみられたときはステロイドの中止や減量を行い，中止後に検査値の改善がみられることで鑑別を行うことがあります。

Q.2 手が震えて，細かい作業ができません。

A.2 テオフィリン，アドレナリンβ_2受容体作用薬，甲状腺ホルモン製剤，抗てんかん薬などの副作用の可能性があります。

原因

気管支拡張薬であるテオフィリンやアドレナリンβ_2受容体作用薬，甲状腺ホルモン製剤，抗てんかん薬の過量投与により振戦（ふるえ）が起こる場合があります。

上記薬剤を使用する主な疾患

気管支喘息，慢性閉塞性肺疾患（chronic obstructive pulmonary disease；COPD），甲状腺機能低下症，てんかんのけいれん発作，躁病および双極性障害の躁状態，三叉神経痛など

対応

原因となる薬剤（表1）を服用している場合は，過量投与の可能性があるため服用を中止します。病状により中止できない場合は，減量が可能か処方医に相談します。

テオフィリンと構造式が類似しているカフェインは，テオフィリンと併用すると作用が増強する場合があります。カフェイン含有飲食物（コーヒーや緑茶，栄養ドリンクなど）の摂取状況も併せて確認する必要があります。これら

表1 振戦を誘発または悪化させる主な薬

・抗精神病薬	・レボドパ	・アミオダロン
・炭酸リチウム	・チロキシン	・選択的セロトニン再取り込み阻害薬（SSRI）
・抗てんかん薬	・血糖降下薬	・ヒスタミン受容体拮抗薬
・アドレナリンβ_2受容体作用薬	・カフェイン	
・三環系抗うつ薬	・副腎皮質ステロイドホルモン	
・テオフィリン	・カルシウム拮抗薬	

嗜好品単独でも，過剰摂取により振戦のほか不眠や興奮，動悸，悪心・嘔吐なども起こることがあり注意が必要です。

アドレナリンβ_2受容体作用薬は内服剤や貼付剤，吸入剤などさまざまな種類があります。それぞれ指示された用法・用量どおり使用できているか，過剰に使用していないか確認が必要です。高齢者では生理機能が低下していることもあり，作用が増強してしまう可能性があります。これらも振戦のほか頭痛や動悸，頻脈などの症状に注意が必要です。

甲状腺ホルモン製剤は交感神経増強作用があるため，上記薬剤と同じく振戦のほか，息切れや動悸，頻脈などに注意が必要です。

抗てんかん薬では，けいれん症状が抑えられていても過量投与により，振戦だけでなく，眠気やめまい，運動失調なども起こる場合があるため注意が必要です。

備考

テオフィリンや抗てんかん薬は，併用薬との薬物相互作用が多くあり，注意が必要です（表2，3）。これらは治療薬物モニタリング（therapeutic drug monitoring；TDM）の対象薬剤であり，血中濃度測定が治療効果の確認や副

表2 テオフィリンと相互作用のある主な薬

薬効分類など	薬剤名など
中枢神経興奮薬	エフェドリン，麻黄含有漢方薬（葛根湯など）
アドレナリンβ_2受容体作用薬	ツロブテロール，プロカテロール
抗不整脈薬	メキシレチン，プロパフェノン，アミオダロン
マクロライド系抗菌薬	エリスロマイシン，クラリスロマイシン
ニューキノロン系抗菌薬	シプロフロキサシン，トスフロキサシン
抗ウイルス薬	アシクロビル，バラシクロビル
抗真菌薬	フルコナゾール
抗結核薬	リファンピシン
抗うつ薬	フルボキサミン
高尿酸血症治療薬	アロプリノール
ヒスタミンH_2受容体拮抗薬	シメチジン
免疫抑制薬	シクロスポリン
抗てんかん薬	フェニトイン，カルバマゼピン，フェノバルビタール
その他	タバコ，セント・ジョーンズ・ワート含有食品

表3　抗てんかん薬と相互作用のある主な薬

抗てんかん薬	相互作用のある薬
バルプロ酸	フェノバルビタール，フェニトイン，カルバマゼピン，ラモトリギン，クロバザム，クロナゼパム，ジアゼパム，シメチジン，ワルファリンカリウム，アスピリン，エリスロマイシン，アミトリプチリン　など
カルバマゼピン	フェノバルビタール，フェニトイン，バルプロ酸，ラモトリギン，イソニアジド，リファンピシン，エリスロマイシン，クラリスロマイシン，シメチジン，ミコナゾール，イトラコナゾール，シプロフロキサシン，フルボキサミン，パロキセチン，アセトアミノフェン，ダビガトランエテキシラート，テオフィリン，グレープフルーツジュース　など
ラモトリギン	バルプロ酸，フェニトイン，カルバマゼピン，フェノバルビタール，リファンピシン，リスペリドン，経口避妊薬（卵胞ホルモン・黄体ホルモン配合薬）など

作用発現の判断材料となります。

参考文献

- 田中千賀子，他・編：NEW薬理学改訂第7版，南江堂，2017
- 日本老年医学会・編：高齢者の安全な薬物療法ガイドライン2015，メジカルビュー社，2015
- 川西正祐，他・編：図解 薬害・副作用学，南山堂，2013
- 杉山正康・編：薬の相互作用としくみ 全面改訂版，日経BP社，2012
- 厚生労働省：重篤副作用疾患別対応マニュアル 甲状腺中毒症，平成21年5月
- 厚生労働省：重篤副作用疾患別対応マニュアル 薬剤性パーキンソニズム，平成18年11月
- 厚生労働省：重篤副作用疾患別対応マニュアル 痙攣・てんかん，平成21年5月
- Jimenez FJ, et al：Drug-induced movement disorders. Drug safety, 16：180-204, 1997
- 日本神経学会・監，「てんかん診療ガイドライン」作成委員会・編：てんかん診療ガイドライン2018，医学書院，2018
- 田辺三菱製薬：テオドール錠100mg・200mg，添付文書（改訂第19版），2017年8月
- 協和発酵キリン：デパケンR錠100mg・200mg，添付文書（改訂第18版），2014年11月
- サンファーマ：テグレトール錠100mg・200mg・細粒50%，添付文書（改訂第19版），2016年11月
- グラクソ・スミスクライン：ラミクタール錠小児用2mg・小児用5mg・25mg・100mg，添付文書（改訂第14版），2018年10月

Q.3 表情が硬く，着替えや食事が遅くなった感じがします。

A.3 薬剤性パーキンソニズムの可能性があります。

原　因

パーキンソニズムは，無動，固縮，振戦，突進現象，姿勢反射障害，仮面様顔貌などの症状を示します。パーキンソニズムを来す疾患によって，パーキンソン病（Parkinson's disease；PD）などに代表される一次性パーキンソニズムと，PD以外の二次性パーキンソニズムに大別されます。後者のうち，医薬品の副作用としてパーキンソニズムが現れるものを薬剤性パーキンソニズム（drug induced parkinsonism；DIP）といいます（表1）。パーキンソニズムは体内のドパミンが不足，あるいはドパミン受容体に作用して起きる症状です。一部の胃腸薬や抗精神病薬などのなかには，このドパミンの作用を弱め，PDと同じ症状を引き起こし，あるいはPDの症状を悪化させる薬剤もあります[1)]。また，これらが発症前パーキンソニズムに関与し，DIPになりやすいとの報告もあります[2),3)]。

表1　添付文書に錐体外路症状やパーキンソニズムの副作用が記載されている代表的な薬剤

薬剤分類	一般名
抗精神病薬	クロルプロマジン，レボメプロマジン，ハロペリドール，スルピリド，チアプリド，ジプレキサ，リスパダール，クエチアピン，アリピプラゾール
抗うつ薬	アモキサピン，アミトリプチリン，イミプラミン，マプロチリン，パロキセチン，フルボキサミン，セルトラリン，デュロキセチン，ミルナシプラン，トラゾドン
認知症治療薬	ドネペジル
抗不安薬	タンドスピロン
血圧降下薬	メチルドパ，ジルチアゼム
消化器科用薬	ラニチジン，スルピリド，ドンペリドン，メトクロプラミド
泌尿器科用薬	プロピベリン
免疫抑制薬	シクロスポリン
抗悪性腫瘍薬	カペシタビン，テガフール，フルオロウラシル
抗アレルギー薬	オキサトミド
生物製剤	インターフェロンアルファ
合成麻薬	フェンタニル

上記薬剤を使用する主な疾患

統合失調症，認知症の行動・心理症状（behavioral and psychological symptoms of dementia；BPSD），胃・十二指腸潰瘍，悪心，嘔吐，うつ病，尿失禁，頻尿など

対　応

DIPは頻度の非常に高い疾患であり，高齢者，女性，多量の薬剤使用などがリスクファクターとなります。対応の第一歩として“その可能性はあるか？”が重要になります。そのためには，DIPのほうが

- 進行が速い
- 突進現象が少ない
- 左右差は少なく，対称性のことが多い
- 姿勢時・動作時振戦が出現しやすい
- ジスキネジア・アカシジアを伴うことが多い
- パーキンソン病治療薬の効果が小さい

という視点で患者を観察することです。

また，症状の軽い時点で家族・本人が気づく場合は，

- 動作が遅くなった
- 手が震える
- 方向転換がしにくい
- 走り出して止まれない
- 声が小さくなった
- 表情が少なくなった
- 歩き方がフラフラする
- 歩幅が狭くなった
- 1歩目が出ない

といった訴えが多いとされるため，傾聴することが大切です。表2のLiverpool University Neuroleptic Side-Effect Rating Scale（LUNSERS）は，初期症状を比較的簡単に判定するために，介護施設などで使用され，患者の経過フォローに有用であったと実証されています[4)]。

治療の基本は，原因となった治療薬を中止することです。原因薬剤の中止に

表2 LUNSERS

	全くない 0点	ほとんどない 1点	時々ある 2点	よくある 3点	頻繁にある 4点
筋肉がつる					
筋肉が固い					
動きが遅くなった					
体の一部が勝手に動く					
揺れる感じがある					
落ち着きがない					
よだれが出る					

この表の項目の合計点が6点を超えると，薬剤性パーキンソニズムが疑われる
〔厚生労働省：重篤副作用疾患別対応マニュアル 薬剤性パーキンソニズム，平成18年11月より引用〕

より，症状の多くは可逆的に改善します。通常は中止後数日～2，3カ月で症状が消失しますが，時に半年くらいかかったり，あるいは症状が消失しない場合もあります。中止を考慮する薬剤が数種類に及ぶ場合は，臨床経過と薬歴から判断します。症状の改善を待つ間は，抗コリン薬やアマンタジンを使用して，対症療法を行うのが一般的です。また，精神科領域で抗精神病薬などを使用している場合は，原因薬剤の中止により原疾患の悪化あるいは悪性症候群を引き起こすことがあります。薬剤の減量や中止にあたってはSCAP法（safety correction for antipsychotics poly-pharmacy and hi-dose）を利用するなどして安全な減量に配慮し，薬剤の変更についても担当医と十分協議しましょう。

備考

精神疾患により抗精神病薬を投与している場合に活用できるスケールとして薬原性錐体外路症状評価尺度（drug induced extra-pyramidal symptoms scale；DIEPSS）があります。DIEPSSは，抗精神病薬で発症する錐体外路症状を標準的に評価するスケールで，歩行，動作緩慢，流涎，筋強剛，振戦，アカシジア，ジストニア，ジスキネジア，概括重症度の9項目について，各症状の重症度を4段階で評価するものです。活用する際は評価者のトレーニングが必要となりますが，薬剤性錐体外路症状を評価するには優れたスケールです[5),6)]。

SCAP法での減量は，状況に応じて毎週もしくは2週に1回行います。1回あたり1剤を減量し，1回の減量幅は高力価薬ではクロルプロマジン換算100mg

以内，低力価薬では同じく50mg以内とします。減量幅を減量限界量以内に収めるのがポイントです。投薬量を維持したり，逆に元通りに増量したりすることも可能です。減量期間は3〜6カ月とし，基本的に新規薬剤への切り替えや上乗せをしない方法です[7]。

引用文献

1）日本神経学会マニュアル作成委員会：薬剤性パーキンソニズム．重篤副作用疾患別対応マニュアル第1集（日本医薬情報センター・編），日本医薬情報センター，pp101-121，2007
2）Stephen PJ, Williamson J：Drug-induced parkinsonism in the elderly. Lancet, 2：1082-1083, 1984
3）Marti Maso JF, et al：Drug inducing parkinsonism in our environment. J Neruol Neurosurg Psychiatry, 54：1025, 1991
4）Jung HY, et al：Liverpool University Neuroleptic Side-Effect Rating Scale (LUNSERS) as a subjective measure of drug-induced parkinsonism and akathisia. Hum Psychopharmacol, 20：41-45, 2005
5）稲田俊也：DIEPSSを使いこなす 改訂版 薬原性錐体外路症状の評価と診断―DIEPSSの解説と利用の手引き―，星和書店，2012
6）八木剛平・監，稲田俊也：薬原性錐体外路症状の評価と診断，星和書店，1996
7）山之内芳雄：抗精神病薬の減量支援シートの使い方．月刊薬事，58：1903-1906，2016

Q.4 舌が腫れて，ヒリヒリした痛みを訴えています。

A.4 免疫抑制作用をもつ薬剤による，口腔カンジダ症の可能性があります。

原因

免疫を抑制する作用をもつ，ステロイド（プレドニン®），タクロリムス（プログラフ®），シクロスポリン（ネオーラル®）などや抗菌薬を長期服用することによる，口腔カンジダ症の発生に伴う舌炎の可能性があります。口腔カンジダ症は，灰白色あるいは乳白色の点状，線状，あるいは斑紋状の白苔が粘膜表面に付着する場合（図）や白苔が認められない場合があります。

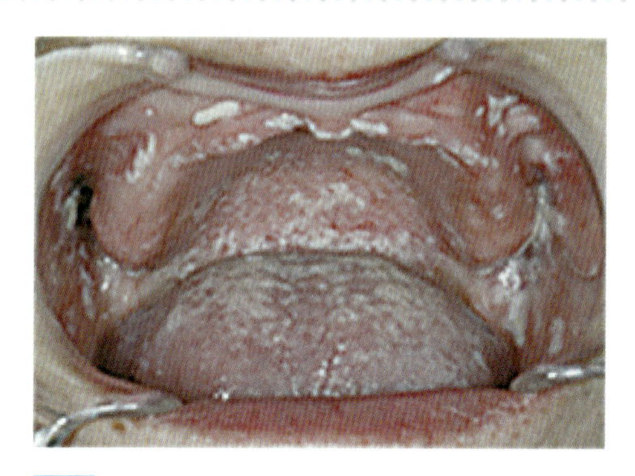

図 口腔カンジダ症

上記薬剤を使用する主な疾患

関節リウマチ，膠原病，ネフローゼ，間質性肺炎，気管支喘息，慢性閉塞性肺疾患（chronic obstructive pulmonary disease；COPD），潰瘍性大腸炎など

対応

口腔内の清掃や抗真菌作用のある薬剤，アムホテリシンB（ファンギゾン®シロップ）を服用したり，ミコナゾール（フロリード®ゲル経口用）を口腔内に塗ることで治療します。

気管支喘息やCOPDで，吸入ステロイドの使用が原因の場合は吸入後のうがいを忘れないように指導します。

表 ミコナゾールの併用禁忌薬剤一覧

一般名	主な商品名
ワルファリンカリウム	ワーファリン®
ピモジド	オーラップ®
キニジン	硫酸キニジン
トリアゾラム	ハルシオン®
シンバスタチン	リポバス®
アゼルニジピン	カルブロック®，レザルタス®配合錠
ニソルジピン	バイミカード®
ブロナンセリン	ロナセン®
エルゴタミン酒石酸塩	クリアミン®配合錠など
ジヒドロエルゴタミンメシル酸塩	ジヒデルゴット®など
リバーロキサバン	イグザレルト®
アスナプレビル	スンベプラ®，ジメンシー®配合錠
ロミタピドメシル酸塩	ジャクスタピッド®

注意点として，タクロリムス（プログラフ®），シクロスポリン（ネオーラル®）を使用している患者にミコナゾールを使用すると，薬物相互作用によりタクロリムス，シクロスポリンの血中濃度が上昇するおそれがあります。また，ミコナゾールは併用禁忌の薬剤（表）も多いので注意が必要です。

備　考

口腔カンジダ症は，主にカンジダ・アルビカンスという真菌によって起こる口腔感染症です。カンジダ菌は誰の口中にも存在する日和見菌です。健康で免疫力があると増殖することはできません。しかし，薬物治療，ストレス，体調不良，栄養不足などで免疫力が落ちると増殖し，口腔カンジダ症を発症します。また，義歯の手入れが不十分な場合も口腔カンジダ症を発症します。症状の程度により，口腔粘膜の痛みや味覚障害が出ることもあります。口角の発赤，びらん，亀裂を認める口角炎もカンジダが原因になっていることがあります。定期的に患者さんの口の状態を確認することが大切です。

参考文献

- 各薬剤添付文書
- 日本口腔外科学会ホームページ（https://www.jsoms.or.jp/public/disease/）

Q.5 食事がおいしく感じません。

A.5 亜鉛不足や薬剤性の味覚障害の可能性があります。

原因

味覚障害の原因はいろいろありますが，その一つに亜鉛不足があります。そのほかには鼻づまりなどで食べ物のにおいがわからなくなり味も感じにくくなったり，また，ドライマウスや疾患によっても味覚障害が起こることが知られています。

味覚障害の原因となりうる薬剤

薬剤性亜鉛欠乏症では，薬剤の亜鉛に対するキレート作用と，これに続発する味蕾の味細胞の分化の遅延が味覚受容体の感度低下につながると考えられています。一般的に血清亜鉛値は69 μg/dL以下を低値と診断します。

精神神経疾患，循環器疾患，高血圧症，胃疾患，肝障害，腎障害，がんなどの疾患を有する患者は薬剤性味覚障害を生じやすいといわれています。薬剤性味覚障害を起こす薬剤は多品目ありますが，特に循環器官用薬，催眠鎮静薬，精神神経用薬が多くなっています（表）。薬剤の服用数が多いほど，また，服用期間が長期にわたったり，服用量が増加するほど，発症リスクは高くなります。

対　応

以前は低亜鉛血症に保険適用のある薬剤がなく，患者から同意書をとって硫酸亜鉛などの試薬を投与したり，胃潰瘍を病名につけてポラプレジンクが投与されていました。しかし2011年，厚生労働省保険局医療課長通知（保医発0928第1号）により，ポラプレジンクを味覚障害に投与する適応外使用が認められました。さらに2017年3月にはノベルジン®錠（酢酸亜鉛水和物）が「低亜鉛血症」の効能追加の承認を取得しました。成人および体重30 kg以上の小児では亜鉛として1回25～50 mgを開始用量とし，1日2回食後に経口投与します。血清亜鉛濃度や患者の状態により適宜増減しますが，最大投与量は成人および体重30 kg以上の小児で1日150 mg（1回50 mgを1日3回）です。亜鉛補充が行われることで亜鉛過剰症や血清銅値低下も考えられますので，使用時に

表　味覚障害を起こす可能性のある薬剤の例

薬剤分類	薬剤例
利尿薬	フロセミド（ラシックス®）　など
降圧薬	ACE阻害薬（カプトリル®など）
パーキンソン病治療薬	レボドパ（ドパストン®など）　など
抗うつ薬	ノルトリプチリン（ノリトレン®），アミトリプチリン（トリプタノール®），ミルナシプラン（トレドミン®）　など
抗不安薬・睡眠薬	トリアゾラム（ハルシオン®）　など
鎮痛薬	ジクロフェナクナトリウム（ボルタレン®）　など
抗がん薬	フルオロウラシル（5-FU®），メトトレキサート（メソトレキセート®），テガフール（フトラフール®），テガフール・ウラシル（ユーエフティ®）　など
肝疾患治療薬	チオプロニン（チオラ®）　など
抗アレルギー薬	メキタジン（ニポラジン®），ケトチフェン（ザジテン®）　など
抗甲状腺薬	チアマゾール（メルカゾール®）　など
痛風治療薬	アロプリノール（ザイロリック®）
抗菌薬	ミノサイクリン（ミノマイシン®）　など
抗てんかん薬	カルバマゼピン（テグレトール®）　など
脂質異常症治療薬	ベザフィブラート（ベザトール®SR）　など

〔味覚障害のアドバイス．宮城県薬剤師会ホームページより引用〕

はモニタリングを忘れずに行います。

備　考

微量元素である亜鉛は本来，食事から摂取します。日本人の食事摂取基準（2015年版）によれば成人男性では10mg/日，成人女性では8mg/日が摂取推奨量となっています。偏食や不規則な食習慣，食品添加物〔ポリリン酸，フィチン酸，エチレンジアミン四酢酸（ethylenediaminetetraacetic acid；EDTA）〕の多量摂取などは，亜鉛の吸収が妨げられたり，体内の亜鉛が排泄されると考えられますので注意したいものです。亜鉛を多く含む食物として牡蠣，うなぎ，レバー，大豆製品などを摂取することも効果的です。

参考文献

- 厚生労働省：重篤副作用疾患別対応マニュアル 薬物性味覚障害，平成23年3月
- 厚生労働省保険局医療課長通知「医薬品の適応外使用に係る保険診療上の取扱いについて」（保医発0928第1号），平成23年9月28日
- ノベルジン®錠 医薬品インタビューフォーム
- 日本人の食事摂取基準（2015年版）の概要．厚生労働省ウェブサイト，2018年12月閲覧
- 味覚障害のアドバイス．宮城県薬剤師会ホームページ，2018年12月閲覧

Q.6　食欲がない患者さんがいます。

A.6　胃腸の運動機能に影響する薬の副作用や薬剤性の抑うつの可能性があります。

原　因

消化管運動を抑制する抗コリン作用のある薬剤，オピオイド系鎮痛薬，α-グルコシダーゼ阻害薬などによる便秘や麻痺性イレウス（図1，2）の可能性があります。主な症状として，「お腹が張る」，「著しい便秘」，「腹痛」，「吐き気」，「嘔吐」があります。その他，免疫抑制作用をもつステロイドなどの使用によるうつ病が原因で，食欲が低下する可能性があります。

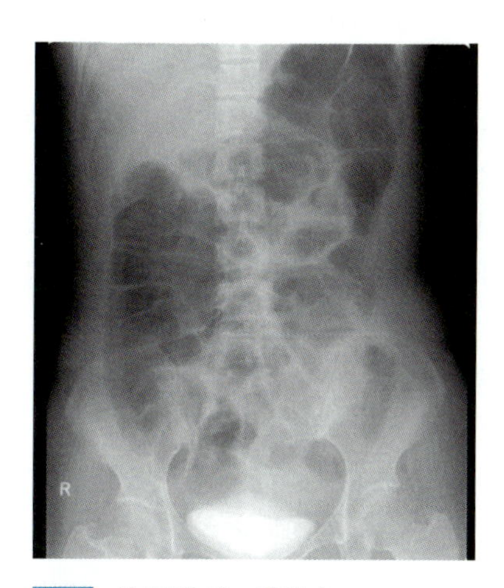

図1　腹部単純Ｘ線検査
著明な腸管の拡張とガス像

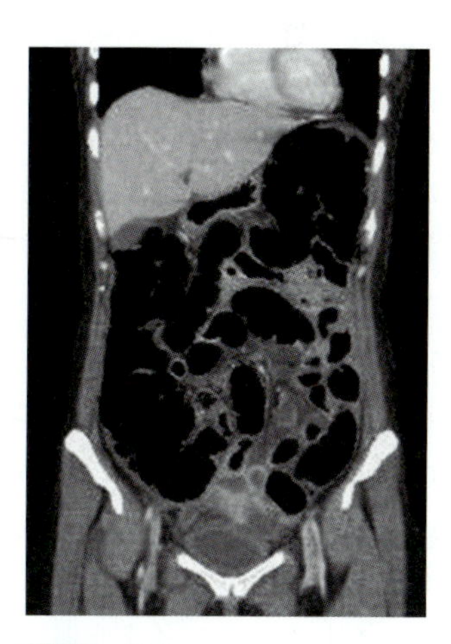

図2　腹部CT
著明な腸管の拡張とガス像

上記薬剤を使用する主な疾患

統合失調症，過活動膀胱，悪性疾患，糖尿病，関節リウマチ，膠原病，間質性肺炎，慢性閉塞性肺疾患（chronic obstructive pulmonary disease；COPD），潰瘍性大腸炎など

対　応

抗コリン作用のある薬剤として，過活動膀胱治療薬やパーキンソン病治療薬，抗精神病薬や抗うつ薬などがあげられます。これらの薬剤はムスカリン受容体を遮断することにより，腸管の平滑筋の収縮を抑制し，麻痺性イレウスや便秘を発症させます。これらの薬剤はほかにも，特に高齢者では，せん妄や認知機能低下，口渇などの副作用も現れやすいと報告されています。

よって，これらの薬剤は可能な限り使用を控えるか，場合によっては代替薬を使用する，必要時に緩下薬を併用するなどの対応が必要です。麻痺性イレウスが疑われた場合は，可能であればただちに被疑薬の投与を中止します。中止が難しい場合は，腸管運動改善薬の投与や胃管挿入など一般的な保存的治療で対応します。それでも回復が望めない場合は，外科的治療を選択しなければならないこともあります。

がんの疼痛管理などに使用されるオピオイド系鎮痛薬が投与され，便秘が発現した患者に対しては，まずは腸閉塞と宿便の有無を確認します。これらが否定された場合，便の性状に合わせて，主に便が硬い場合は浸透圧性下剤を使用します。主に腸蠕動が低下している場合は大腸刺激性下剤を使用し，効果が不十分であれば両者を併用します。

ステロイドの副作用に抑うつ状態があります。プレドニゾロンとして40mg/日を超えるとうつ病の発症率が上昇するとの報告がありますが，10～20mg/日程度であってもうつ病を生じる可能性があります。対応策としては，ステロイドを投与する際に，抑うつ状態が生じる危険性を念頭におくことが重要です。もしもステロイドを減量することが可能であれば，減量が原因治療となります。減量が困難な場合は，三環系抗うつ薬を投与しても無効なことが多く，炭酸リチウム錠（保険適用外）や選択的セロトニン再取り込み阻害薬（SSRI）などの有効性が報告されています。

備　考

食欲低下はさまざまなことが原因で起こります。さまざまな原因を考え，その一つとして薬剤が原因になっている可能性も忘れてはなりません。前述したもの以外では，消化性潰瘍を引き起こす非ステロイド性抗炎症薬（NSAIDs）やビスホスホネート製剤が知られています。そのほか，悪心・嘔吐を引き起こす可能性のある抗がん薬や抗うつ薬，味覚障害を引き起こすアンジオテンシン変換酵素（ACE）阻害薬やグリチルリチンなども原因となりえます。食欲低下に対して，安易に別の薬剤を追加するのではなく，原因となっている可能性のある薬剤がないかどうかをしっかり見極めることが大切です。

参考文献

- 厚生労働省：重篤副作用疾患別対応マニュアル 麻痺性イレウス，平成20年4月
- 日本老年医学会・編：高齢者の安全な薬物療法ガイドライン2015，日本老年医学会，2015
- 日本緩和医療学会緩和医療ガイドライン委員会・編：がん疼痛の薬物療法に関するガイドライン2014，金原出版，2014
- 厚生労働省：重篤副作用疾患別対応マニュアル 薬剤惹起性うつ病，平成20年6月
- 松宮輝彦：臨床医のための治療薬剤Q&A．診断と治療，92：852-854，2004
- 西村勝治：ステロイド精神病．ドクターサロン，59：566-569，2015
- 増田修三：地域密着型のNST活動 薬剤師の立場から．静脈経腸栄養，29：1157-1163，2014

Q.7　薬がうまく飲めていないみたいです。

A.7　抗精神病薬，抗てんかん薬，アルツハイマー型認知症治療薬などによる嚥下障害の可能性，または服用薬の剤形による問題の可能性があります。

原　因

抗精神病薬，抗てんかん薬，アルツハイマー型認知症治療薬などは，自律神経の陽性症状を改善する作用をもち，症状を落ち着かせます。そのため嚥下反射も鈍くなる可能性が高く，飲み込みに影響が出ていることがあります。具体的には，咽頭部の筋緊張を調節する大脳基底核の機能障害により，筋肉に不随意の収縮や硬直，けいれんなどが生じ，嚥下障害になっている可能性があります。また，同じ大脳基底核にある黒質線条体系のドパミンD_2受容体が遮断されることで，嚥下反射や咳反射に関わる物質のサブスタンスPの合成が低下することがあります。

上記薬剤を使用する主な疾患

不眠症，不安症，てんかん，アルツハイマー型認知症など

対　応

器質的な脳梗塞や脳出血などの脳血管障害による麻痺，加齢による筋力の低下，神経や筋疾患などは確認しやすいのですが，併せて，服用している薬剤の副作用の有無や服用しやすい剤形になっているかの確認も必要です。また，これらの原因が重複している場合も考えられるので，本人や家族などから出現時期やその状況を聴取することが重要になります。

1．薬剤による嚥下障害の可能性

日頃から食事摂取状態や排尿，排便などの生活の変化について確認が必要です。嚥下機能以外に付随する副作用様症状としては，「口唇をモグモグさせる」，「舌のねじれや前後左右の動きをさせる」，「歯を食いしばる」などの動きがみられることがあります。しかし，副作用が認められた場合でもすぐに休薬はせず，原疾患の治療継続の必要性や心身機能や活動，参加などの評価をすること

が必要です。

具体的な服用薬の減量方法としては，漸減法，隔日法，置換法などがあります。漸減法は半減期の短い薬剤の場合に用いられ，服用量を1/4量ずつ1～2週間かけて減らして経過を確認します。隔日法は半減期の長い薬剤の場合に用いられ，服用期間を1日おき，2日おき……と少しずつ長くして減らしていきます。置換法は，半減期の短い薬剤が漸減法で減量できない場合に用いられ，半減期の長い薬剤に置き換えて，隔日法で減量します。

また，アルツハイマー型認知症治療薬については，適応が「認知症症状の進行抑制」となっており，根本的な治療効果を有するわけではないため，副作用による不利益が大きい場合は中止を考慮する必要があります。中止する場合は，家族の心配を回避するために十分な説明が必要になります。

2. 服用薬の剤形による問題の可能性

経口内服剤には，錠剤やカプセル剤，シロップ剤などさまざまな剤形があり，服用に影響を及ぼすことがあります。

(1) 大きさの確認

現在，多くのジェネリック医薬品が販売されており，同じ有効成分でも薬剤の大きさが異なる場合があります。また，用量が変わる際には，服用しにくい大きさの薬剤に変更されていないか，実際に見て確認する必要があります（図）。

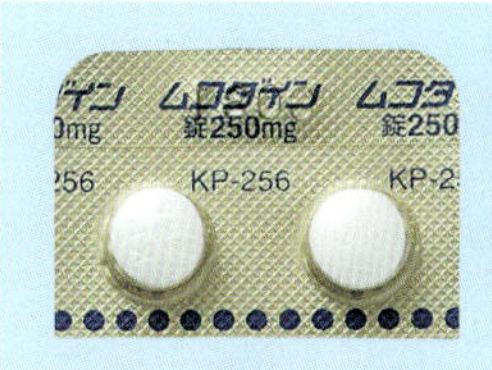

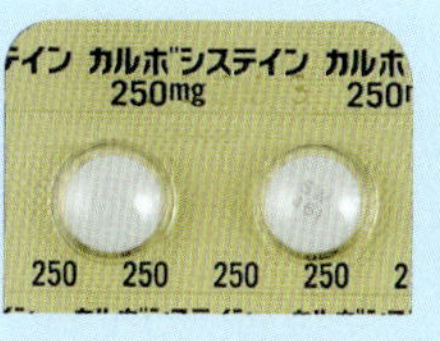

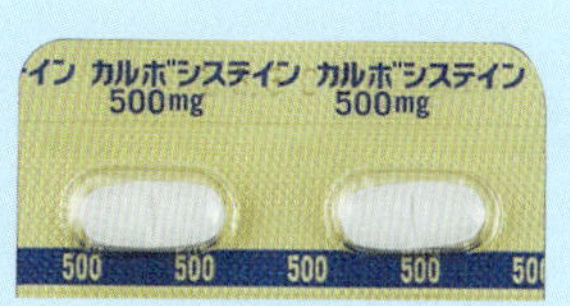

【用法・用量】カルボシステインとして，通常成人1回500mgを1日3回経口投与する。

- ムコダイン250mg錠
  ［直径］8.6mm
  ［厚さ］4.5mm
  ［質量］約280mg
- カルボシステイン250mg錠
  ［直径］9.7mm
  ［厚さ］5.7mm
  ［質量］約362mg
- カルボシステイン500mg錠
  ［直径］6.9×15.1mm
  ［厚さ］5.8mm
  ［質量］約551mg

図 同成分で錠剤の大きさが異なる例

(2) 口腔内崩壊錠やゼリー状分包品の推奨

嚥下機能に問題がある場合は，口腔内崩壊錠やゼリー状分包品の服用をお勧めします（ボナロン®経口ゼリーは，嚥下困難な場合は慎重投与になっているので要注意）。口腔内崩壊錠を確認する目安は，薬剤の名称に「D」,「OD」,「RM」などが含まれているかどうかです*。ただし，製品により崩壊性に差があるので注意が必要です。

口腔内崩壊錠は普通の錠剤と比べて若干大きくなる傾向があります。これは早く錠剤を崩壊させるために，水分を取り入れる細かい隙間があるためです。また,「飲水なしで服用できる」とされている商品がありますが，その場合でも，崩壊して細かくなった薬剤が咽頭に残留することがあるため，基本的には，飲水して服用することが大切です。普通の錠剤と口腔内崩壊錠が混在している場合は，分けて服用することで，服薬コンプライアンスが改善する場合があります。

*「D」: Disintegrating（崩壊する）
「OD」: Oral Disintegrant（口腔内崩壊錠），Orally Disintegrating tablet（口腔内崩壊錠）
「RM」: Rapidly Melt in mouth（口の中で早く溶ける）

(3) カプセル剤に注意する

カプセル剤は比較的形状が大きく，また口腔内などの粘膜に付着しやすい特徴があるため，しっかりと飲水して服用する必要があります。錠剤からカプセル剤に剤形変更される際には，嚥下機能や服用に問題がないことを患者および家族に確認することが重要です。

Q.8 最近，目が霞んで字がよく見えません。足下も見にくく不安があります。

A.8 薬剤性（プレガバリン，ボリコナゾールなど）の霧視の可能性があります。もしくは，ステロイドなどによる白内障の可能性もあります。

原　因

視力障害の原因は，屈折異常，調節障害，中間透光体（眼に入った光線が網膜に達するまでの透明な部分）の混濁，網膜疾患，視神経障害，視中枢・視路の障害，心因性があります。目のかすみ（霧視）・視力低下などの主訴の場合は，まず角膜・前房・水晶体・硝子体など透光体の障害が考えられます。

角膜は血管がないので，一般的には，全身投与された薬剤の影響は受けにくいのですが，角膜障害を生じる薬剤があります。例えば，脂溶性の高いアミオダロンやヒドロキシクロロキンなどの長期内服により，角膜上皮に渦巻き状・放射状の茶褐色の沈着がみられ混濁を来します。この場合は重症化することがあるため，不可逆的な視力低下を起こす前の，可逆性の軽度な混濁のうちに投薬を中止することが重要です。

ボリコナゾールによる眼障害は一過性ですが，自動車の運転など危険を伴う機械の操作には従事させないように十分注意します。また，5-FU系抗がん薬や上皮増殖因子受容体（EGFR）チロシンキナーゼ阻害薬などは角膜上皮障害を，フェノチアジン系やブチロフェノン系などの抗精神病薬やアマンタジンなどは角膜内皮障害を引き起こします。

水晶体の混濁を来すステロイド内服などは後嚢下白内障（図）の原因となります。そのほか，プレガバリンによる霧視・複視・視力低下など眼障害の報告も多く寄せられています。

透光体の障害以外には，ヒドロクロロチアジドなどによる閉塞隅角緑内障や，選択的エストロゲン受容体モジュレーター（SERM）による網膜静脈血栓症に伴う急性視力低下も考えられます。

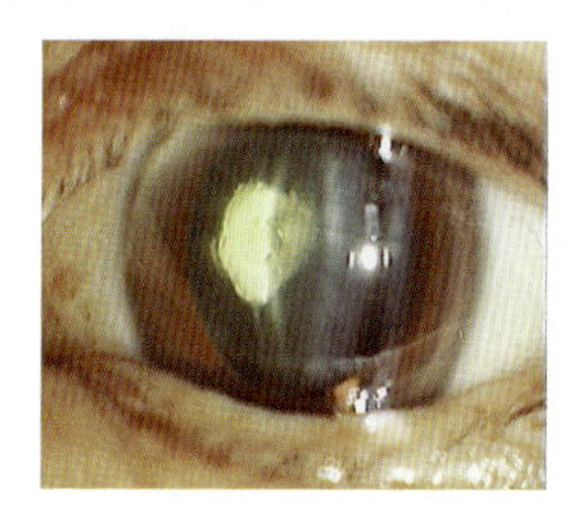

図　長期にわたるステロイド服用による後嚢下白内障（水晶体後嚢下混濁）

上記薬剤を使用する主な疾患

神経障害性疼痛，真菌感染症，不整脈，悪性新生物，関節リウマチ，てんかん，統合失調症，結核など

対　応

霧視，視力低下，調節障害，羞明，視野狭窄などの症状がみられた場合は，眼科医へ受診勧告し，診断と症状の程度を確認してもらいましょう。薬剤による眼障害は，眼科用薬の局所投与に起因するものと，眼科用薬以外の全身投与に起因するものがあります（表）。特に，眼科医のもとで使用される薬剤以外については，医師以外の医療従事者も注意深く観察する必要があります。副作用と診断された場合は，被疑薬の減量や中止を処方医と検討しましょう。また，引き続き眼科医に症状の推移を注意深く観察してもらい，必要に応じ適切な治療を行うことが重要です。

備　考

ヒトは，外界からの情報の8割以上を視覚から得ています。目のかすみ（霧視）や文字がにじんで見える，目が乾いて見えにくいなど「見え方の質」（quality of vision；QOV）の低下は，リハを行ううえでも影響を及ぼします。視野狭窄は患者が気づいていないこともあるので，薬剤による眼障害を想起して観察することが大切です。

参考文献

- 有山智博，他：医薬品副作用データベースを用いた全身投与薬による眼障害の調査解析．あたらしい眼科，35：1299-1306，2018
- 各薬剤添付文書

表　主な眼障害を起こす全身投与薬と症状

薬　剤	症　状
ボリコナゾール	羞明，霧視，視覚障害
エタンブトール	視神経障害による視力低下，中心暗点，視野狭窄，色覚異常などの視力障害
レボドパ製剤	閉塞隅角緑内障（霧視，眼痛，充血，頭痛，嘔気など）
ヒドロクロロチアジド	
トピラマート	
アマンタジン	視力低下を伴うびまん性表在性角膜炎，角膜浮腫様症状（霧視など）
リバビリン	網膜症，視力低下，色覚異常，霧視，視野欠損
ステロイド	緑内障，後囊下白内障（水晶体混濁）
上皮増殖因子受容体（EGFR）チロシンキナーゼ阻害薬	角膜穿孔，角膜潰瘍
アミオダロン	角膜色素沈着，視覚暈輪，羞明，眼がかすむなどの視覚障害および視神経炎
フェノチアジン系やブチロフェノン系などの抗精神病薬	長期または大量投与による角膜・水晶体の混濁，角膜などの色素沈着
タモキシフェン	視力異常，角膜の変化，白内障，網膜症，網膜萎縮，視神経症，視神経炎，視神経萎縮などの視覚障害
ヒドロキシクロロキン	網膜症，黄斑症，黄斑変性
エチゾラム	眼瞼けいれん
金製剤	水晶体または角膜への金沈着
プレガバリン	霧視，複視，視力低下
ラモトリギン	霧視，複視，結膜炎
アリピプラゾール	眼瞼下垂，霧視，眼乾燥，視力障害，調節障害，羞明，眼の異常感，眼痛
セルトラリン	調節障害，視覚異常（霧視，羞明，視力低下など）
リスペリドン	調節障害，眼球回転発作，眼瞼けいれん，視力低下，眼脂，結膜炎，網膜動脈閉塞，霧視，眼充血，眼瞼縁痂皮，眼乾燥，流涙増加，羞明，緑内障，術中虹彩緊張低下症候群
チザニジン	眼瞼下垂
フェニトイン	複視，眼球運動障害
カルバマゼピン	
レベチラセタム	複視，結膜炎，眼精疲労，眼瘙痒症，麦粒腫，霧視
テガフール・ギメラシル・オテラシルカリウム（S-1）	涙道閉塞，角膜潰瘍，角膜混濁，輪部幹細胞欠乏
ブチルスコポラミン	散瞳，閉塞隅角緑内障，調節障害
アスピリン	眼底出血
クロピドグレル	眼充血，眼瞼炎，眼精疲労，視力低下，複視
ジギタリス製剤	光がないのにチラチラ見える，黄視，緑視，複視
シルデナフィル	流涙異常，羞明，霧視，視力低下，網膜出血，網膜静脈閉塞
インドメタシン	長期連用にて角膜混濁および網膜障害

Q.9 下痢が続くので，リハが計画通りに進みません。

A.9 抗菌薬投与による偽膜性腸炎の可能性があります。もしくは，経腸栄養剤の投与による可能性があります。

原因

下痢症のなかで感染症を除くと，その原因として医薬品による薬剤性下痢症を疑う必要があります。そのなかで抗菌薬投与中の患者では，健常な腸内フローラが抗菌薬によって乱れることで生じる偽膜性腸炎の可能性があります。偽膜性腸炎は，クロストリディオイデス（クロストリジウム）ディフィシルの増殖や毒素産生によって下痢や腸炎が引き起こされます。これは抗菌薬関連下痢症（antibiotic associated diarrhea；AAD）の一つですが，重篤となる場合があるため，特に高齢者や，抗菌薬の投与中・投与後は偽膜性腸炎に注意する必要があります。

また，医薬品・食品を含む経腸栄養剤の投与によって生じる下痢症の可能性もあります。経腸栄養剤には成分栄養剤・消化態栄養剤・半消化態栄養剤があり，浸透圧，構成成分などの性質に相違があるため，これらが下痢症の原因となる場合があります。

上記薬剤を使用する主な疾患

①誤嚥性肺炎，院内肺炎，尿路感染症などの各種感染症
②経口摂取が困難な疾患や，経口食による十分な栄養摂取が困難な場合

対応

偽膜性腸炎では，可能な限り，原因抗菌薬を中止・変更することが必要です。改善しない場合は，クロストリディオイデス・ディフィシル感染症の迅速診断キットを用いて確認することが必要となります。検査で感染症が確定した場合には，メトロニダゾールやバンコマイシンなどの治療薬（表）をクロストリディオイデス・ディフィシル治療のフローチャート（図）に従って投与することが推奨されています[1)]。一度治療を行っても偽膜性腸炎が再燃することもあるため，予防薬ではプロバイオティクスも推奨されています[1)]。また，重症化または再発リスクの高い患者では，ベズロトクスマブ（抗トキシンB抗体）による再発抑制効果が認められています[1)]。

表　クロストリディオイデス・ディフィシルによる感染性腸炎治療薬一覧

一般名	規格 単位	薬価 (2018年度)	用法
メトロニダゾール 内服錠	250mg 1錠	35.5円	1回250mg 1日4回 1回500mg 1日3回 10〜14日間投与
メトロニダゾール 点滴静注用	500mg/100mL 1瓶	1,252円	1回500mg 1日3回 20分以上かけて 難治性・重症感染症では 1回500mg 1日4回
バンコマイシン 塩酸塩散	500mg 1瓶	先発：2,536.6円 後発：1,113.1円	1回0.125〜0.5g（力価） 1日4回
フィダキソマイシン 錠	200mg 1錠	3,943.8円	1回200mg 1日2回

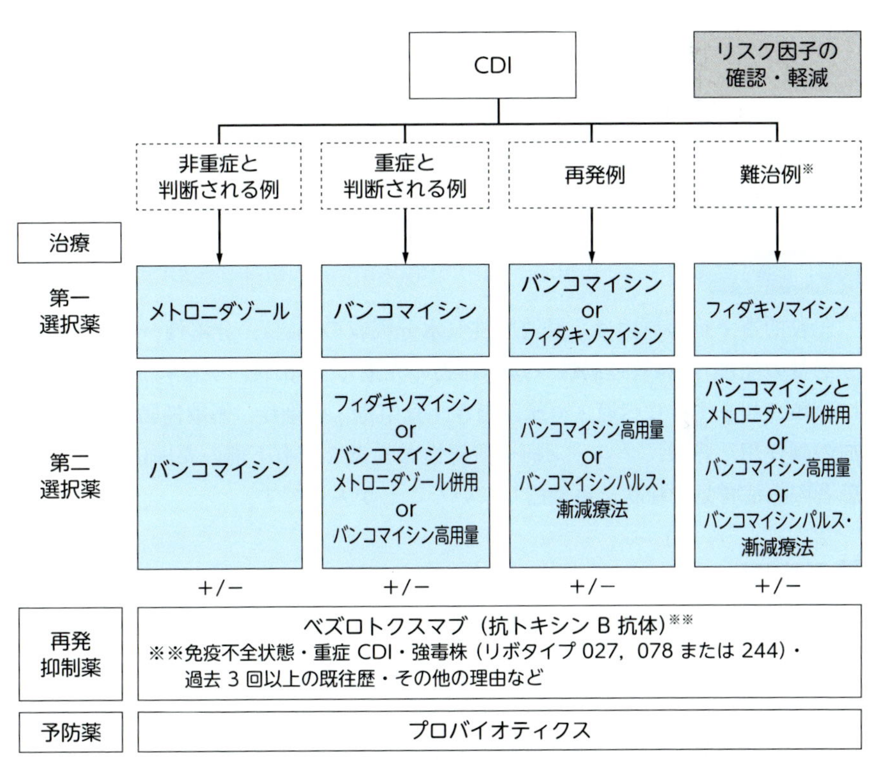

図　クロストリディオイデス・ディフィシル治療のフローチャート

〔CDI診療ガイドライン作成委員会・編：*Clostridioides*（*Clostridium*）*difficile*感染症診療ガイドライン．日本化学療法学会雑誌，66：645-690，2018より引用〕

経腸栄養剤は，成分栄養剤（医薬品のみ），消化態栄養剤，半消化態栄養剤の3つに分類されます。そのほかに肝不全，腎機能障害，肺機能障害，耐糖能障害などの病態別経腸栄養剤が豊富に販売されています。さらに，免疫調整栄養素が強化された経腸栄養剤も周術期や高度侵襲症例に用いられることがあります。

経腸栄養剤を選択する際は，まず患者の腸機能が維持されているかを確認する必要があります。消化・吸収機能に障害がない場合は，半消化態栄養剤が第一選択となります[2)]。一方，クローン病や消化・吸収障害がある場合は，成分栄養剤や消化態栄養剤を使用します[2)]。成分栄養剤や消化態栄養剤は浸透圧が高く，下痢の原因となる場合もあるため注意が必要です。また，寒天やペクチンなどを用いた半固形化栄養剤の使用は，下痢の改善効果が報告されています[3)]。これらの製剤の組成や特徴を理解して経腸栄養剤を選択することが必要です。

そのほかにも，経腸栄養剤の投与量が多い場合や投与速度が速い場合は下痢の原因になります。また，温度管理や，細菌汚染の防止対策として操作手順の再確認も重要です。

備　考

一般的な下痢の原因は，浸透圧性（水分吸収の阻害），分泌性（腸液などの分泌量の増加），腸管運動性（蠕動運動の亢進），滲出性（炎症による滲出液）に分類されます。食べ過ぎや飲み過ぎ，食中毒・感染症，過敏性腸症候群，薬剤の副作用，膵炎，クローン病や潰瘍性大腸炎なども下痢の要因になります。患者の生活背景や症状を再確認していくことが大切です。

引用文献

1）CDI診療ガイドライン作成委員会・編：*Clostridioides*（*Clostridium*）*difficile*感染症診療ガイドライン．日本化学療法学会雑誌，66：645-690，2018
2）日本静脈経腸栄養学会・編：経腸栄養剤の種類と選択．静脈経腸栄養ガイドライン第3版，照林社，pp24-32，2013
3）村松博士，他：ペクチン・カルシウム含有ゲル化剤により半固形状とした経腸栄養剤による胃瘻造設術術後の肺炎と下痢の抑制．静脈経腸栄養，33：611-616，2018

Q.10　機能訓練室に行くことを拒否されます。

A.10　薬剤（降圧薬，β遮断薬，ヒスタミンH_2受容体拮抗薬，抗不安薬，向精神薬）による抑うつなどの可能性があります。せん妄や機能訓練の内容による可能性もあります。

原　因

薬剤には中枢性の副作用をもつものが少なくありません。薬剤が血液によって脳に運ばれ，物質交換を制限している血液脳関門のバリアを越えて中枢神経系に達すると，精神神経系への影響が発現する場合があります。

テルミサルタンは，血管平滑筋のアンジオテンシンII受容体に拮抗することで降圧作用を示し，広く臨床で使用されています。臨床試験では6.0%に副作用がみられたとの報告があり，0.5%には，めまい・ふらつき，不安感，眠気，頭のぼんやり感，不眠，抑うつ状態などの中枢性の副作用もあります。低頻度であっても，広く使われているため注意が必要です。同様の副作用は他の降圧薬，消化性潰瘍治療薬（ヒスタミンH_2受容体拮抗薬），精神神経系用薬，線維筋痛症に使われるプレガバリン，不穏時に使われるリスペリドンなどに報告があります。

前日の機能訓練中，抑うつ，眠気，脱力，疼痛などにより十分なリハができなかった場合には，起因薬剤の有無を検索しないと翌日以降もリハ出療時に不安や拒否感を繰り返す可能性があります。

上記薬剤を使用する主な疾患

例にあげたテルミサルタンは高血圧症に使用されます。発現頻度がまれとされるものまで含めると，多くの薬剤に抑うつなどの副作用報告があります。以下に主な薬品名を列記します。

- **降圧薬**：アテノロール，セリプロロール，カルベジロール，アロチノロール，エナラプリル，クロニジン
- **消化性潰瘍治療薬**：シメチジン，ファモチジン
- **精神神経系用薬**：リスペリドン，パリペリドン，チアプリド，クアゼパム，オランザピン
- **神経障害性疼痛治療薬**：プレガバリン

- **解熱消炎鎮痛薬**：メロキシカム，ジクロフェナク，インドメタシン
- **オピオイド**：ブプレノルフィン，オキシコドン
- **パーキンソン病治療薬**：レボドパ，ドロキシドパ，プラミペキソール，アマンタジン
- **抗てんかん薬**：バルプロ酸，ゾニサミド，カルバマゼピン，レベチラセタム
- **抗真菌薬**：テルビナフィン
- **脂質異常症治療薬**：ロスバスタチン，エゼチミブ，アトルバスタチン
- **合成抗菌薬**：レボフロキサシン，シプロフロキサシン，オフロキサシン
- **抗ウイルス薬**：リバビリン，バクロフェン，ネルフィナビル
- **認知症治療薬**：ドネペジル，ガランタミン

対応

抑うつなどの原因が薬剤性であるかどうかの鑑別が必要です。投与開始時期と抑うつや意欲低下などの認められた時期を確認し，起因薬剤の可能性があれば，機能訓練中に起こる不安感や疼痛の程度をみながら減薬や中止を検討するべきです。

夜間の疼痛やせん妄に対して薬剤が投与されているときは，「服薬時刻が深夜から早朝となり持ち越し効果が出ていないか」，「脱水で腎機能低下に陥り，薬物が蓄積していないか」，「服薬が翌朝の意欲と食欲の低下，眠気，抑うつなどの症状につながっていないか」を確認する必要があります。抑うつ症状に悩まされたり十分な疼痛緩和ができていなかったりする場合，患者にとってリハに出療するのはつらいことです。薬効の安定と副作用の回避がリハ支援につながります。

備考

食欲を保ち血中タンパクを維持すれば薬効の安定につながります。脱水に注意し薬剤の排泄を促せば，薬剤の蓄積による副作用を回避できます。ポリファーマシーの場合，役目の終わった薬剤を中止すれば薬物相互作用の可能性を減らすことができます。

参考文献

- 秋下雅弘・編著：高齢者のポリファーマシー 多剤併用を整理する「知恵」と「コツ」，南山堂，2016
- 日本老年医学会・編：高齢者の安全な薬物療法ガイドライン2015，日本老年医学会，2015
- 宮崎徹，他：低栄養高齢患者に対する多職種連携から見えたこと─リハ栄養からポリファーマシーまで─．平成28年度（第71回）富山県医学会プログラム抄録集，p27，2017

索　引

数字・欧文

あ行

か行

さ行

た行

な行

は行

ま行

や行

ら行

わ行

機能・活動・参加とQOLを高める

リハビリテーション薬剤

定価　本体3,400円（税別）

2019年7月26日　発　行

編集代表　若林 秀隆

編　　集　中道 真理子　中村 直人

発 行 人　武田 正一郎

発 行 所　株式会社 じほう

101-8421　東京都千代田区神田猿楽町1-5-15（猿楽町SSビル）
電話　編集　03-3233-6361　販売　03-3233-6333
振替　00190-0-900481
＜大阪支局＞
541-0044　大阪市中央区伏見町2-1-1（三井住友銀行高麗橋ビル）
電話　06-6231-7061

組版・印刷　永和印刷（株）

ISBN 978-4-8407-5204-6